ONCOLOGIA
CLÍNICA DO LIMITE TERAPÊUTICO?
PSICANÁLISE & MEDICINA

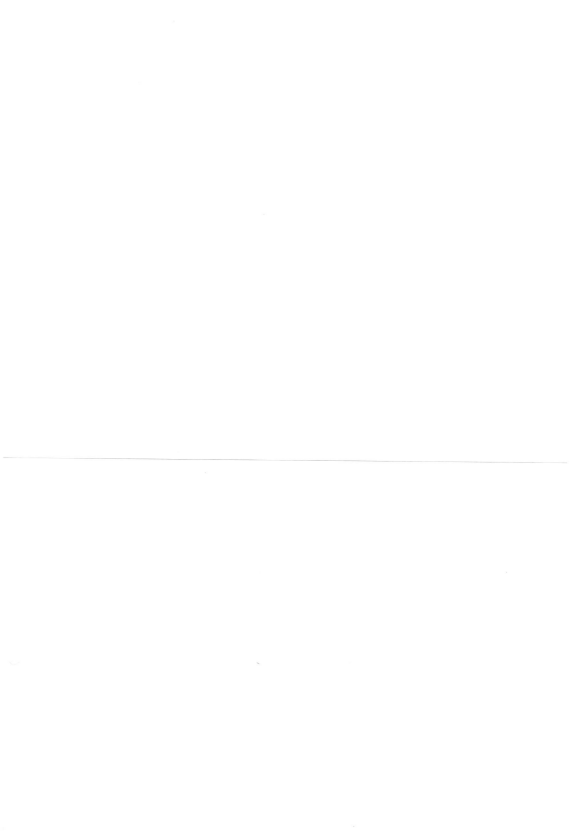

MARISA DECAT DE MOURA
Organizadora

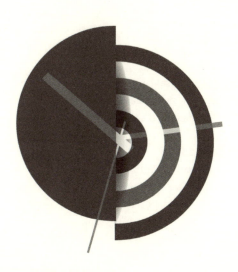

ONCOLOGIA
CLÍNICA DO LIMITE TERAPÊUTICO?
PSICANÁLISE & MEDICINA

ArteSã

Copyright © 2013
Copyright © 2013 da Artesã Editora Ltda.

Oncologia
Clínica do Limite terapêutico? Psicanálise & Medicina
Marisa Decat de Moura (Org.)

1ª Edição

ISBN 9788588009332

É proibida a reprodução total ou parcial desta publicação, para qualquer finalidade, sem autorização por escrito dos editores.
Todos os direitos desta edição são reservados à Artesã Editora.

Revisão: Rachel Kopit Cunha
Produção Editorial: Rachel Kopit Cunha
Diagramação: Cláudia Batista de Andrade
Capa: Karol Oliveira

FICHA CATALOGRÁFICA

616-006.6   MOURA, Maria Decat. [org.].
M929o   Oncologia / Clínica de limites terapêuticos?
/ Psicanálise & medicina. - (Artigos)./ Maria Decat de Moura - organizadora.__ 1a ed.- Belo Horizonte: Artesã, 2013.
        426 p.: 22cm.

Coletânea de artigos científicos – vários autores.

ISBN 9788588009332

1. Oncologia. 2. Psicanálise. 3. Medicina.
I. Título.

Impresso no Brasil
Printed in Brazil

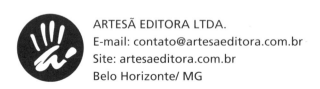

ARTESÃ EDITORA LTDA.
E-mail: contato@artesaeditora.com.br
Site: artesaeditora.com.br
Belo Horizonte/ MG

APRESENTAÇÃO

Henrique Moraes Salvador Silva

É muito comum que profissionais da área da saúde se interessem, em alguma fase de sua existência, em deixar registrada a sua experiência por meio da divulgação de seu trabalho em artigos especializados, capítulos de livros, livros ou da participação em eventos, seja pela apresentação de temas livres e contribuições aos temas oficiais, seja na coordenação de seminários, simpósios e congressos.

O que se destaca e impressiona na trajetória da equipe de Psicologia e Psicanálise do Hospital Mater Dei é a sua capacidade de, permanente e constantemente, ao longo de décadas de existência e de ininterrupta atuação, saber conciliar uma atividade assistencial brilhante, com uma sistemática e contínua produção científica.

Desta vez não é diferente. Ao abordar neste livro temas difíceis, polêmicos e que tangenciam questões éticas e fundamentais da prática assistencial e hospitalar no Serviço de Oncologia e situações críticas vivenciadas por uma equipe de saúde de um hospital geral, este grupo de profissionais contribui, definitivamente, para uma melhor compreensão das relações humanas e dos dilemas vivenciados no atendimento aos pacientes.

A seleção dos assuntos, a experiência e comprometimento dos autores dos diversos capítulos com os respectivos temas e a oportunidade da edição de um livro com tal abrangência reunindo profissionais de vários estados do Brasil, já garantem o seu sucesso.

Certamente, um dos segredos da equipe de Psicologia e Psicanálise do Hospital Mater Dei é a forma de liderança e a perseverança de sempre se manter o foco, acreditando no projeto do hospital. É importante ressaltar a grande capacidade de mobilização do grupo em torno da crença de que, no campo das relações humanas, é preciso estar sempre em movimento e atento às transformações que ocorrem dentro de nós e em nosso entorno.

Só assim conseguiremos exercer a nossa profissão, oferecendo aos nossos pacientes e às suas famílias a melhor ciência técnica e, principalmente, o carinho, a atenção, a humanização e o acolhimento de que necessitam.

Presidente do Hospital Mater Dei
Professor Livre Docente de Ginecologia
Coordenador do Serviço de Mastologia do Hospital Mater Dei

SUMÁRIO

PREFÁCIO
Jeferson Machado Pinto 11

INTRODUÇÃO
Marisa Decat de Moura 22

PRIMEIRA PARTE:
CIÊNCIA, SUBJETIVIDADE E ÉTICA 27

EM BUSCA DE UMA ÉTICA EM FACE DA MORTE E DO MORRER
José de Anchieta Corrêa 29

DIRETIVAS ANTECIPADAS DE VONTADE
Sandro Rodrigues Chaves 63

DESILUSÃO DA ONIPOTÊNCIA FRENTE AOS LIMITES DO REAL
Miguel Torres Teixeira Leite 77

A CIÊNCIA E OS PROCESSOS DE SUBJETIVAÇÃO
Carlos Roberto Drawin 90

(IN)GRATA SOLIDÃO: UM ENCONTRO COM A CAPACIDADE DE SE ESTAR SÓ
Rosa Carla de Mendonça Melo Lôbo 111

UM OLHAR EM DIREÇÃO À MORTE
Gilda Vaz Rodrigues 123

LAÇO, DIFERENÇA E SEGURANÇA NO MUNDO CONTEMPORÂNEO
Bruna Simões de Albuquerque 132

PSICANÁLISE, MEDICINA E LAÇO SOCIAL CONTEMPORÂNEO
Pedro Braccini Pereira 142

SEGUNDA PARTE:
CLÍNICAS DO/NO LIMITE TERAPÊUTICO 157

ARQUEOLOGIA DO ESTRESSE: PASSADO E PRESENTE DE UM CONCEITO
Glória Heloise Perez 159

A PRESENÇA DO DISPOSITIVO ANALÍTICO NO CAMPO DAS AVALIAÇÕES
DE CANDIDATOS A PROCEDIMENTOS MÉDICOS
Valéria de Araujo Elias 181

SENTENÇA OU RENOVAÇÃO
Stael de Toledo Moura 202

SURPRESA E ACONTECIMENTO - PRIMÓRDIOS
Rosely Gazire Melgaço 207

UM INDICADOR PARA A CLÍNICA DO PAI NA UTI NEONATAL:
A IM(POSSIBILIDADE) DE RENEGOCIAR COM A MÃE
Maria de Lourdes de Melo Baêta 221

DOENÇA GRAVE NA INFÂNCIA, UMA REALIDADE HUMANA
Alexandra de Oliveira Martins 249

ENFERMAGEM E A CLÍNICA DO LIMITE TERAPÊUTICO
Ana Amélia Prates Xavier 257

ABORDAGEM À FAMÍLIA E AO PACIENTE ONCOLÓGICO TERMINAL –
RESPONSABILIDADES DO FISIOTERAPEUTA
Hélder Cassiano Gonçalves Mota 264

A CLÍNICA DO POSSÍVEL
Nazir Felippe Gomes 272

O PACIENTE ONCOLÓGICO COM DOR – ASSISTÊNCIA DO CLÍNICO GERAL
Mesa-Redonda: sobre a "Dor" na Clínica do Limite Terapêutico
Rogério Vieira Caldeira 275

ONCOLOGIA: SURPRESA E ACONTECIMENTO
NA CLÍNICA DO LIMITE TERAPÊUTICO
Aline Chaves Andrade 281

PRINCÍPIOS FUNDAMENTAIS DOS CUIDADOS PALIATIVOS
Cristiana Guimarães Paes Savoi 286

TRABALHO DE LUTO: O CUIDADO DO PACIENTE
GRAVEMENTE ENFERMO E DE SEUS FAMILIARES
Simone Borges de Carvalho 304

TERCEIRA PARTE: RESPOSTAS DO ANALISTA À CLÍNICA DO LIMITE TERAPÊUTICO 317

O MAL-ESTAR NA HOSPITALIZAÇÃO NO CTI
Laura de Souza Bechara Secchin 319

A PRESENÇA DO ANALISTA EM SITUAÇÃO
DE URGÊNCIA SUBJETIVA NO HOSPITAL GERAL
Glauco Batista | Guilherme Massara Rocha 330

PRETENSA ESCUTA PSICANALÍTICA NA CLÍNICA
ONCOLÓGICA: PRÁTICA DOS INICIANTES
Lúcia Efigênia Gonçalves Nunes 344

ENTRE O LUTO E A LUTA: SOBRE A NOÇÃO DE SOFRIMENTO PSÍQUICO
DO PACIENTE COM CÂNCER E O TRABALHO DO PSICANALISTA EM
SITUAÇÕES LIMITE NA INSTITUIÇÃO HOSPITALAR
Maria Lívia Tourinho Moretto 352

DO CONTEXTO AO TEXTO: PSICANÁLISE APLICADA AO SEU CASO
Sheyna Cruz Vasconcellos 366

PSICANÁLISE X MEDICINA: A EXPERIÊNCIA DE INTERSEÇÃO
DA PSICANÁLISE COM A PEDIATRIA: COMO SE ESCREVE?
Silvia Grebler Myssior 381

DO USO DA TRANSFERÊNCIA ÀS IMPLICAÇÕES
NO CORPO: COMO PODE A PSICANÁLISE AINDA
SER TERAPÊUTICA NA CLÍNICA DA PSICOSE?
Tulíola Almeida de Souza Lima 389

PSICANÁLISE E MEDICINA: UMA CLÍNICA
DO SEMPRE NO LIMITE TERAPÊUTICO
Marisa Decat de Moura 400

A NECESSIDADE DA CONTINGÊNCIA: LETRA E FINAL DE ANÁLISE
Jeferson Machado Pinto | Izabel Haddad Massara Rocha 410

PREFÁCIO

Jeferson Machado Pinto

*Limites do corpo e a clínica dos limites
nas relações entre psicanálise e medicina:
como e o que se pretende curar?*

**I – Os aforismos lacanianos como recurso de enunciação para
mostrar o impossível de dizer**

Lacan foi um mestre do aforismo. Por meio deles, propunha a todos os interessados na constituição da subjetividade frases enigmáticas, mas que se mostraram chaves de leitura para labirintos teóricos da própria psicanálise e de seus campos conexos. Por isso, vamos utilizar alguns de seus aforismos para tentar esclarecer a proposta de interdisciplinaridade possível, especialmente entre Medicina e Psicanálise. Consideramos o tema de importância ímpar, dada a clivagem entre o avanço da ciência, do qual a Medicina se beneficia, e a compreensão que nós, os sujeitos da ciência, podemos alcançar desses avanços. Certamente, esse parece ser um dos motivos da angústia e do desamparo dos sujeitos na contemporaneidade, o que poderia se tornar um campo fértil para a proliferação das soluções místicas.

Lacan sabia contrapor diferentes discursos e o saber por eles produzidos, estabelecendo os limites e alcances de cada um deles a partir do modo como cada discurso se organiza em torno da ideia de real. Embora Lacan tenha sempre utilizado os registros RSI, isto é, o real, o simbólico e o imaginário, para dar conta de qualquer experiência humana, eles foram sendo, ao longo de seu ensino, definidos de um modo cada vez mais preciso. De maneira simplificada, podemos dizer que o real se refere a um impasse em qualquer formalização, seja ela teórica ou clínica. Ou seja, ele se revela como furo lógico de um determinado saber, como um ponto irredutível à operação simbólica daquele discurso. Lacan chegou a essa ideia ao verificar, a partir da teoria de Freud e do trabalho de elaboração dos analisantes, que a linguagem não recobre todo o campo que ela pretende abarcar, seja na constituição do sujeito, em ciência e mesmo na religião, já que a última se sustenta na ideia de Deus como elemento extralinguístico.

II - A máquina simbólica e seu furo

Lacan cunhou frases que se tornaram célebres e *o inconsciente é estruturado como linguagem* é uma delas. Este enunciado formaliza as ideias de Freud e demonstra que o sujeito se constitui por meio da ação simbólica do Outro. Por isso, o Outro designa as normas culturais, a rede civilizatória e, principalmente, os ideais paternos que acolhem a cada um de nós mesmo antes do nascimento, e que se transmitem pela linguagem, às veze até de forma anônima. Toda ação humana é, então, simbólica, permeada de significados que cada um atribui ao tentar analisar os desejos das gerações anteriores que determinaram nossa subjetividade. Quer dizer, somos constituídos pela língua comum, a que se fala ordinariamente, pois é por meio dela que se condensam os valores e é por ela que eles são transmitidos. Como essa linguagem é abstrata, uma vez que seu referente concreto é o conjunto aberto de todos os significantes, cada sujeito cria seu código particular ao interpretar as palavras que lhe são dirigidas. Assim, apesar dos valores de uma cultura serem mais ou menos universais, cada sujeito é único e carrega um modo de gozo singular, inerente à sua maneira de estabelecer relações com a realidade. Além de cada um construir um código único de interpretação do mundo, a operação simbólica, no caso da subjetividade, comporta, também, certa desordem caracterizada pelos efeitos no corpo, não completamente ordenados pelas leis da linguagem.

Freud denominou aqueles efeitos que penetram nos furos da linguagem de pulsionais e mostrou como eles gravitam em torno da porção articulada da subjetividade. Parte deles permanecem separados e, mesmo sem a determinação legislada pela linguagem, exercem efeitos no modo como cada sujeito se relaciona com a realidade. Por isso, essas manifestações foram batizadas por Freud de pulsão de morte em oposição às pulsões sexuais que articulam o desejo. Eles se revelam como contingências, como irrupções naquilo que está estruturado a partir das leis do funcionamento simbólico e podem se tornar, também em função de contingências, fontes possíveis de invenção de saídas diferentes daquelas que determinam o inconsciente do sujeito.

Lacan pode, então, esclarecer que a lógica da linguagem permeava não apenas qualquer atividade humana, mas, também, a própria subjetividade reinante em cada momento particular de determinada cultura. No caso da constituição de um sujeito, a psicanálise mostra que o simbólico desnaturaliza o instinto, transformando-o em desejo e tornando o corpo imerso no gozo do Outro. Consequentemente, a operação simbólica corta o caminho natural de acesso ao outro sexo. Daí depreende-se outro famoso aforismo lacaniano, o de que *não existe a relação sexual*. O que implica aceitar que o objeto do desejo é sempre simbólico e que a forma de gozo com a qual o corpo se presentifica nos laços sociais é um amálgama de elementos biológicos atravessados pela ação simbólica que cada cultura transmite a seus sujeitos.

O corpo é, então, a sede de pulsões singulares que funcionam a partir da ação do semelhante que o convoca e o inclui nos laços sociais pela fala que veicula o gozo dos pais com a criança recém-nascida. Freud demonstrou, com ousadia, como o elemento libidinal faz parte das relações sociais e como cada sujeito extrai um gozo em seus encontros com o outro. A conclusão lacaniana, sintética e precisa, a partir dos achados de Freud, é que o corpo foi feito para gozar. Não é sem razão que a angústia irrompe quando algo do corpo não vai bem.

III – O que se pretende curar?

Como dissemos acima, Lacan colocou em relevo que a rede simbólica não organiza tudo por onde ela incide, impondo um furo que resiste a se transformar em desejos e que ele chamou de real. Como se trata de um impossível a ser esclarecido, Lacan adotou uma dialética negativa e pôde esclarecer a peculiaridade da psicanálise e seu modo de colocar questões para outros campos de saber. Ao se ancorar no real e provocar os discursos sobre a subjetividade, Lacan revelou os impasses do saber, a impotência e a impossibilidade de qualquer discurso em apreender a causa real do desejo. Seu método de contraposição acabou por mostrar que a clínica psicanalítica, por seu objeto, sua formulação epistêmica e sua ética, poderia problematizar verdades tidas como acabadas na Filosofia e na Medicina, por exemplo. O real, como ponto não dominado de qualquer estrutura simbólica e que, consequentemente, não a deixa funcionar sem perdas, sempre retorna como furo e instala a repetição como movimento contínuo. Com mais uma de suas frases, Lacan disse que *a vida não quer curar*, o modo de gozo insiste em persistir, mas dos sujeitos podemos ouvi-los, pois têm a linguagem, e fazê-los responsáveis por aquele modo de vida. Muito dessa forma particular de viver pode ser modificada em análise a partir daquilo que se manifesta como desordem, mas sempre restará algo incurável e que definirá o que podemos simplificadamente chamar de *ser* de um sujeito particular.

No entanto a difícil demonstração dos efeitos subjetivos de uma experiência psicanalítica não foi obstáculo para Lacan torná-la referência para análise crítica da Ética, da Epistemologia e da Religião. O eixo de toda atividade humana gira, é claro, em torno do sujeito e do que ele consegue fazer com os impossíveis a serem apreendidos, mas ele o faz a partir da janela psíquica por onde enxerga e decodifica a realidade, ou seja, ele adota como referente para entender o mundo aquilo que interessa ao seu real modo de gozo. Isso é obviamente evidente no caso específico do fazer científico, no qual os sujeitos cientistas gozam com o reconhecimento dos pares, com o volume de trabalhos publicados, com a amargura da falta de verba, com a conquista de uma técnica padronizada, com o poder adquirido dentro da comunidade científica etc. Porém nada disso aparece nos resultados obtidos, e o discurso é completamente objetivo, relatado em uma língua artificial construída para que não haja possibilidade de equívocos em seus enunciados.

Por isso, outro de seus famosos aforismos é o de que *a ciência só progride pela exclusão do sujeito*. Embora seja uma atividade feita por sujeitos, sua presença no discurso da ciência se revela exatamente por sua ausência. O saber produzido pela ciência deve prescindir de qualquer presença subjetiva, de modo a evitar interpretações da vida em comum. O real verificado pela ciência se traduz em suas fórmulas e equações que, por serem apenas letras, prescindem de qualquer referência subjetiva. Por isso, o regime de produção de saber em ciência é feito a partir de uma linguagem construída artificialmente, evidente em si mesma, de modo a não permitir a querela das interpretações oriunda da infinidade de códigos criados pelos sujeitos particulares. O que se vê nessa língua artificial da ciência é a ausência do sujeito com a linguagem que o constituiu, pois ele fala a língua comum do cotidiano, eivada da polissemia inerente às palavras que tentam realizar uma comunicação. A partir daí, da língua ordinária da vida comum, surgem, como dissemos, os mal-entendidos, a interpretação e as eternas discussões entre os envolvidos na tentativa de esclarecer os impasses, sejam os das teorias ou os das relações interpessoais.

Mas este discurso regido por equações, fórmulas etc., por eliminar o sujeito, progride sem nenhuma restrição. Um dado pede outro, uma pesquisa demanda outra, e assim por diante. Não há critério ético intrínseco ao fazer científico, exatamente por contar com a exclusão de quem pode fazer objeções a seu andamento. Assim, a ciência anda, caminha sem pedir licença. Mas o sujeito foracluído do discurso sempre retorna nas discussões da sociedade, ou, por exemplo, nos comitês de ética orientados pelas tradições da cultura.

Os desejos e ideais subjetivos, originados pela imersão na língua que carrega os valores da cultura, são questionados pela impessoalidade científica. A ciência destrói as ilusões, e esse é mesmo o seu papel, e desloca, em maiores ou menores sobressaltos, os modos que um sujeito dispõe de se orientar no mundo na medida em que gera impactos na cultura. Daí seus grandes conflitos com a religião e até com a psicanálise, acusada frequentemente de não ser uma ciência. Porém, diferentemente da religião, a psicanálise também desloca as ilusões sobre o que é o *humano,* mas ela recupera o sujeito eliminado pela estrutura discursiva da ciência.

Os impactos da ciência na cultura são marcantes, mas trazem consigo perturbações, efeitos colaterais de seus avanços. O grande retorno das demandas de espiritualidade e a proliferação religiosa não seriam indicativos de uma época na qual os sujeitos têm seus desejos singulares sequestrados pelos ideais de um domínio científico sobre a natureza, incluindo aí a subjetividade? A depressão e a angústia não têm sido consideradas os males da civilização desde o final do século passado? Não estaríamos vivendo uma época na qual os corpos devem ser disciplinados, onde um saber exterior ao sujeito quer lhe dizer como ele deve ser, como deve viver, o que deve desejar, como gozar a vida?

Diferentemente da Medicina e demais práticas da saúde associadas, e também da Psicanálise, a Religião "foi feita para curar os homens, isto é, para que não percebam o que não funciona" (Lacan, 1974, p.158). Esta pode até ser uma forma encontrada pelos sujeitos para lidar com a dor da perda das ilusões, com o deslocamento narcísico imposto pelo que Freud chamou de castração. O analista não pode ter as ilusões de cura que movem os sujeitos em demanda de análise. Não cabe a ele ser o guardião do que é bom para o sujeito e substituir os ideais que escravizam os sujeitos por outros propostos pela psicanálise. Daria no mesmo. Esses é que devem encontrar seus limites e suas próprias soluções para os impasses em viver. Lacan diz em o *Triunfo da Religião* (LACAN, 1974) que não cabe à psicanálise dominar o Real, como a religião pretende, mas sim deslocar seu lugar de impasse para o lugar de causa do desejo. Se a psicanálise conseguir dominar o real, passaremos a ter uma sociedade onde os sujeitos serão controlados por um saber que lhes é exterior. Alguém, ou alguma instituição ditará qual o objeto a ser desejado, como a publicidade e a necessidade do consumo pretendem. Assim, a religião pode triunfar ao oferecer uma alternativa pronta para o furo da estrutura simbólica, onde a psicanálise fracassa. Esta apenas propicia ao sujeito o trabalho de transformar as forças pulsionais que sustentam seus sintomas e faz com que o sujeito se responsabilize pela solução escolhida para lidar com seu sofrimento. Mas a via religiosa tem sido uma das grandes alternativas que a cultura oferece à impossibilidade de um saber funcionar totalmente, embora cada sujeito possa encontrar sua maneira peculiar de professar sua fé.

IV – Uma interdisciplinaridade em ato?

Por isso, consideramos de suma importância estudar o lugar do corpo e os limites que estabelece neste encontro *Medicina e Psicanálise*. A primeira recolhe os avanços científicos para aplicá-los em sua clínica; a segunda recolhe o sujeito foracluído no tratamento para lhe dar a voz que a primeira tem de eliminar. Nas práticas médicas, o sujeito, mesmo sendo ouvido e humanamente considerado, deve emprestar seu corpo para a utilização de um saber que independe dele. O corpo simbólico e, portanto, erógeno, sede do gozo e dos desejos, o ego do sujeito, passa a ser objeto de **aplicação** de vários **saberes e/ou técnicas preestabelecidas**. Do diagnóstico ao final do tratamento, seja ele bem-sucedido ou não, o ego é questionado, destituído e objetalizado. E não há como ser diferente, o saber médico é assim por estrutura. Caso contrário, não funcionaria ou se complicaria, como vemos em muitas tentativas de "tornar o tratamento o mais natural possível". Como vimos, o que a estrutura simbólica faz é desnaturalizar o corpo. O natural se tornou apenas um significante, pois não há como sair da linguagem e recriar a natureza. É ótimo que existam possibilidades de escolha para que cada sujeito possa fazer o tratamento da maneira que achar mais compatível com sua estrutura, mas como torná-lo responsável por sua escolha?

O real vem, assim, mostrar os pontos de fracasso de um discurso e os limites de seu funcionamento. Ao contrário do que imagina um pensamento mais superficial, são essas características que o credenciam como ponto de ancoragem para uma interdisciplinaridade. Por isso, o presente livro tenta indicar algumas surpresas e limites na clínica oncológica a partir do ponto de vista de profissionais de várias disciplinas conexas. A finitude, a surpresa do diagnóstico, o sofrimento durante o tratamento, a falta de tratamento possível, a morte etc. são constatações contingentes que desestabilizam o sentido das estruturas simbólicas que nos organizam. O sujeito, nesses momentos, frequentemente, "cai" da cadeia simbólica que o sustenta, angustia-se e perde as referências de sentido. O real se manifesta, assim, pelas contingências que escapam do controle discursivo e impõe os limites de uma ação simbólica. E será sempre pela análise das contingências que uma prática pode ser aperfeiçoada.

É essencial ressaltar as diferenças, chacoalhar um discurso pelo outro, fazê-los trabalhar em constante fricção e recolher depoimentos desses encontros. Digo friccionar os discursos, retomando o aforismo lacaniano já mencionado, o que mostra, talvez, o único princípio da psicanálise, qual seja, o de que *não existe a relação sexual*. Se cada sujeito é movido pelo seu modo particular de gozo, não há possibilidade de a ciência escrever a justa complementaridade de satisfação entre as pessoas. A satisfação fica sempre aquém ou além do que se espera e daquilo que o outro pode fornecer. Não há possibilidade de complementar o que falta, já que nossos objetos são criados e escolhidos pelo valor simbólico que a linguagem permite, e esse critério de referência é singular, é único e intransferível no nível real.

Cada discurso é, então, único, e não é possível acrescentar um ao outro para cobrir as respectivas faltas estruturais. Eles não são coextensivos. Cada um deles terá de se haver com o real que estabelece seu limite a seu modo. Por mais que a ciência persiga o domínio do real que lhe concerne e que consiga esquadrinhar os corpos, colocá-los em imagens a cada dia mais precisas, identificar as substâncias que atuam entre as células etc., ela não conseguirá radiografar como cada sujeito singular vivencia situações e atividades diversas. É pela linguagem e pelas demandas que um sujeito faz, em estado de sofrimento, que ele pode verificar sua posição diante do real e se implicar no que está dizendo. A psicanálise prescinde de qualquer saber prévio àquele que o sujeito constrói a partir de seus sintomas. Será com o saber que toca a sua verdade que o sujeito pode localizar o que é intrinsecamente incurável, ou seja, o que o identifica para além de ilusões e ideais alheios ao que se mostra irredutível em sua realidade. Assim, a psicanálise também trabalha pela queda das ilusões, mas de um modo inteiramente diferente da ciência.

O que tanto a ciência quanto a psicanálise, e até mesmo a filosofia, a religião e a literatura vêm demonstrando é que há algo do sujeito irredutível em qualquer forma discursiva. Há um núcleo subjetivo cuja opacidade exige movimentos constantes de vários discursos que se pretendem abertos para novas elaborações, isto é, discursos que se deixam afetar por ela e se dispõem a transformações exigidas pelas mudanças dinâmicas do curso da civilização. O insondável de uma estrutura discursiva não é eliminável pelo ecletismo ou pelo reducionismo do objeto de um campo aos achados de outro. Os saberes não se complementam de modo a fazer um Todo unificado do conhecimento. Como ressaltou Lacan, em sua palestra aos médicos, rigorosamente não se trata de psicossomática, por exemplo, mas de uma questão epistemo-somática! Ou como relata Andrea Guerra no texto "Princípios para uma interdisciplinaridade em ato", publicado na CIEN digital 2012,

> nenhuma interdisciplinaridade vai conseguir operar através de saberes que se complementam, como se um saber encontrasse no outro a parte

que lhe falta. Os saberes são suplementares e não complementares entre si. Não formarão um conjunto fechado ou um todo.

Assim, os fabulosos achados da neurociência ou as grandes contribuições da psico-oncologia ou do cognitivismo, com suas técnicas específicas, por exemplo, são extremamente bem-vindos para diminuir o sofrimento cotidiano de muitos pacientes. Porém, o campo do sujeito é extraterritorial a qualquer um deles, inclusive ao da psicologia, ciência do comportamento. O saber universal dessas disciplinas preexistem a todo sujeito, que são importantes como referência, mas não substituem o saber textual que um sujeito particular constrói e verifica o modo como ele estabelece sua verdade singular. A psicanálise é capaz de localizar um corpo que é vivido como errância e desordem e visa responsabilizar o sujeito pela verdade que se descortina diante de suas enunciações. Nenhuma outra área da ciência, exatamente por ter que estruturalmente excluir o sujeito para que o conhecimento possa advir, e depois transformá-lo em objeto da técnica adquirida, substitui o modo singular de um sujeito enunciar suas angústias, aflições, temores etc., diante da sexualidade e da morte. Por isso, cada análise é única, conduzida de modo particular a partir das falas de um sujeito que sofre de modo único.

Tendo em vista tais considerações, podemos ver que a perspectiva que a psicanálise entende como interdisciplinaridade é a de sustentar a incidência de um campo de saber sobre outro a partir dos furos inerentes a cada um. Não se trata de discussões intermináveis de conceitos oriundos de pressupostos epistemológicos distintos, nem de posturas reducionistas ou de eliminação de perspectivas diferentes.

A presença de um analista em um hospital geral exige mais do que um consultório para atendimento clínico de doentes fragilizados. Muito mais que isso, o analista pode localizar os enigmas, as "desordens" discursivas que tiram a bússola dos diferentes profissionais que ali trabalham, por meio do ato que possibilita uma mudança de posição subjetiva dos envolvidos nos diferentes impasses. Chamamos de ato porque se trata de uma criação de momento, de uma solução não prevista e/ou estabelecida por um saber de referência. Um ato que possibilite suportar a angústia de agir em uma situação de incerteza, provocada pelo encontro com aquele furo dos protocolos estabelecidos para sustentar a garantia idealizada do funcionamento institucional. Será mais pelo suporte da angústia do que de qualquer saber que os profissionais envolvidos poderão implicar-se e encontrar soluções para os impasses e conflitos nas conduções dos tratamentos e das relações entre as diversas equipes de trabalho. Dessa maneira, a categoria do real implica um ato que convoca o sujeito a agir pela sua formação clínica e não pela irrealidade de uma conduta definida pela quantificação estatística. Cabe ao analista manter sua presença e possibilitar, pelo ato, a alteração dos laços mecanicamente estabelecidos e sustentados de maneira alienada pelos sujeitos envolvidos em cada situação. Nada de holismo, ou de um saber totalizante porque este será, na melhor das hipóteses, completamente fantasioso.

INTRODUÇÃO

Marisa Decat de Moura

Oncologia – clínica do limite terapêutico? Psicanálise & Medicina é o sexto livro de uma série que, a partir do quinto volume, foi renomeada. Em uma prática na instituição hospitalar desde a década de 1980, tornou-se necessário reinaugurar um outro tempo para continuar a interlocução possível entre "Psicanálise e Medicina", esta mudança revelando um avanço no nosso percurso.

Mudança necessária para responder à clínica, porque esta mudou.

Ao caminharmos da série **Psicanálise e Hospital** para **Psicanálise e Medicina**, demos um passo na direção dos discursos e seus efeitos sobre o sujeito da psicanálise, agora com o foco nas considerações sobre as mudanças no laço social e sobre a prática do analista, tendo como direção a emergência do real. Trata-se de refletir sobre a prática em uma instituição hospitalar, prática essa que evidencia os limites e as possibilidades da subjetividade no campo da prática médica.

Esta "nova" série que ora iniciamos tem o título da conferência que Jacques Lacan proferiu aos médicos em 1966, no Collège de Médicine des Hôpitaux de Paris, e interrogamos com ele, a partir da psicanálise, sobre a clínica médica e os efeitos de seu discurso sobre a subjetividade.

Pensar a clínica médica com o instrumental da psicanálise significa abordar um campo cujos efeitos das transformações discursivas contemporâneas são um desafio clínico e teórico para nós, profissionais da área da saúde. Os efeitos nos laços sociais e as demandas crescentes aos analistas, devido ao desamparo humano estrutural, emergem nas situações de diagnóstico e tratamento de doenças graves e também revelam o não todo saber, inclusive da psicanálise. Exige avançar.

Os tempos mudaram, falamos e ouvimos com frequência, muitas vezes revelando espanto diante do "novo" que também muda rapidamente. O mal-estar na civilização, como se apresenta hoje, convoca nosso olhar para a clínica que revela uma mudança histórica sem precedentes.

Diante da necessidade de pensar as transformações discursivas determinantes desse novo momento histórico, temos como objetivo acolher textos relacionados à prática do psicanalista em instituições hospitalares e refletirmos sobre os efeitos da mutação contemporânea do laço social sobre a subjetividade nessas instituições e nas relações, profissionais ou não, que ali se evidenciam.

Convidamos para participar deste momento inaugural filósofos, médicos, enfermeiros, fisioterapeutas, psicólogos e psicanalistas para que possam trazer suas leituras multidisciplinares. Com relação aos autores, privilegiamos a singularidade e não a homogeneização, buscando estimular a riqueza da diferença com sua exigência de criação.

Organizar um livro com trabalhos de vários organiza também uma relação complexa. Os trabalhos vão escrevendo um percurso que sustenta a certeza de sua pertinência motor deste percurso, mas caminha ao lado da incerteza do seu efeito, o que exige continuar, continuar sempre, buscando respostas possíveis para questões complexas que surgirão. Portanto, iniciamos com o compromisso de sustentar um caminho que se faz ao caminhar.

Os trabalhos que apresentamos nesta obra testemunham que o tema e a prática clínica mobilizaram o desejo de elaboração e transmissão da experiência de cada um, o que resultou na apresentação de trabalhos de profissionais com suas práticas clínicas em hospitais de várias regiões do Brasil. E também de profissionais que refletem sobre questões fundamentais desta clínica, que contribuíram com suas reflexões.

A pergunta que nos orientou foi como lidar com o novo laço social neoliberal da globalização, em suas múltiplas expressões clínicas, privilegiando a clínica da oncologia. A clínica do adoecimento oncológico que, sabemos, estatisticamente, cresce em todo o mundo, interroga e desafia a ciência e seus profissionais, tornando-se paradigmática da demanda de alívio do sofrimento aos profissionais de saúde.

O que exige resposta - como responder?

Como responder à dor, à doença e ao sofrimento? Diante do desamparo estrutural do ser humano confrontado a dificuldades às vezes insuperáveis, a busca de soluções científicas que, ao mesmo tempo, revela o possível, revela também os limites da medicina e da psicanálise. Um dos nossos objetivos é, com esta obra, abrir espaço para uma interlocução multidisciplinar que não esteja desvinculada das considerações clínicas que podem aprisionar os profissionais no eixo impotência/onipotência.

Por que falar de limite, e de que limite falamos? Por que falar sobre uma clínica do limite terapêutico? Os artigos que se seguem são uma tentativa de abordar uma clínica que associa a doença grave ao perigo e à morte do sujeito "assujeitado" ao horror da falta de limite.

Torna-se interessante relacionar ciência e limite de conhecimento científico. Diante do limite do discurso da ciência, mesmo que negado pelo "hoje não sabemos, mas amanhã saberemos", acontece o efeito de um resto de não saber que escapa aos domínios da ciência, causando a "busca do saber". Esse, por sua vez, quando conquistado, também deixará um resto... assim caminha a humanidade, e a ciência avança.

O espaço que emerge como efeito do limite do saber, ou seja, a ausência de respostas científicas, torna-se a possibilidade do sujeito existir, para além de "um corpo doente" ou um "portador de doença grave". A oncologia é uma clínica paradigmática de grandes avanços científicos e tecnológicos, que sustenta muitas perguntas sem respostas.

Os trabalhos que compõem esta obra, **Psicanálise e Medicina**, são atuais, principalmente porque tocam o ponto básico da formação dos profissionais: diante do limite do saber, resta a relação profissional/paciente. Portanto vai além do limite do saber científico, inclui considerar a subjetividade humana – dos pacientes e dos profissionais.

Dividimos os textos em três partes que nomeamos:

Primeira parte
Ciência, subjetividade e ética

Segunda parte
Clínicas do/no limite terapêutico

Terceira parte
Respostas do analista à clínica do limite terapêutico

Esta divisão tem a intenção de registrar a experiência do cada um de um grupo heterogêneo, mas que tem em comum o objetivo de tornar digno o sofrimento humano.

Transformar estes trabalhos em debate é um convite a que os leitores possam conosco transformar questões muito difíceis e, às vezes, consideradas impossíveis e aterrorizantes em possibilidade de criação de saídas do sujeito e para o sujeito.

PRIMEIRA PARTE

CIÊNCIA, SUBJETIVIDADE E ÉTICA

*Para que um objeto seja acessível à análise,
não basta percebê-lo, é preciso também que haja
uma teoria para acolhê-lo.*

Pierre Benoit

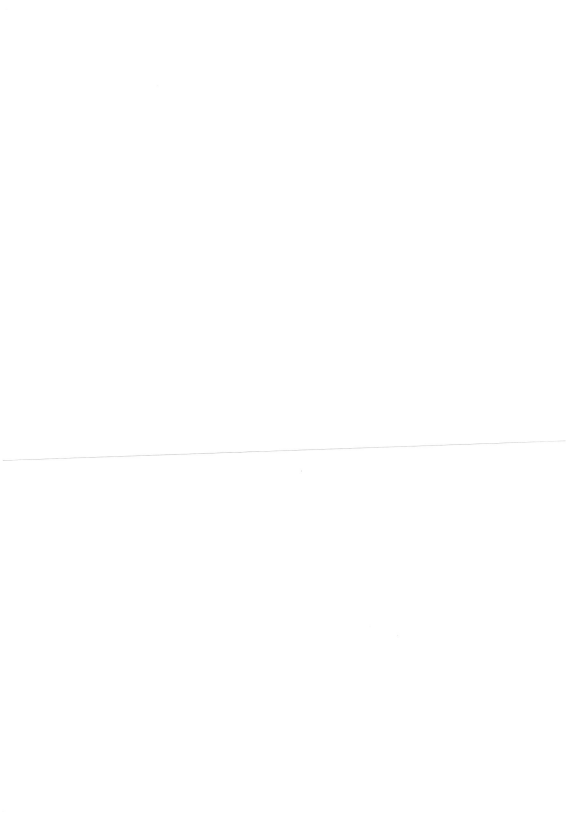

EM BUSCA DE UMA ÉTICA EM FACE DA MORTE E DO MORRER

José de Anchieta Corrêa

As representações da morte como "não-saber", "não-poder-dizer", impedindo o homem, durante sua vida e na hora da morte, de se relacionar com esse fato desmesurado e extraordinário, ameaçam fazer da morte um *non-sense*, um absurdo, e em nada contribuem para aliviar os sofrimentos do paciente em face da iminência da morte, essa contraprova da existência.[1]

Um longo caminho precisa ser percorrido para que se possa estabelecer um laço entre a vida e a morte. E se possa, então, decifrar o enigma da morte como iluminação da existência, libertando-se de todo desejo de onipotência.[2]

A consciência humana, diante da realidade do mundo das coisas e do mundo da vida, trabalha sempre se servindo dos três registros – do real, do imaginário e do simbólico –, seja privilegiando um deles e/ou tecendo laços entre eles. Diante de um real tão temido – a morte – pode, em um primeiro momento, parecer ser mais cômodo servir-se apenas do registro do imaginário, na obstinada e falsa crença certos de que a morte só acontece com os outro. Acreditando em trilhar um caminho mais suportável, se bem que ilusório, mesmo porque tal fuga, cedo ou tarde, acaba se revelando impossível. O real da morte termina sempre por se impor, seja pela crueza da constatação da energia da vida que se esvai, seja pela angústia inevitável da proximidade do fim. A patente manifestação da fini-

---

[1] Para uma visão mais ampla do problema da morte, consultar CORRÊA, J. A. *Morte,* 2008.
[2] CORRÊA, J. A., 2000.

tude humana e a constatação de nossa incompetência para vencer a morte acabarão por impedir e roubar toda a pacificação buscada no imaginário. Querer suprimir esse fazer face à morte, recalcando essa experiência, por meio de um processo de negação da realidade, é violentar, sem sucesso, a realidade humana. Todavia, ocorre que, mesmo da parte dos profissionais que lidam com pacientes gravemente enfermos, há aqueles que recorrem à proteção de uma máscara ou de uma couraça de indiferença diante da morte apesar de, mais tarde, ter de se confrontar com o alto custo a pagar por esse disfarce.

É tarefa mais saudável, mesmo exigindo muita coragem, perseverança e paciência, trabalhar na construção de um laço com o real da morte, buscando dar-lhe um sentido, por meio do qual se restaure a prevalência da vida. Apesar de tudo, não se pode esquecer que, mesmo em processo de morte, há ainda ali uma pessoa viva. Há vida a ser vivida. Atitude altamente benéfica tanto para o paciente quanto para os profissionais ao seu redor. O paciente poderá, então, encontrar modos de buscar forças para enfrentar esse difícil momento e, mesmo abatido sob a fragilidade em que se encontra, poderá recuperar força e paz necessárias para continuar vivendo o pouco de tempo que lhe resta. E, por sua vez, os profissionais e a equipe ao seu redor terão seu presente valorizado, verão fortalecidas suas chances de receber as recompensas advindas de sua escolha e trabalhos profissionais, livres para gozar das alegrias e dos prazeres que a vida e a sociedade lhes oferecer.

Para tanto, é preciso abandonar a atitude de reduzir a morte a um acontecimento puramente biológico, inevitável ao animal que somos, e abrir espaço para considerar o mistério essencial aí presente. Libertos da cegueira do recalque do real da morte e da prisão do imaginário, os profissionais que lidam com pacientes gravemente enfermos estarão dando um passo a favor de mais vida para o paciente e para si próprios. Só então se estabelecerá um laço entre a vida presente e a morte anunciada. Esse movimento poderá assegurar ao paciente, como de resto a todo homem, ascender à visão e à compreensão da morte no laço da ordem simbólica. Ordem simbólica pela qual a morte se apresentará como iluminação, fonte de cuidados e valorização da própria vida.

Na verdade, é a ordem simbólica que redefine e estrutura toda a realidade humana e inter-humana. Já nos processos de constituição do esquema corporal, a consciência e o corpo se estruturam em um movimento dialético de reversibilidade, dizendo um pelo outro, fazendo do espaço corporal espaço afetivo, vivido primeiramente como prazer e dor. Dessa forma, a criança dará a seu espaço corporal, espaço vivido, um valor simbólico, sinal de reconhecimento de algo reunido, entrelaçado – interior e exterior – não como a manteiga sobre o pão, mas resultado de uma invasão mútua, que cria uma nova totalidade. Nova totalidade – o espaço afetivo – radicalmente anterior ao espaço geométrico. De modo semelhante, a morte inserida na ordem simbólica faz com que vida e morte se reconheçam uma pela outra, sem se confundirem. Reafirmando, assim, que "uma vez nascido o homem está pronto para morrer".[3] Dessa maneira, a história de todo homem se traduz e se revelará, então, pela variação de seu estilo de vida ao fazer face à certeza do inevitável da morte: ora preso ao passado, ora valorizando o futuro e, felizmente, ora trabalhando e sabendo viver o *presente*.[4]

É o reconhecimento dessa ascensão à ordem simbólica que fará com que toda a equipe, para além dos dados empíricos do prontuário do paciente, reconheça nele um seu semelhante. Cada profissional dará então a seus saberes e cuidados científicos um novo sentido que lhe possibilitará a bela coragem humana de sentir compaixão sem perder força e alegria para continuar vivendo e gozando dos bens da vida.

Nos dias atuais, a revolução operada nos conhecimentos médicos e biológicos acena para a humanidade com uma possibilidade

---

[3] MERLEAU-PONTY, 1960.
[4] CORRÊA, J. A., 1999.

cada vez maior de cura de doenças e prolongamento da vida, sobretudo, por meio do recurso e utilização de células-tronco, renovando e recriando partes do corpo lesadas ou caducas, recursos até então considerados impossíveis e, até mesmo, inimagináveis. Nesse universo, há quem sonha com a possibilidade de prolongar a vida *ad infinitum*, isto é, sem limites, mesmo que a morte continue a seus olhos como uma presença cotidiana, irrecusável e inapagável.

Paradoxalmente, o desejo de mais vida ganha, em nossos dias, uma dimensão tal que os profissionais de saúde, cada vez mais, são obrigados a se ocuparem de pessoas atingidas por doenças fatais ou em fase terminal, sob o decreto da sociedade de serem responsáveis pela reversão do quadro. Demanda agravada pelo fato de, em particular, o médico ser educado e treinado para curar e manter a vida, instalando nele um sentimento de angústia e, até mesmo, um desejo de onipotência para cumprir esse dever. Nesse contexto, termina por se ver obrigado a tudo fazer para responder positivamente à demanda de cura ou à manutenção da vida, mesmo ciente da inevitabilidade da morte. Semelhante situação se agrava à medida que a sociedade capitalista, que a tudo transformou em mercadoria, controla e cobra cada vez mais sucesso da empreitada, exigindo, às vezes até com violência, sustentar suas crenças de imortalidade no horizonte infinito do progresso da técnica e do saber das biociências.

Fato é que a medicina, quando a iminência da morte se apresenta, dispõe hoje de um fantástico arsenal terapêutico: métodos dialíticos, suporte hemodinâmico e ventilatório, transplantes etc. Mas, contraditoriamente, toda essa competência técnica não é suficiente e nem sempre ajuda a fazer do médico "um parteiro da morte"[5], em lembrança daquele que um dia foi, com sucesso e brilho, um "parteiro da vida". Para tanto, mais que ciência ou técnica

---

[5] ABIVEN, 1955,.p. 20.

são necessários à formação e comportamento éticos de inspiração humanista.

Essa falta de competência para ser um "parteiro da morte" advém de múltiplas razões, entre elas "a insuficiência do ensino médico sobre a matéria"[6] – acompanhar os pacientes quando a morte sobrevém –, uma vez que " a ciência médica é – falando da França – exclusivamente orientada a querer curar, enquanto seu papel fundamental é cuidar"[7]. É tempo de se perguntar se o mesmo não ocorre no Brasil. Para fazer face a tal deficiência, necessário seria que, no decurso de sua formação profissional, se promovesse e se fortalecesse uma reflexão ética, para além do ensino das simples regras deontológicas sobre a morte e o morrer, contidas nos Códigos de Ética Médica.

Uma ética face à morte e ao morrer, todavia, não se constrói apenas por um discurso em torno de princípios e valores humanos, muito menos em torno de raciocínios utilitaristas, casuístas ou consensualistas. Deve visar algo mais, ou seja, preparar os profissionais que lidam com pacientes gravemente enfermos para o cumprimento de tarefas e cuidados em face ao inevitável acontecer da morte. Isso só é possível para além dos conhecimentos científicos, por meio de uma sólida formação ética. Formação no sentido em que entendem os alemães, uma construção de um verdadeiro, paciente e corajoso comportamento face à morte, fazendo laço com o inteiro da vida. Sem dúvida, é tarefa árdua preparar-se para viver ou estar presente diante desse acontecimento único a todos prometido. Requer coragem, humildade, humor e presença afetuosa junto ao paciente com risco iminente de morte. A presença de familiares e amigos, quando permitida, facilita a todos viver essa passagem, sobretudo diante de um paciente que está sofrendo dores insuportáveis e desproporcionais e em meio a angústia da perda de sua dignidade humana. Tarefa tão mais difícil porque nossa sociedade

---

[6] Idem.
[7] Idem.

hedonista e consumista nada quer saber da morte, preferindo ocultá-la, institucionalizando-a e burocratizando-a. Situação que coloca os profissionais em questão na responsabilidade de administrar o que está fora de governo, assim pouco lhes resta além de estar presente, propiciando conforto e suavizando a dor. Ou, em situação especial, abreviando-lhe a morte, a partir do desejo expresso do paciente.

Ao longo da história da humanidade, diante do fenômeno da morte e do morrer, foram construídos diversos discursos e aconselhadas diversas condutas ou comportamentos, às vezes, até antagônicos. Assim, de um lado, se posicionam os partidários do prolongamento da vida a todo custo ou do "máximo de esforço terapêutico", obedientes ao primado do mandamento "não matarás" registrado nas leis. Tudo isso, quanto aos médicos, em perfeita consonância com a formação técnico-científica, visando curar e salvar a vida, sempre. Do outro lado, estão os defensores da "qualidade de vida" e dos "cuidados paliativos", contrários ao prolongamento da vida a qualquer custo. Noutro contexto, situam-se os partidários da eutanásia e os militantes do suicídio assistido, defendendo o primado da liberdade do paciente de desejar viver ou morrer, levando, às últimas consequências, o princípio da autonomia do sujeito. Voltaremos a tratar dessas escolhas.

Não há dúvida de que estamos diante de irrecusáveis e complexos problemas éticos. Problemas com os quais os homens de todos os tempos tiveram e terão sempre de se afrontar. O núcleo central dos problemas éticos se situa no confronto entre **o princípio da universalidade,** que deve reger todo discurso ético, e **a singularidade do ato ético**. Os medievais já falavam da distância que vai entre o princípio e a singularidade da ação e alertavam para a necessidade de se construir uma "ciência média" mais próxima do particular. Do mandamento "é preciso fazer o bem e evitar o mal" ao juízo particular e ao ato singular afirmando "isto é um bem", "não, isto é um mal", há um longo caminho a se percorrer.

Em linguagem dos dias atuais, falaríamos do confronto entre imperativos e deveres morais que emanam de princípios universais registrados em lei e da tese da autonomia do sujeito responsável pela decisão e ação particulares.

Tais dificuldades se agravam, quando se vive em tempos de globalização, em um mundo cada vez mais plural e laico, onde as diferenças de modos de pensar, desejar e agir se multiplicam e se afirmam dia a dia. O fato é que finda a era clássica, os tempos dourados, quando a hegemonia de certos princípios religiosos e morais definiam a vida das comunidades, ou seja, era a expressão da civilização e das moralidades vigentes; estamos hoje diante de um mundo plural, sem fronteiras, onde somos obrigados a conviver com "estranhos morais". Foi nesse contexto que um grupo de especialistas norte-americanos, dispostos a resolver esses conflitos, propôs a criação da Bioética, sob a égide de cinco princípios – consentimento livre e esclarecido, beneficência, não-maleficência, autonomia –, aos quais acrescentaram o princípio da justiça, buscando resolver caso a caso difíceis e complexos problemas, em particular, em face da morte diante do arsenal de recursos e avanços das tecnociências e dos desenvolvimentos da biomedicina.

Para tanto, foram constituídas Comissões de bioética, sobretudo nos Estados Unidos e, por extensão no Brasil, para melhor agilizar a solução dos problemas e conflitos biomédicos ocorridos na pesquisa e na clínica. Entretanto, tal proposição não pode significar a promoção do casuísmo como regra moral ou ética. Necessário se faz fugir do casuísmo, tão nefasto em qualquer nível de ação – político, econômico, jurídico, situação que obriga os diferentes atores morais, qualquer que seja a decisão tomada, a discutir entre si e explicitar os princípios universais por meio dos quais, no caso particular, definem, aceitam ou defendem o sentido da vida humana e discutem os valores aí postos em jogo. No que concerne à Bioética, não se pode dissociá-la do longo e rico caminho trilhado pela cultura no Ocidente na construção da Ética. Mesmo porque "a bioética

Psicanálise e Medicina - 35

pode ser definida como a pesquisa ética aplicada às questões colocadas pelo progresso biomédico"[8]. Considerada a complexidade da tarefa faz-se necessário percorrer alguns dos passos essenciais que nos foram legados na construção da própria Ética, dos quais a Bioética é devedora, e, em um segundo tempo, aplicá-los, em particular, diante dos problemas da morte e do morrer.

No Ocidente, a construção da Ética, como discurso filosófico, remonta ao V século a. C., quando, a partir da herança mítica, o pensamento grego vai de maneira racional formular um discurso sobre a "vida boa" ou sobre a sabedoria almejada por todos os homens, servindo-se apenas das luzes da razão, sem recurso aos deuses presentes no discurso mítico. Para desempenhar semelhante tarefa, os primeiros filósofos se serviram, em particular, da grandiosa narrativa da Odisseia de Homero, texto conhecido de toda a Grécia. Na Odisseia (Odisseia vem de *Odisseus*, o nome grego de Ulisses), o poeta grego Homero conta a saga literária de Ulisses, começando pela Guerra de Troia e só terminando com a volta de Ulisses a Itaca, "seu lugar natural" e para os braços de sua mulher, Penélope. Essa narração, verdadeira epopeia entre deuses e homens, contém inúmeros temas de uma notória profundidade metafísica, abordando problemas tais como: a saída do caos em busca da harmonia, o sentido da vida, os afetos e os amores, a questão da imortalidade e a presença constante da morte na condição humana. Em síntese, trata-se da saga das derrotas e vitórias, ou seja, entre as desgraças humanas e os momentos de paz e felicidade, conhecer e buscar a *vida boa*, a forma de uma existência bem-sucedida, sempre definida pelo consentimento da presença da barra da morte.

Certo é, o tema da morte ou da finitude está sempre presente na mitologia grega, como bem registra, entre outros, o mito ou a história de Tântalo. Tântalo é um personagem meio homem meio deus, gozando da intimidade dos deuses, sendo até mesmo recebi-

---

[8] DURANT, Guy, 1989.

do à mesa das divindades para partilhar das delícias de comer seus manjares, em particular, a desejada ambrosia. Porém Tântalo se excedeu, querendo se igualar aos deuses, oferecendo-lhes um jantar feito com a carne de seu filho Pélops. Por esse crime, foi condenado a ter sempre fome e, além disso, a suportar sobre sua cabeça um rochedo que ameaçava sempre cair, lembrando-lhe sua condição de mortal. É significativa a estreita relação existente, na época, entre as narrações míticas onde a morte se faz presente e a prática da medicina. Relação magnificamente explicitada por ocasião dos problemas enfrentados por Zeus, o soberano dos deuses, vindo a Terra e apaixonando-se por uma camponesa. Desta união amorosa, um ser meio homem e meio deus é gerado. Acontece que a deusa Vênus, amante de Zeus, explode em ciúmes: "como? eu, uma deusa, pode ser preterida por aquela 'zinha'!" Gesto contínuo, manda matar a ditosa camponesa. Todavia, Zeus, que tudo sabe, não consente que seu filho seja morto. Envia, então, um raio que abre o corpo da camponesa – prenúncio da primeira cesariana – dele retirando seu filho, aquele que seria chamado de Asclépio, considerado, mais tarde, o pai da medicina. Asclépio, segundo contam, era mestre na arte de curar os homens e, dada a sua fama reconhecida em toda a Grécia, se vê obrigado a ressuscitar um valente e "insubstituível" soldado morto em combate. Depois de três dias sob seus cuidados, o valente soldado volta à vida, e Asclépio é regiamente remunerado. O discurso mítico e a filosofia encontram desde sempre na morte não só um dos seus temas comuns, mas, principalmente, um campo de reflexões obrigatoriamente partilhado.

A relação de proximidade entre a medicina e a filosofia, encontra na Bioética, nascida nos anos 1970 do século passado, sua forma contemporânea expressa na "extensão decisiva da sensibilidade ética ao redor das tecnociências do vivo"[9]. Razão pela qual decidimos centrar a reflexão que fala da morte e do morrer no domínio pró-

---

[9] HOTTOIS, Gilbert, verbete *Bioéhique*, In: *Nouvelle Encylopédie de la Bioéthique*, Bruxelles: De Boeck & Larcier, 2001.

prio da Ética. Deixamos para tratar e discutir, em outros lugares[10], a rica contribuição da Bioética. Comecemos, pois, a nos ocupar da construção da Ética e seus fundamentos.

Breve síntese acerca da construção da Ética

Na hora presente, as propostas éticas, para além das contribuições clássicas de Aristóteles, Tomás de Aquino, Spinoza, Kant, são tantas e diversas - "Ética da discussão" ou da "Era da ciência" de Karl Otto Apel; "Ética do Agir comunicativo" de Jürgen Habermas; "Ética da Justiça e da equidade" de John Rawls; "Éticas da imanência"de Levinas. Poderíamos ainda acrescentar os trabalhos de Pieter Singer, Robert Misrahi e André Comte-Sponville entre outros, todos, contudo, sem deixar jamais de levar em conta, sob diferentes formas, direta ou indiretamente, os três conceitos fundamentais presentes ao longo da tradição ética: o conceito de "bem ou dos valores", o conceito de "lei" e o conceito de liberdade. Conceitos operatórios e peças centrais no discurso ético.

Acerca dos conceitos de "bem", "lei" e "liberdade".

Sobre o bem.[11] Estamos acostumados a pensar os "bens" como decorrentes da própria natureza das coisas, definição trabalhada na educação recebida de nossos pais ou presente nos juízos costumeiros da sociedade e, finalmente, reforçados por certa tradição filosófica. Durante séculos, foi costume registrar e elencar esses bens. Registro e classificação que persistem até nós, fazendo dos "bens" entidades ou categorias ontológicas. Nesse catálogo dos *bens* - a saúde, o amor, a riqueza, a honra, a coragem, entre outros, têm lugar privilegiado apresentando-se como parte das coisas, pertencentes à ordem do "em-si". Tal concepção faz com que a ideologia capitalista converta esses bens em mercadorias, supostamente colo-

---

[10] Textos de aulas na Faculdade de Ciências Médicas de Minas Gerais na qualidade de Professor Titular de Ética Médica.

[11] É preciso registrar a presença do conceito de bem e do mal no Princípio da Beneficência e Não-maleficência, consagrados pela Bioética.

cados ao alcance de todos aqueles que os possam comprar. Assim se encontra formado o par ideológico: os bens tomados como coisas versus a ordem capitalista.

Para evitar essa herança histórica, ou melhor, esse vício cultural, o pensamento contemporâneo, em vez de falar de *bens,* prefere falar de *valores.* Conceito cuja significação advém da relação entre as realidades e um ideal. Os filósofos dirão apenas "os valores valem". É a própria experiência humana, por meio da relação com esse valor, que nos permite apreciar, julgar e conhecer seu valor. Assim os *valores* não são algo dado de antemão ou recebidos aleatoriamente sem mais condições. Senão vejamos: um menino bem-nascido é certamente uma criança – física, mental e social – possuidora de "bens" tais como saúde e inteligência, entre outros, recebidos como herança biológica e histórica de seus pais no contexto singular econômico-social de seu ambiente familiar no meio de uma dada sociedade. Entretanto, para manutenção e desenvolvimento desses *bens,* ou melhor, desses *valores,* há constante necessidade de trabalhos e cuidados que jamais poderão faltar. No caso da doença, esta se apresentando como supressão da saúde, mesmo que momentânea ou passageira, esta seria, então, nomeada como um mal em si, algo que a todo custo deve ser evitado. Todavia, a experiência comprova o contrário, a doença não pode ser concebida como um mal em si. A doença, a rigor, é antes de tudo um alerta, um aviso pedindo cuidados, pedindo correção de rumos, um pedido de volta ao estado anterior, ou seja, uma forma de defesa do organismo, alertando para a manutenção da saúde como um valor. Conotada como um valor, a doença, para muitos, seria classificada como um valor negativo. Todavia, igualmente valores ditos altamente positivos, como o amor, têm também sua face negativa. Já o velho Camões nos advertia que "amor, chama e depois fumaça. Meditas no que vais fazer. O fumo vem e a chama, passa". Na verdade, o amor, valor tão almejado e procurado, é tarefa nunca acabada, necessitando de tantos cuidados! Quão complexa e adversa é a química e a economia do amor, quantas vezes o amor não se transforma em ódio, seu contrário. Basta para comprová-lo frequentarmos a literatura romanesca mundial, ou mesmo assistir a novelas ou ir ao cinema, sem para tanto precisar recorrer ao saber psicanalítico que tanto se ocupa do amor, mesmo que para negar sua possibilidade.

Todavia, essa classificação dos valores em positivos e negativos é uma classificação fraca e ingênua. Presta-se apenas para ilustrar o mal fundado e a inconsistência do caráter ontológico atribuído aos bens. Esse suposto caráter ontológico mais serve como tentativa, às vezes exitosa, de controlar nossos comportamentos, terminando por trazer prejuízos à existência dos sujeitos. Por exemplo, ocasionando-lhes a perda de autoestima (sou doente, sou aidético , sou hiperativo, sou menos inteligente, sou marginal), destruindo-lhes vida e alegria, fazendo-os prisioneiros de uma cadeia de significantes mal vistos que marginalizam e aprisionam o sujeito. Na verdade, o homem nunca propriamente é. Ele se comporta sempre como um é barrado. Malgrado tudo, o homem é um ser de possibilidades. "Só morto se fechará sua conta e se poderá, então, dizer que ele é isto ou aquilo", como gostava de repetir o filósofo Gabriel Marcel.

Porém há um modo de distinguir os valores mais consoante à riqueza, à inventividade e à diversidade da vida : distinguindo-os a partir de dois tipos: valores morais e valores espirituais. Trata-se de uma reflexão forte, a nosso ver original e inovadora, proposta pelo filósofo Luc Ferry[12]. Reflete sobre o nascimento da filosofia em sua relação com a narração mítica, em busca de conceituar a vida boa ou a sabedoria – questões acima tratadas. Luc Ferry nos convida a reconhecer e fazer uma distinção fundamental, já presente no mito grego, entre valores morais e valores espirituais. Para Luc Ferry,

> é importante bem compreender esta distinção – *a mais crucial*,[13] talvez, de toda história da filosofia

---

[12] FERRY, Luc, 2012.
[13] Grifos nossos.

> – para captar como o discurso filosófico vai trazer algo de novo em relação às mitologias e em relação às religiões. A filosofia vai produzir essa coisa muito estranha que eu (Ferry) chamo uma 'espiritualidade leiga', isto é, no fundo, uma definição da vida boa, uma busca da vida boa, da sabedoria, mas que, contrariamente às religiões, não passa nem por Deus nem pela fé.[14]

Sabedoria que consiste em aceitar o fato de que somos mortais, ou seja, tendo, por definição da nossa vida o selo da finitude e se contentando com "a lucidez da simples razão".

Em resumo, de um lado, os valores morais dizem respeito ao outro, ao respeito do outro, aos cuidados com o outro. Em tempos atuais, diríamos, para não nos alongar muito, dizem respeito aos direitos humanos. Por sua vez, os valores espirituais dizem respeito às questões do amor, da morte, das diferentes formas de luto, da banalidade da vida vivida por muitos, da questão das idades da vida: infância, juventude, idade adulta e velhice. Para bem compreendermos a distinção entre valores morais e valores espirituais, Ferry propõe a seguinte fábula: imaginemos se tivéssemos uma varinha mágica e fizéssemos com que toda a humanidade passasse a respeitar todos os direitos dos seres humanos – homens e mulheres, brancos e negros, palestinos e judeus, mulçumanos e cristãos, heteros e gays – resultando daí que não haveria mais guerras, genocídios, torturas, assassinatos, estupros e desigualdades econômicas etc. Esta situação, moralmente inimaginável, não impediria que morrêssemos e envelhecêssemos. Por mais respeitoso que alguém fosse para com seu semelhante, não estaria salvo de receber a notícia da morte de seu filho. Não impediria igualmente que fossemos infelizes no amor e que, apesar de tudo, nossa vida, por vezes, nos pesasse enfadonha, triste e depressiva. E "todas essas questões, a questão do amor, a

---

[14] *Op. cit.,* p.12.

questão da morte, as questões das idades da vida, as questões do luto pela morte de um ser amado, a questão do enfaro e da banalidade da vida são questões plenas de valores, são, a rigor, valores espirituais".[15] Na falta de uma melhor definição, Luc Ferry chama-os de valores do espírito, no sentido em que Hegel falava da "vida do espírito". Estamos, pois, no coração da Ética, discurso sem substituto, irrecusável e o mais apropriado para falar da morte e do morrer.

Precisamos, agora, nos ocupar **com o conceito de "lei".** O conceito de lei, em particular, nos remete à ideia de limite. Aqui estamos sob o império da finitude, situados às antípodas de toda a onipotência, modo de ser obrigados a viver sob o modo da incompletude, onde há sempre falta, há sempre a presença de um furo. Situação onde nenhuma verdade é jamais toda, sinal de que todo saber é perspectivista. Falar de lei é, pois, falar de limites, cortes, barras, marcas e expressões de um **não** inscrito no ser e na existência de cada homem, marca indelével de nosso destino. Esta inscrição da lei é algo anterior aos Códigos e às Constituições, funciona como uma marca "natural" e estrutural da existência humana, presente no corpo, na linguagem, no tempo e no desejo de todos homens. No corpo, está assinalada por duas barras, uma colocada no espaço-tempo antes do meu nascimento e outra que será colocada na hora de minha morte. Uma indicando que **ainda não sou,** outra indicando um **já não sou mais**. Esta barra está inscrita, também, na linguagem humana. Não há língua humana sem a partícula "não". Há língua sem verbo, mas não sem a partícula "não". Presente igualmente em todo desejo, a marca do **não** aí se mostra em toda a sua eloquência. Desejar é sinônimo de falta, de incompletude. O desejo se manifesta nas suas formas corriqueiras mediante demandas de toda sorte – por coisas, objetos ou outras formas ordinárias de queixas, na realidade, substitutivas do desejo que permanece oculto e é assim expresso indiretamente. Tal como a criança, já preparada para dormir, alimentada,

---

[15] *Op. cit.*, p. 9.

trocada de roupa, posta carinhosamente na cama, vendo a mãe sair com o pai, ou simplesmente vendo-a deixar o quarto, começa então a fazer uma série de demandas: mamãe o bico caiu, quero água, quero meu brinquedo, meu olho está coçando... Tudo para impedir que a mãe, objeto de seu desejo, dela não se afaste. Sob o ângulo da demanda, posso até pensar que tenho o poder de anular essa barra do não, ou seja, tenho o poder de satisfazer meus desejos. Mas em sua forma plenamente humana, quando desejo o desejo do outro, essa incompletude, esse "não" me mostra o impossível de curar essa ferida, tamponar essa falha, essa falta. Seria interessante registrar que hoje biólogos de ponta, como François Jacob, Prêmio Nobel de Medicina, para falar da Lógica da Vida usam conceitos tais como "ruptura", "acasos", "jogos moleculares"[16]

Diante da morte ou do morrer, ou seja, diante do paciente terminal, essa lei toma forma de palavra viva escrita no corpo do próprio paciente. Aqui e agora, com rigor, pode-se dizer que a lei, esse não primordial de várias formas inscrito em todo homem, com absurda evidência, aqui se manifesta. A todos que o cercam, profissionais e/ou familiares, só lhes resta se reconhecer no paciente, reconhecer neles o mesmo decreto de finitude que trazem em si. Esta cena explode com todas as figuras e todas as formas em defesa do individualismo. Nesse momento, de modo superlativo, toda a redução do outro – o paciente terminal – à forma de um objeto é criminosa, fere o próprio fundamento da Ética. Em verdade, todas as leis, todos os regulamentos que tratam acerca da morte e do morrer no que têm de legal ou jurídico (*juris dictio* = direito de dizer) só o têm em decorrência dessa lei maior, aqui tomada no interior da cena diante da morte. Mais espaço e tempo tivéssemos para desenvolvermos esta questão, compreenderíamos melhor que toda Lei que diz respeito às relações entre os homens, fundamenta-se igualmente na mesma realidade e no modo de ser comum a todo homem – ser-

---

[16] JACOB, François, 1983.

com-o-outro. De maneira não explícita, é sempre sobre essa inspiração e fundamento que as lei em geral, em particular, os códigos e as regras médicas e biomédicas se constroem e se retificam ao longo dos tempos. Travessia lenta e, por vezes, difícil em memória e confirmação do mito primordial no qual Caim mata Abel. À interrogação do Criador: "onde está teu irmão?", Caim, fingindo não entender o sentido da pergunta, responde pragmática e negativamente "por acaso, Senhor, tenho algo a ver com o meu irmão; sou o guarda do meu irmão?". Essa negação, esse mito primordial, pré-nuncia e denuncia as futuras repetições desse ato, ou a resposta a diálogos semelhantes. Repetições e mesmas respostas ecoarão pela história da humanidade. Horrorizado pelo simples pressentir de ser responsável pelo outro, o homem encontra sempre formas de negar esta realidade. Desde as simples formas de rivalidades entre irmãos, passando pelas lutas tribais, pelas lutas entre os que não falam a mesma língua, por todas as formas de misoginia ou homofobia, a mesma resposta ecoa "por acaso tenho algo a ver com meu irmão"?! O problema do outro, de que tanto se ocupou a filosofia ocidental, é, de certa forma, um falso problema. Desde sempre, eu e o outro constituímos uma relação estrutural, indissolúvel. Quanto mais fazemos para destruí-la pelos assassinatos ou pelas guerras, pelas ações de extermínio, pelos genocídios, mais essa relação se escreve no pensamento, no coração e na história da humanidade. De tal forma que a civilização só nasce propriamente quando os primeiros contratos sociais passam a existir e vigorar.

A liberdade. A poeta Cecília Meireles escreve: "liberdade todo mundo diz e ninguém sabe o que é". (O poeta bem conhece o avesso o da liberdade pelas experiências mais ou menos tristes de aprisionamentos pelos quais passou!) Liberdade é esse ato pelo qual conquistamos nossa singularidade, pelo qual saímos da cadeia da mesmice, de uma mesma história, de uma mesma família, de um mesmo lugar, de um mesmo grupamento de pessoas e nos tornamos sujeitos de uma história, nos fazemos "um". Sendo um "nó de relações", fisiológicas, psicológicas, econômicas e políticas, só me faço "um" por meio desse **ato** que não posso deixar de praticar que se chama **exercício da liberdade**. Por meio desse, ato me torno sujeito e me engajo no mundo. Nessa linha de raciocínio, Tomás de Aquino (1225-1274), para falar de liberdade com precisão, dizia sempre *in actu exercitum* , ou seja, no exercício do ato. A liberdade não é uma declaração, é o exercício de um ato que se conquista, com frequência, dificilmente. Longe dos tempos medievais, Sartre (1905-1980), formado no neo-kantismo da Sorbonne, afirmava que

> não sou nada. Não tenho nada. Tão inseparável do mundo como a luz e não obstante exilado, como a luz, deslizando à superfície das pedras e da água, sem que nada jamais, me prenda ou me segure. Fora. Fora. Fora do mundo, fora do passado, fora de mim mesmo: a liberdade é o exílio e sou condenado a ser livre.[17]

Contrapondo a liberdade à realidade da morte, escreve "a liberdade que é *minha* liberdade, permanece total e infinita, não que a morte não a limite, mas por que a liberdade jamais encontra esse limite, e morte não é de forma alguma, um obstáculo para meus projetos: é somente um destino desses projetos em outra parte".[18]

Ao contrário, Merleau-Ponty, seu colega e contemporâneo, em reação ao mesmo neo-kantismo, escolhe praticar uma filosofia sob o primado da presença sensível e carnal do mundo, "concebia sempre a liberdade para além da antinomia, determinismo e liberdade, na medida em que meu engajamento no mundo é fruto de minha estrutura psicológica e histórica."[19] Concepções filosóficas que abrem nos tempos atuais espaço para perguntarmos "se ainda há liberdade", em particular, em face das "pretensões recentes das ciências do

---

[17] SARTRE, J. P. Le Sursis, in: SARTRE, J.P., 1945, p. 286, 287.
[18] ____. *L'Être et le néant.*, 1937. p. 661.
[19] CORREA, Evolution de la notion de corps `a la chair", extrato da tese de doutorado, revista *Kriterion*, n. 66 (1968/1973. Belo Horizonte, Brasil, p. 301

comportamento e do 'neuromarketing' em particular, que visam, por meio de conhecimentos cada vez mais íntimos de nossos determinismos biológicos e culturais, reduzir nosso comportamento a simples respostas automáticas a estímulos exteriores."[20]

Em um debate público entre um cientista, Henri Altan, (nascido em 1931, médico, biologista e biofísico), e Bertrand Vergely, (nascido em 1953, filósofo, professor de Teologia moral na Faculdade de Ciências Políticas de Paris), publicado sob o tema "Somos livres?", em 31 de maio 2012, Atlan inaugura a discussão perguntando "o que pensar de nosso livre arbítrio quando observamos de mais a mais um determinismo na natureza e se se admite um determinismo absoluto da natureza (....)"[21]. Essa ideia do determinismo na vida do homem não é nova. De diferentes maneiras, filósofos estoicos, Spinoza, Nietzsche, e igualmente mestres de sabedoria judeus, muçulmanos, budistas, sem nos esquecermos de Freud, defenderam a tese do determinismo em oposição à tese dos que defendiam o livre arbítrio, sem que suas posições diminuíssem, em nada, a grandeza do homem. Henri Atlan, como homem de ciência, na mesma trilha de grande parte dos cientistas contemporâneos, julga mesmo mais econômico aceitar a hipótese do determinismo absoluto. Todavia, "essa hipótese do determinismo absoluto da natureza não condena a liberdade humana, mas *muda sua natureza.*"[22] Resta ao homem uma liberdade diferente do livre arbítrio, ou seja "uma liberdade progressiva, que pode conferir o conhecimento de suas alienações e a distinção entre determinismos externos e internos.(...) "Esta liberdade consiste então em uma espécie de aceitamento, *tão feliz quanto possível*, àquilo que a natureza produz em nós, fora de nós e através de nós".[23] Essa liberação não se reduz a uma "resignação fatalista", uma vez que o conhecimento filosófico e científico nos

---

[20] ATLAN; VERGELY,2012, p. 9.
[21] Idem, p. 30
[22] Idem. Grifos nossos.
[23] Idem, p. 32. Grifos nossos; expressão tomada de Spinoza.

tornam capazes de pouco a pouco nos constituirmos em "sujeitos ativos". É isso que permite a Spinoza (1632-1677) falar de "livre necessidade" . E, na mesma linha de raciocínio, Spinoza inicia a primeira parte da Ética postulando: "É livre a coisa que existe pela única necessidade de sua natureza, e se determina por si só a agir". Neste contexto, poder-se-ia perguntar que seria da tão falada responsabilidade do homem? E pensar erroneamente que ela desapareceria se nossos comportamentos fossem inteiramente determinados. Ou, dito de outra forma, sem livre arbítrio não existe responsabilidade e, em consequência, a moral e a ética seriam impossíveis. Entretanto, a responsabilidade não está ligada ao livre arbítrio; "somos responsáveis também, se bem que não necessariamente culpados, por aquilo que não havemos escolhido (e mesmo, a limite, daquilo que somos)."

A questão da responsabilidade assim definida interessa de perto à justiça psiquiátrica, civil e administrativa. Somos responsáveis por nossa participação na vida política e, sobretudo em face do dever de respeitar os direitos humanos. A exposição de Henri Atlan é muito mais complexa e muito instigante, convidando cientistas, diversos profissionais e filósofos a fazer uma reflexão crítica sobre a relação liberdade e responsabilidade. Por sua vez, Bertrand Vergely deseja salvar a liberdade, fazendo intervir uma terceira posição, a posição por ele denominada de a "construção da liberdade". Sua argumentação remete a liberdade a outro lugar, longe do par determinismo- -escolha, preferindo considerar "o homem livre face à natureza e obedecendo ao ser, a liberdade obediente me parece mais benéfica que a escravidão tirânica," [24]. Refutando Sartre, que "pensa que se Deus existe, não é possível ser livre, penso o contrário com São Paulo, somos livre porque Deus existe. E Deus existe porque somos livres."[25] "Sartre está, pois, errado", conclui Vergely. Deus não nos impede de ser livres. Ele nos permite de ser e de nos tornar livres pela exis-

---

[24] Idem, p. 95, 96.
[25] Idem, p. 118.

tência do potencial que vive em nós e que vem d'Ele".[26] E quando, finalmente, a discussão se estabelece entre eles, Henri Atlan começa afirmando que "podemos (ele e Vergely) nos reencontrar, ao menos parcialmente, a propósito da dialética entre o homem exterior e o homem interior"(..) (pois) " se a origem externa da lei é interiorizada, ela torna-se nossa serva no momento em que nós nos submetemos e somos colocados a seu serviço".[27] Por sua vez, Vergely segue defendendo declaradamente um dualismo, ao afirmar que há dois planos na existência: "o que as coisas são" e "o fato espantoso que elas existam". A ciência estuda a natureza como um objeto. "Não se vê mais um homem quando ele é visto como um objeto. O homem é visto quando nos maravilhamos que ele exista".[28] Atlan contrapõe-se a esse dualismo, sustentando que aquilo para o qual a ciência tende atualmente, e que ele, de sua parte, reivindica é "um monismo mais difícil, do corpo e do espírito juntos, como uma única e mesma coisa. Mesma coisa que percebemos por dois modos diferentes, um por nossos sentidos outro por nossas ideias, mas que nem por isso deixam de ser uma união indissociável."[29] Um monismo nem materialista nem espiritualista, tal como propõe Spinoza. E conclui Atlan "essa posição defendida teoricamente por Spinoza, há três séculos, é hoje confirmada por certos dados da neurofisiologia dos estados conscientes."[30] Concorda com Vergely que se pode pensar que existam domínios *a priori* que não são inteligíveis e dos quais se pode dizer que são da ordem do mistério, tal como pensavam Descartes e Leibniz, de tal modo que somente Deus nos poderia garantir da sua verdade uma vez que só através d'Ele podemos ter acesso a essas verdades. Todavia, a controvérsia se aprofunda entre os dois debatedores, levando Atlan a afirmar: "eu prefiro colocar-me no campo de

---

[26] Idem.
[27] Idem, p. 100.
[28] Idem, p. 108.
[29] Idem, p. 102.
[30] Idem, p. 103.

Spinoza que defendia o contrário, ou seja, que a totalidade infinita da natureza é inteligível.(Todavia), afirmar *a priori* que tudo é inteligível não é uma arrogância, nem científica, nem individualista". (...) (Significa apenas) que não (se) exclu(i) *a priori* nenhum domínio da esfera da inteligibilidade."[31]

Não há tempo e lugar para continuar seguir a rica e instigante discussão entre os dois. O importante é tomar conhecimento, mesmo que sumariamente, do estado da questão da liberdade no pensamento contemporâneo e a irrecusável necessidade de se levar em conta o posicionamento da ciência de nossos dias. Tanto assim que Vergely termina sua argumentação fazendo o elogio de todos aqueles, cristãos, judeus e mulçumanos que se reúnem para estudar o problema da liberdade. Segundo ele, "só se sai do nihilismo estudando o problema da liberdade, e esse estudo é a mais bela maneira de honrar a própria liberdade".[32] E, no que concerne ao nosso trabalho, esta é a mais eficaz maneira de construir uma Ética para o tempo presente e, em particular, de buscar construir uma Ética diante do problema da morte de do morrer,

Retomando a colocação do problema da construção da própria Ética, é bom relembrar que o discurso e o ato ético como vimos, ambos, movem-se nesse triângulo complexo, cujos vértices são a busca do bem, ou, segundo outros, a afirmação dos valores, o respeito à lei e o exercício da liberdade. Na falta de um desses elementos, não se pode dizer que haja propriamente discurso e ato ético. Todavia, tais exercícios são sempre incompletos, sempre sujeitos a retificações. Isso mostra que a resolução definitiva dessa equação – desejar fazer o bem ou respeitar os valores, em regime de liberdade e em respeito à lei – é sempre impossível. E nesse sentido se deve afirmar que a ética é uma tarefa histórica e inconclusa, sempre em busca de retificar seus caminhos.

---

[31] Idem, p. 104,105.
[32] Idem, p. 130

O filósofo Aristóteles (384-32 a. C) deu a essa tarefa o nome de Ética, palavra derivada do termo *Ethos* que todo o povo grego conhecia e usava, com duas diferentes significações segundo o modo de sua grafia e segundo sua sonoridade (mais forte ou mais fraca) de cada um dos vocábulos. No sentido forte, a "ética" queria dizer "solo firme", "morada", "raiz". No sentido fraco, significava "comportamento", "caráter", "costume". Entretanto, os romanos preferiram ficar com o segundo sentido do termo. Assim, em vez de conservar o termo ética, cunharam o termo **moral**, que deriva de *mor, moris*, costume, em latim. Razões não lhes faltavam, sendo um povo conquistador, preocupado em dominar e fazer cumprir suas leis, impor o **dever** de que seus costumes fossem respeitados, sobretudo entre os povos conquistados que, vivendo fora de suas fronteiras, eram chamados de "bárbaros". A partir dessa substituição de nomeação, traduzindo ética por moral, está consagrada a distinção que se estabelecerá entre "**moralidade**" e "**eticidade**". Na moralidade, a lei vem do outro, nela instala-se o reino da **heteronomia**, do dever ditado pelo outro. Na **eticidade,** prevalece a regra da **autonomia**, a lei procede do próprio sujeito da ação, que busca definir e construir o "solo firme", "a morada" e "a raiz" de seus atos. O verbo que comanda o ato moral é o **dever**, o verbo que comanda o ato ético é o **desejar**. Os códigos profissionais ou deontólogicos, mal chamados códigos de ética, são compostos de uma longa lista de artigos ou sentenças que começam sempre por "é dever do profissional 'x'.... , acrescidos de alguns poucos artigos reservados aos seus direitos. Todavia, na ordem do dever, haverá sempre um modo de burlar as leis e/os regulamentos, mesmo que seja por "debaixo dos panos". Mas se inscrevo a lei em meu desejo, o dever aí se sustenta, pois, faço meu acato e sustento o "não", o "limite" expresso na lei.

A Ética se comporta, pois, em relação à Moral como uma tarefa antecipativa, visa realizar um bem, ou respeitar um valor, isto é, um ideal desejado. Por sua vez, a Moral é sempre uma tarefa retroativa, visa manter regras e valores já estabelecidos. Assim, os

Códigos de Ética profissionais são, na verdade, códigos morais, ou melhor, deontológicos – expressam uma tábua de direitos e deveres anteriormente estabelecidos. Aí, como vimos, prevalece a heteronomia, isto é, a lei vem de uma instância exterior ao sujeito da ação. Sem dúvida, o sujeito da ação, por reflexão e decisão próprias, pode desejar fazer seu o código profissional de sua profissão, transformando-o em sua Ética, caminho ou norma de sua *práxis* pessoal. E, dessa forma, age em respeito e em consonância com a ordem dos costumes vigentes. Todavia, não se pode esquecer, que o discurso e o ato ético, como toda ética, são mutáveis, estão sujeitos à ordem histórica. Mudando a sociedade seja pela mudança dos costumes, seja pelo progresso da ciência e pelo avanço e mudança do conhecimento, revelando outras causas responsáveis pelo comportamento do homem, seu código deontológico deve ser revisto e, se preciso, mudar. E se entre a Moral e a Ética não é sempre necessário haver conflito, todavia, quando valores maiores estão em jogo, quando o conhecimento avança e coloca novos e até então inimagináveis problemas, quando estamos em face de "estranhos morais", ou seja, situação e sujeitos que não obedecem aos mesmos princípios ou valores que dirigem a ação, é necessário privilegiar e retomar a tarefa de construção da ética. Mais que isso, quando estamos bombardeados pela mídia por um verdadeiro neuromarketing, fazendo a apologia, às vezes enganosa, das descobertas científicas provindas da neurociência e revelando determinismos fruto da química de nosso metabolismo, que comandam mecanicamente nossos corpos e nosso comportamentos, impõe-se construir uma Ética que leve em conta as exigências dos novos tempos. Assim procedendo, estamos reafirmando que a Ética é uma tarefa histórica que busca responder aos problemas de seu tempo. É também uma tarefa societária e não um decreto do indivíduo. Procede de uma comunidade de sujeitos de cujo trabalho e negociação é fruto. Em razão disso, é uma tarefa societária e pessoal, solidária, sempre inconclusa, em aberto, sujeita a retificações dos caminhos, lembrando sempre que "na Casa de meu

Pai há muitas moradas". Todavia o ato ético, em momentos difíceis e decisivos da vida humana, assume a dimensão de um ato solitário, em que o sujeito elege seu caminho, faz dele sua *morada*, aí *enraíza* sua conduta e define sua *práxis*, ou seja, faz valer sua autonomia, assumindo as responsabilidades por essa decisão, por esse ato.

Uma ética diante da morte e do morrer

Antes de entrar no vivo da questão da Ética diante da morte e do morrer, é preciso considerar duas situações e atitudes diferenciadas, sempre imbricadas uma na outra: a conduta científico-profissional em face da situação do paciente, diante da morte anunciada e a conduta de como proceder e levar o doente a viver com dignidade e da melhor forma possível a vida que lhe resta ainda a viver. Normalmente, o profissional da clínica do paciente gravemente enfermo é altamente competente em face da primeira situação e nem sempre quanto à segunda. Nos dias atuais, assistimos à implantação e desenvolvimento nos hospitais de equipes inter e pluridisciplinares que se encarregam de acompanhar o paciente moribundo e "conduzir ao cessar em paz do funcionamento do corpo". São largamente conhecidos os trabalhos de Elizabeth Kübler-Ross[33] e suas clássicas descrições do processo e estágios pelos quais, em geral, passam os pacientes moribundos: negação e isolamento, raiva, barganha, depressão e aceitação. Para Kübler-Ross, em todos esses momentos, os profissionais que trabalham junto aos pacientes terminais precisam ser encorajados a deles não se afastarem como "doentes condenados" a morrer. Ao contrário, o importante é deles se aproximar ainda mais, para melhor ajudá-los nesses últimos momentos. Daí a importância crucial de distinguir valores morais e valores espirituais, acima referidos, no exercício dessa difícil e irrecusável tarefa. Os valores morais estão definidos nas leis e nos códigos. Os valores espirituais nos remetem à nossa comum condição de seres mortais,

---

[33] KÜBLER-ROSS, 1998.

nos conduzem a aceitar nossa semelhança, nossas irmandades com o paciente terminal. Alimentam a inteligência, convocam a imaginação, funcionam como a raiz que nos sustenta de pé e, o que é mais importante, dão sentido aos movimentos do nosso corpo, transformando um gesto aparentemente mecânico em palavra viva dirigida ao paciente gravemente enfermo.

Diferentes modos de agir em face do prenúncio da morte. A prática e a defesa do máximo de esforço terapêutico

A prática do máximo de esforço terapêutico se configura toda vez que, confirmada a irreversibilidade do processo de morte eminente, o corpo clínico passa a efetuar tentativas de reanimação do paciente, lançando mão de meios extraordinários para, de maneira artificial, prolongar a vida, em alguns casos, às custas de grande sofrimento para o paciente. Ocorre que, havendo uma total abolição da vida relacional, perda da consciência, perda da motricidade, sensibilidade e reflexos, todo esforço para apenas prolongar a vida, sem em nada melhorar a qualidade de vida, termina por assumir um caráter agressivo daí o nome de "furor terapêutico" dado igualmente a essa prática. Nome totalmente impróprio já que não havendo nada mais a fazer para melhorar o estado do paciente, esse esforço nada mais tem de terapêutico. Em defesa dessa prática, os partidários do "furor terapêutico" produzem uma confusão perniciosa entre duração e qualidade de vida, conferindo à sobrevida biológica um valor superior à qualidade de vida humana.

Em outra linha de raciocínio, os defensores da prática e defesa do máximo de esforço terapêutico lançam mão do princípio ou conceito que declara a sacralidade da vida, obrigando o médico a tudo fazer para manter a vida do paciente. Para estes, cessar de assim agir seria um ato ilegal e contrário à sua consciência formada sempre para curar e jamais capitular diante da morte.

Todavia, sem negar o caráter de sacralidade da vida, é preciso se perguntar por que a vida, sobretudo a vida humana, é sagrada e perguntar ainda se esse caráter de sacralidade se reveste de um caráter absoluto. Em grande parte, os defensores da sacralidade da vida se fundamentam na economia da revelação cristã. Sob esse prisma, argumentam que as criaturas não são propriamente donas de suas vidas. A vida pertence ao Criador. Atentar-se contra a vida se reveste, pois, de um caráter de profanação e violência desmedida. Todavia, a revelação cristã acrescenta que Deus conferiu ao homem a responsabilidade do sentido e do destino de sua vida. É disso que Ele lhe pedirá contas. Acresce ainda que, em um mundo laico e plural, cada vez menos as pessoas pensam e agem segundo essa crença. Numa visão antropológica, em muitas culturas – maias, incas e outras – o caráter de sacralidade da vida é reservado a poucos, a entidades e a sacerdotes; quanto aos demais, sua vida nada tem de sagrado, sendo oferecida às divindades cultos e ritos sacrificais. Numa visão fenomenológica, no Ocidente, por exemplo, a sacralidade da vida se manifesta sempre em relação a uma transcendência, ou seja, em relação com um Outro. Isso não impede, muito ao contrário, que muitos homens deem sua vida pelos laços estabelecidos com esse Outro, ou mesmo pelos ideais que defendem O saber popular nos ensina "só morrem as idéias pelas quais não se morre". Não se pode esquecer quantas vidas são, cotidianamente, sacrificadas, entre nós, em nome de interesses vis ou em situações as mais violentas e por motivos mesquinhos. Todo problema está quando se pretende fazer dessa relativa sacralidade um valor absoluto. Havey Cox, doutor em teologia pela Universidade de Harvard, em um notável texto *A festa dos foliões*[34], analisa um evento medieval, anterior ao nascimento do Carnaval, quando, sob o lema "absoluto só Deus", todos os comportamentos e valores da comunidade durante certos dias se anulam e se relativizavam, e as pessoas participam da festa trocando os papéis exercidos na vida cotidiana: dos grandes senhores – reis e bispos, passando pelas mulheres, até o menor servidor . Sem dúvida, nessa transgressão, ocorrem violências e passagem ao

---

[34]COX, H., 1975.

ato. Mas os casos não eram maiores que antes. Todavia, voltando à vida normal, depois da festa, o efeito principal e desejado – afirmar que "Absoluto só Deus" – garantia o banimento da sociedade de qualquer forma de poder absoluto. Resultava igualmente daí que os grandes conflitos perdiam sua força, os assassinatos, as violações dos direitos civis e pessoais tornavam-se raros, e o homem, então, se tornava mais capacitado a reconhecer no outro um seu semelhante. A Festa dos Foliões precisou ser banida, insuportável que era para os poderosos. Nos dias atuais, a festa do Carnaval guarda apenas uma pálida lembrança da "Festa dos Foliões". A vida humana mesmo se considerada sagrada, não tem, pois, um valor absoluto.

O "furor terapêutico" também poderia ser criticado, utilizando-se argumentos provenientes de uma moral utilitarista ou consequencialista. De que vale viver em sofrimentos desmesurados e em uma situação degradante, que nos retira dignidade e autonomia de ser sujeito de nossa vida? Qual a utilidade para o paciente de se lançar mão de procedimentos, às vezes até muito dolorosos, tais como transfusão de sangue, perfurações hidratantes, sondas nasogástricas e tantos outros? Poder-se-ia imaginar também que esse máximo de esforço terapêutico funcionasse como um consolo imaginário para mascarar o sentimento de impotência da equipe e/ou aclamar a angústia dos presentes diante da cena da morte anunciada?

Diante da eutanásia

Com mais propriedade, o termo eutanásia se refere ao ato de provocar, deliberadamente, por compaixão ou por angústia, a morte de uma pessoa para evitar mais e atrozes sofrimentos. Ou, simplesmente, o ato de apressar, sem dor ou sofrimento, a morte de um doente incurável. Assim procedendo, estamos diante da **eutanásia ativa**, procedimento que interrompe, faz cessar uma vida que poderia ainda ter seu curso prolongado. Em contrapartida, quando apenas se lança mão da suspensão dos meios extraordinários que poderiam prolongar a vida, deixando a morte chegar a seu termo, estamos diante da chamada **eutanásia passiva**, procedimento a rigor que nem mesmo deveria chamar-se de eutanásia. A complexidade desse ato leva os estudiosos a recorrer a uma série de deslizamentos conceituais falando de ortotanase, autotanase, mistanásia e mustanásia.

Nos tempos atuais, a divulgação e o conhecimento de demandas para abreviação da vida veem se intensificando, fazendo com que o problema da eutanásia saia do meio dos profissionais de saúde e se instale no âmbito da própria sociedade civil. Resulta daí a frequente presença do tema na mídia não-especializada, a tal ponto que a Academia de Cinema de Hollywood, famosa por seu glamour mundano, concedeu sua maior premiação, o Oscar de 2005, a dois filmes que tratam da eutanásia. O filme de Clint Eastwood e Hillary Swank, *Menina de Ouro* e o filme espanhol *Mar Adentro*. Este transfere para as telas a história real do cidadão Ramón Sampedro, tetraplégico que, durante longos anos, lutou na justiça pelo direito de morrer. Nos dois casos, o tema central é o problema da eutanásia, sob a forma de demanda de suicídio assistido. Noutro viés midiático, o mundo assistiu à ruidosa e deprimente cobertura da imprensa americana, em torno do caso Terry Schindler Schiavo. Paciente de 41 anos, há 15 em estado de coma vegetativo persistente, cujo marido vai à justiça para conseguir o direito de desligar as sondas de hidratação e alimentação que a mantinham viva. Sondas que, afinal, são desligadas após vários pronunciamentos conflitantes da Justiça Americana tanto no que se refere a sua fundamentação legal, quanto no que se refere aos pareceres médicos acerca do real estágio do coma, ou seja, a extensão das lesões das funções cerebrais relacionadas com a consciência. Em passado recente nos Estados Unidos, poder-se-ia invocar vários outros casos que também se tornaram célebres: caso Nancy Mac Cruzan, caso Baby Doe, caso Claire Conroy e tantos outros. Fora do âmbito médico-jurídico, mais significativa ainda é a demanda por uma "eutanásia humanitária" assinada, em 1974, por três prêmios Nobel: o médico e biólogo francês, François

Jacob, o químico americano, L. Pauling e o físico inglês, G. Thompson.[35]

A gravidade da questão é tal que, na verdade, até hoje, nenhum país, de fato, legalizou a pratica da eutanásia. O mandamento "não matarás" é pedra angular da civilização e, para muitos, é lei divina revelada de absoluta observância. Na Holanda, a eutanásia permanece proibida, ainda que, a partir de 1994, a lei tenha absolvido o médico do ato de administrar uma "morte doce" a seu paciente, sob certas circunstâncias e em certas condições, tudo registrado em questionário próprio preenchido pelo profissional médico e submetido a uma equipe composta por um médico, um jurista e um especialista na matéria de ética. Em diversos países da Europa e nos tribunais dos Estados Unidos, a tendência jurídica atual é bastante variável. Tratando do problema da eutanásia, um mesmo tribunal chega a proferir sentenças opostas. No Brasil, a Resolução CFM nº 1.805/2006 prescreve que "na fase terminal de enfermidades graves e incuráveis é permitido ao médico limitar ou suspender procedimentos e tratamentos que prolonguem a vida do doente, garantindo-lhe os cuidados necessários para aliviar os sintomas que levam ao sofrimento, na perspectiva de uma assistência integral respeitada a vontade do paciente ou de seu representante legal."[36]

Os princípios e valores invocados pelos defensores da eutanásia se apoiam primeiro no direito de exercício da liberdade dos indivíduos em confronto com ausência de "qualidade de vida" e o desejo de não continuar a viver em situações extremas. Direito reafirmado pelo filósofo alemão Hans Jonas (1966) justificando o "direito de morrer" por tratar-se de decisão de um sujeito sobre si mesmo. Reclamo semelhante de liberdade comparece na boca de muitos indivíduos em momentos de graves decisões na forma de expressões tais como: "eu sou o juiz da qualidade de minha vida" ou "viver não é existir sob qualquer preço." O que está em jogo é o chamado

---

[35] Texto publicado pelo *Le Monde*, Paris, julho de 1974.
[36] Publicada no *Diário Oficial da União* em 28 nov. 2006, Seção I, p. 169.

"princípio da autonomia" que dá ao paciente o direito de decidir se sua existência vale a pena ainda ser vivida. Caso contrário, terá o direito de escolher morrer. Acolher esse princípio significa, por via da compaixão, ir ao encontro do desejo do paciente; assim fazendo, estamos diante de um comportamento ou uma regra que põe de lado a autoridade médica e, ao mesmo tempo, promove o direito de escolha do paciente. Está estabelecida assim a prevalência do direito à "qualidade de vida" em oposição ao simples dever de "duração da vida". Sob qualquer ponto da argumentação, o fundamento do juízo se apoia no direito à liberdade jurídica individual própria de todo sujeito.

A análise da questão da eutanásia não estaria completa se não considerássemos a necessidade de se estabelecerem critérios em face da demanda de morte feita pelo paciente consciente. Para tanto, um protocolo de controle deve ser bem discutido, criticado e seguramente avaliado. Um quesito que nele não pode faltar diz respeito à constatação de que os sofrimentos do pacientes são duráveis, insuportáveis e irreversíveis. Situação em que ajudar a morrer fatalmente, repetimos, significará ajudar a viver bem a última fase da vida. Para tanto, é necessário compreender corretamente o que realmente o moribundo está dizendo quando pede a morte. Diante de uma morte certa sob dores terríveis, semelhante demanda pode traduzir apenas um pedido ao médico para aliviar tanto sofrimento e não para abreviar a vida. Só após esse discernimento, é possível aceitar "o apelo à eutanásia em seu significado positivo e originário, bem como as críticas que se fazem à eutanásia em seu sentido negativo".[37]

Quanto aos **"cuidados paliativos"**, trata-se, na realidade, de um novo modo de os profissionais de saúde de se comportarem em confronto com um doente sofrendo de um mal incurável, não havendo mais meios de impedir esta morte. A regra dita de ouro da

---

[37] FERNANDES, Algumas questões a propósito da eutanásia, 2000, p. 45-109.

medicina – curar sempre – é agora posta em questão, e os objetivos e as práticas clínicas devem ser transformados. "Não há mais razão de se bater para curar, não há mais recursos, todavia, contrariamente, o doente do qual médico é responsável sofre de sintomas cada vez mais pesados e vive uma situação psicológica bastante particular. E para ajudá-lo nesta difícil situação, o doente conta com seu médico".[38] Ao contrário das posições anteriores que tinham de escolher entre uma vida reduzida e sem interesse e uma morte decretada e justificada, a medicina e a clínica do paciente gravemente enfermo assumem agora outro comportamento: o dos "cuidados paliativos". Um acompanhamento mais humano nesse transe final pelo qual todos os homens estão destinados a passar. Não tendo mais justificativas para prolongar a vida desse paciente, os profissionais de saúde escolhem proporcionar, no tempo que ainda resta, mais conforto e bem-estar ao paciente. Não pretendem apressar sua morte, mas proporcionar-lhe uma melhor qualidade de vida possível, comportando-se sempre como é devido quando se está diante de outro homem vivo. Para tanto, utilizar-se-á de meios simples, tais como hidratando sua boca, agindo contra o embaraço respiratório e aliviando as dores físicas e psíquicas. Não lhe deixando faltar uma constante presente humana. É "o tempo das carícias" em que o toque humano tem função soberana.

Todavia, essa nova disposição ética em face do paciente terminal, não anula, não faz desaparecer dificuldades pesadas e inumeráveis para toda a equipe de profissionais e, em particular, para o médico. Esses profissionais estão frequentemente sujeitos ao estresse, à fadiga continuada, sujeitos a serem dominados por fortes emoções. Contudo, esquivar-se de qualquer dessas pesadas situações faz igualmente tanto mal para o paciente, quanto para a equipe clínica. Nada, pois, de silêncios forçados, fugas e ausências, nada que configure para o paciente uma condenação fatal, um decreto inexorável.

---

[38] ABIVEN, *op.cit.*, p. 87-88.

É preciso reencontrar artifícios, inventar comportamentos para que o "grande doente possa suportar sua provação e guardar ou reencontrar um desejo de viver ainda"[39]. Para tanto, haverá que se inventar, igualmente, uma nova configuração espacial e afetiva para que os hospitais possam conter beleza e despertar presença e sentido de vida. Únicos remédios que não podem faltar nessas situações em que a vulnerabilidade e a perda de autonomia apresentam, de forma tão nua, o decreto de finitude inscrito em toda vida humana. Para que tal situação seja ao menos suportável, só a presença humana e a da beleza conseguirão restaurar o sentido de vida que ainda resta nessa hora, promovendo o laço que une a vida e a morte. Urge inventar e pôr em prática algo que substitua o ambiente hospitalar normalmente frio, ascético, exclusivamente profissional, onde um neto, um amigo não possam normalmente entrar. Haverá sempre algo a fazer para o bem de todos para restaurar a saudável humanidade da vida que pode ter sido expulsa desse espaço, em nome de exigências técnicas e científicas.

Ementa para o texto

Estas reflexões, em suas limitações, em busca de se construir uma ética em face da morte e do morrer, visam contribuir igualmente para se criar, para além da clínica do paciente gravemente enfermo, uma cultura em face da realidade da morte, ressignificando o laço que, durante toda a existência o homem estabelece entre vida e morte. Ressignificação que resultará em conceber a morte como iluminação da própria vida. Semelhante trabalho, semelhante cultura só podem vicejar e dar frutos no respeito aos valores espirituais, longe dos formalismos obstinados ou da pureza ao apego da lei abstrata. Na admiração e na distância das vozes de Antígona, prosseguir sabendo que a sabedoria prática faz seu caminho por meio de "verdades aproximadas", evitando tanto um idealismo va-

---

[39] LA MARNE, 2005, p. 82.

zio, quanto um empirismo cego. É necessário, pois, munir-se de um pensamento antidogmático, suportar mergulhar-se nas águas da incerteza, certo de que o "bem" ou os valores humanos buscados, além de estarem sempre em construção, permanecem no horizonte de toda a vida do homem. E, finalmente, não deixando que a inscrição da morte em nossa vida e a cena da morte do outro roubem nossa alegria e nosso orgulho de viver, sobretudo, quando presentes e compartilhando desse humano, demasiadamente humano, último tempo das carícias.

REFERÊNCIAS BIBLIOGRÁFICAS

ABIVEN, Maurice. *Une étique pour la mort*. Paris: Desclée de Brouwer, 1995.

AGAMBEN, Giorgio. *A linguagem e a morte*. Trad. Henrique Burico. Belo Horizonte: Editora UFMG, 2006.

ATLAN, Henri; VERGELY, Bertrand. *Sommes-nous libres*? Paris: Salvador, 2012.

CORRÊA José de Anchieta. *Morte*. Globo: São Paulo, 2008.

____. A morte: enigma ou iluminação. *Cadernos de Bioética*, Belo Horizonte, vol. 4, n. 4, p. 38-44.

____. O presente da velhice. In: PETROIANU, Andy. *Clínica e cirurgia geriátrica*. Rio de Janeiro: Guanabara Koogan, 1999. cap. 1.

COX, H. *A festa dos foliões*. Petrópolis: Vozes, 1975.

DAGOGNET, François; NATHAN, Tobie. *La mort vue autrement*. Paris: Le Plessis-Robison, 1999.

DURANT, Guy. La bioétique. Paris: Cerf, 1989. p. 27.

ENGELHARDT, Jr. *The Foundations of Bioethics*. Oxford: Oxford University Press, 1996.

ÉTHIQUES D"AUJOURD'HUI. Direção de Monique Canto-Sperber. Paris: Puf, 2004.

FACE AUX FINS DE VIE ET À LA MORT. Direção de Emmanuel Hirsch. Paris: Vuibert, 2004.

FERNANDES, José de Souza. Algumas questões a propósito da eutanásia. *Cadernos de Bioética*, Belo Horizonte, vol. 4, 2000, n 4, p 45-107.

FERRY, Luc. *De Homère à Platon*. La naissance de la ´philosophie. Paris: Flamarion, 2012.

____. *La révolution de l'amour* – pour une spiritualité laïque. Paris: Flamarion, 2011.

FLEURY DE OLIVEIRA, Marcos. *Reflexões sobre a morte no Brasil*. São Paulo: Paulus, 2005.

GIANFRANCESCHI, Fausto. *Svelare la morte*. Milano: Rusconi Libri, 1980.

HOTTOIS, Gilbert. *Nouvelle encyclopédie de bioétique*. Bruxelles: De Boeck & Larcier, 2001.

JACOB, François. *A lógica da vida.* Trad. Ângela Loureiro de Souza. Rio de Janeiro: Graal, 1983.

KUBLER-ROSS, Elizabeth. *Sobre a morte e o morrer*. Trad. Paulo Menezes. São Paulo: Martins Fontes, 1988.

L' ÉTIQUE DE LA SOUFRANCE. Coleção dirigida por David Khayat. Lormont: Éditions Le Bord de l'Eau, 2002.

LA MARNE, Paula. *Vers une mort solidaire*. Paris: PUF, 2005.

LÉVINAS, Emmanuel. Étique et infini. Paris: Fayard, 1982

MERLEAU-PONTY. Signes. Trad. Fernando Gil. Paris: Gallimard, 1960; Lisboa: Minotauro, Lisboa, 1962.

SARTRE, J.P. Le Sursis, in: SARTRE. *Les chemins de la liberté*. Paris: Gallimard, 1945. p. 286, 287.

____. *L'Être et le néant*. Paris: Gallimard, 1937. p. 661

SINGER, Peter. *Vida ética*. Trad. Alice Xavier. Rio de Janeiro: Ediouro, 2002.

SPINOZA. *Oeuvres* 3, Étique. Paris: Flamarion, 1965.

STEDEFORD, Averil. *Encarando a morte* – uma abordagem ao relacionamento com o paciente terminal. Trad. Silva Ribeiro. Porto Alegre: Artes Médicas, 1986.

DIRETIVAS ANTECIPADAS DE VONTADE

Sandro Rodrigues Chaves

INTRODUÇÃO

A Diretiva Antecipada de Vontade é um instrumento que permite ao paciente registrar, no presente, a sua manifestação em relação a procedimentos médicos no futuro, quando estiver inconsciente ou incapaz de opinar. Normalmente, a incapacidade de opinar é mais presente no fim da vida, atingindo 95% das pessoas nessa fase[1], em que fica mais pungente a discussão de limites terapêuticos e adequação de condutas.

Nos países onde existem, as Diretivas Antecipadas de Vontade têm respaldo legal e devem ser observadas pelos profissionais de saúde; o documento é elaborado enquanto o paciente ainda está consciente. O interessado pode indicar uma pessoa de sua confiança para manifestar decisões sobre os rumos do tratamento a que será submetido a partir do momento em que não tiver condições de fazer escolhas.

No Brasil e no mundo, o instrumento tem boa aceitação pelos profissionais de saúde.

A Diretiva Antecipada foi normatizada para a categoria médica por meio da Resolução CFM nº 1.995/2012, de 31 de agosto de 2012, que coloca a questão em dois artigos e cinco parágrafos. E está em regulamentação legal no Projeto de Lei n. 524/2009, no Senado Federal.

---

[1] D'AMICO *et al.*, 2009

A questão traz componentes éticos, além dos jurídicos, mas também um componente operacional: como torná-la realidade quando um paciente desejar manifestar sua vontade, e como agir quando houver uma Diretiva Antecipada estabelecida.

DEFINIÇÃO

Diretivas Antecipadas de Vontade são o "conjunto de desejos, prévia e expressamente manifestados pelo paciente, sobre cuidados e tratamentos que quer, ou não, receber no momento em que estiver incapacitado de expressar, livre e autonomamente, sua vontade". Essa é a definição corrente, da própria Resolução CFM n° 1.995/2012, Art. 1°.

As Diretivas Antecipadas, nos Estados Unidos, tomaram três formas[2]:

a. *Living Will* ("testamento vital", na tradução literal para o português): documento no qual o paciente dispõe, em vida, os tratamentos ou a recusa destes quando estiver em estado de inconsciência;

b. *Durable power of attorney for health care* ("procuração de saúde", tradução livre), documento no qual, por meio de um mandato, estabelece-se um representante para decidir e tomar providências em relação ao paciente;

c. *Advanced core medical directive* (diretiva médica avançada), que consiste em um documento mais completo, direcionado ao paciente terminal, que reúne as disposições do "testamento vital" e da "procuração de saúde", ou seja, é a união dos outros dois documentos.

---

[2] BOMTEMPO, 2012.

No Brasil, a definição tanto da Resolução CFM nº 1.995/2012 quanto do projeto de Lei do Senado adotam a terceira forma, na denominação de Diretiva Antecipada de Vontade.

A Diretiva Antecipada de Vontade é também conhecida como manifestação explícita da própria vontade, testamento vital, biotestamento, testamento biológico, diretivas avançadas, vontades antecipadas, entre outras denominações[3].

A denominação Diretiva Antecipada de Vontade caracteriza adequadamente seu propósito:

a. Diretiva, por ser um indicador, uma instrução, uma orientação, e não uma obrigação;

b. Antecipada, pois é dita de antemão, fora do conjunto das circunstâncias do momento da decisão;

c. Vontade, ao caracterizar uma manifestação de desejos do paciente, com base na capacidade adequada de tomar decisão no seu melhor interesse.

Cabe comentar a denominação "testamento vital", tradução literal do termo Living Will, que surgiu em 1967, nos EUA. Seu uso é inadequado no Brasil, devido ao sentido de "testamento" em nosso país. Testamento refere-se a um ato unilateral de vontade, com eficácia após a morte[4]. E a Diretiva Antecipada de Vontade deve ter eficácia em vida.

BREVE HISTÓRICO NO BRASIL E NO MUNDO

A partir dos anos 1970, os valores dos pacientes passaram a ser vistos como elementos éticos a serem considerados para chegar-se a uma decisão clínica correta. Um dos marcos de tal mudança foi a

---

[3] GOLDIM, 2012.
[4] GOLDIM, 2012.

popularização do consentimento informado (ou livre e esclarecido), obtido antes de atos clínicos e operações.

Nos Estados Unidos, a Diretiva Antecipada tem valor legal, tendo surgido com o *Natural Death Act*, em 1970, no Estado da Califórnia. Posteriormente, o Congresso dos Estados Unidos aprovou lei que entrou em vigor a partir de 1º de dezembro de 1991, chamada de PSDA – *The Patient Self-Determination Act* ou Lei de Autodeterminação do Paciente.

A possibilidade de registro e obediência às diretivas antecipadas de vontade já existe em outros países, como Espanha e Holanda. Nos países em que vigora, podem ser incluídas no documento especificações de aceitação ou recusa de assistência médica em determinadas situações-limite; que tipo de tratamento desejaria ou não, caso estivesse inconsciente, por exemplo, uso de hemodiálise e máquinas de respiração; reanimação, se o coração e/ou respiração pararem; se concordaria com a manutenção (ou colocação) de tubo de alimentação; e se desejaria que os órgãos e tecidos fossem doados, entre outras decisões[5].

No Brasil, os profissionais médicos têm se comprometido sucessivamente a respeitar os valores de seus pacientes, que podem consentir ou não em determinadas intervenções em seus corpos. Antes da Diretiva Antecipada, foram marcos a publicação da Resolução do CFM 1805/2006, tratando de ortotanásia, e a revisão do Código de Ética Médica, Resolução CFM 1931/2009.

O Código de Ética Médica reconhece a capacidade do paciente para decidir sobre seu tratamento. No Capítulo I, artigo XXI, temos que: "No processo de tomada de decisões profissionais, de acordo com seus ditames de consciência e as previsões legais, *o médico aceitará as escolhas de seus pacientes relativas aos procedimentos diagnósticos e terapêuticos por eles expressos, desde que adequadas ao caso e cientificamente reconhecidas*". (Grifos nossos.) Já no Capítulo

---

[5] CONSELHO FEDERAL DE MEDICINA/BRASIL. Fórum de Diretiva Antecipada de Vontade, 2010.

IV, temos que é vedado ao médico (Art. 24): "Deixar de garantir ao paciente o exercício do direito de decidir livremente sobre sua pessoa ou seu bem-estar, bem como exercer sua autoridade para limitá-lo".

O Capítulo IV do Código de Ética, o Art. 41, estabelece claramente a oposição à eutanásia, sendo vedado ao médico "Abreviar a vida do paciente, ainda que a pedido deste ou de seu representante legal."

O parágrafo único desse artigo 41 lembra que: "Nos casos de doença incurável e terminal, deve o médico oferecer todos os cuidados paliativos disponíveis sem empreender ações diagnósticas ou terapêuticas inúteis ou obstinadas, *levando sempre em consideração a vontade expressa do paciente ou, na sua impossibilidade, a de seu representante legal*".

O texto do Código de Ética deixa claro que há o impedimento à abreviação da vida, mas que, nas situações de doença sem cura e em fase terminal, deve haver a atenção médica adequada – paliativa – e a suspensão de ações obstinadas. E novamente coloca como elementos para a decisão clínica mais adequada os valores e manifestação da vontade do paciente ou de seu representante legal. A Resolução CFM nº 1.995/2012 orienta como esse representante legal pode ser definido.

O arcabouço legal tem convergido com as resoluções do Conselho Federal de Medicina 1931/2009 e 1.995/2012. Há um projeto de lei nº. 524/2009, que visa dispor sobre os direitos em fase terminal de doença. Esse projeto regulamenta as Diretivas Antecipadas, e novamente liga o exercício de Diretivas Antecipadas de Vontade à definição prévia de situações de doença sem cura e em fase terminal, quando em seu artigo 6º dispõe que:

> Se houver manifestação favorável da pessoa em fase terminal de doença ou, na impossibilidade de que ela se manifeste [...] é permitida, respeitado o disposto no § 2º, a limitação ou a suspensão, pelo

médico assistente, de procedimentos desproporcionais ou extraordinários destinados a prolongar
artificialmente a vida:

§ 1º Na hipótese de impossibilidade superveniente de manifestação de vontade do paciente e caso este tenha, anteriormente,
enquanto lúcido, se pronunciado contrariamente à limitação e
suspensão de procedimentos de que trata o caput, deverá ser
respeitada tal manifestação.
§ 2º A limitação ou a suspensão a que se refere o caput dever ser
fundamentada e registrada no prontuário do paciente e será
submetida a análise médica revisora, definida em regulamento.

Sobre a aceitação do procedimento entre profissionais de saúde,
foi realizado estudo, em 2011, no Brasil, pela Universidade do Oeste
de Santa Catarina[6]. Esse estudo, feito com médicos, advogados e estudantes de direito e medicina, apontou que 61% dos entrevistados
levariam em consideração o desejo expresso pelos pacientes em Diretivas Antecipadas. E que 35,9% optariam pela ortotanásia diante
de um paciente em fase terminal de vida. Ou seja, quase 96% dos
participantes levariam os valores do paciente ou a adequação de
esforços terapêuticos em conta, antes de tomar uma decisão.

Outro estudo[7] foi feito com uma amostra de 100 médicos ca-
tarinenses, colocados frente à questão hipotética de Diretiva Antecipada (não havia regulamentação na época). Os médicos conside-
raram válida a expressão antecipada de desejos do paciente (nota
7,68, moda 10, em escalas 0-10). Os médicos respeitariam as diretivas
antecipadas (8,26, moda 10). Do mesmo modo, esses profissionais
de saúde consideram a Diretiva Antecipada um instrumento útil na
tomada de decisão (nota 8,37), e até para orientar os familiares no
momento da decisão (8,09). Manifestaram respeito a um procurador

---

[6] PICCINI *et al.*, 2011.
[7] STOLZ, 2011.

ou preposto (7,57), e indicariam essa solução a seus pacientes (7,68) ou aos seus próprios familiares (7,88).

Não foram encontrados trabalhos disponíveis sobre a aceitação das diretivas antecipadas pelos pacientes, em nosso país.

OPERACIONALIZAÇÃO

Segundo o estudioso Diego Gracia[8], haveria duas maneiras de se interpretarem as diretivas antecipadas, a seguir.

A primeira é jurídica, e corresponde ao documento em si e às diretrizes a serem obedecidas, além de outras especificidades legais, por exemplo, designar quem falará em nome daquele paciente e fará valer seus desejos se não puder mais se comunicar. A segunda dimensão é de cunho ético, já discutida no Histórico, e incorpora os valores dos pacientes na tomada de decisões clínicas.

É importante se considerar também uma terceira, de cunho "operacional", em que a organização de saúde deve decidir e explicitar, na forma de Políticas e Protocolos, como deverá ser a sequência de passos e instrumentos para a implantação das Diretivas Antecipadas (ver a Figura 1).

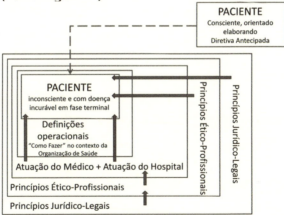

Figura 1 – Dimensões envolvendo as Diretivas Antecipadas.

---

[8] CONSELHO FEDERAL DE MEDICINA/BRASIL. Fórum de Diretiva Antecipada de Vontade, 2010.

A dimensão de cunho operacional faz-se evidente também pelo processo de capacitação que se fará necessário. Os primeiros estudos comprovam isso: num deles, 37% dos médicos e 43% dos advogados tinham noção adequada ou parcial do significado de Diretiva Antecipada[9], e noutro, os médicos deram nota 5,88 com moda 5, para seu próprio conhecimento sobre o tema[10]. Para a implantação operacional em uma dada organização de saúde, um dos primeiros passos é a capacitação dos próprios profissionais. Por outro lado, é necessário que o profissional médico eduque o paciente e seu representante no decorrer de todo o processo de tomada de decisões antecipadas, clarificando seus valores.

A resolução CFM 1.995/2012 diz, em seu Art. 2º:

Nas decisões sobre cuidados e tratamentos de pacientes que se encontram incapazes de comunicar-se, ou de expressar de maneira livre e independente suas vontades, o médico levará em consideração suas diretivas antecipadas de vontade.

§ 1º Caso o paciente tenha designado um representante para tal fim, suas informações serão levadas em consideração pelo médico.

§ 2º O médico deixará de levar em consideração as diretivas antecipadas de vontade do paciente ou representante que, em sua análise, estiverem em desacordo com os preceitos ditados pelo Código de Ética Médica.

§ 3º As diretivas antecipadas do paciente prevalecerão sobre qualquer outro parecer não médico, inclusive sobre os desejos dos familiares.

§ 4º O médico registrará, no prontuário, as diretivas antecipadas de vontade que lhes foram diretamente comunicadas pelo paciente.

§ 5º Não sendo conhecidas as diretivas antecipadas de vontade do paciente, nem havendo representante designado, familiares

---

[9] PICCINI *et al.*, 2011.
[10] STOLZ, 2011.

disponíveis ou falta de consenso entre estes, o médico recorrerá ao Comitê de Bioética da instituição, caso exista, ou, na falta deste, à Comissão de Ética Médica do hospital ou ao Conselho Regional e Federal de Medicina para fundamentar sua decisão sobre conflitos éticos, quando entender esta medida necessária e conveniente.

O site do CREMESP[11] traz um "como fazer" muito instrutivo, colocado nos itens a seguir.

- Qualquer pessoa com idade igual ou maior a 18 anos ou que esteja emancipada judicialmente está apta a expressar sua Diretiva Antecipada de Vontade. O interessado deve estar em pleno gozo de suas faculdades mentais, lúcido e responsável por seus atos perante a Justiça.

- Menores de idade, que estejam casados civilmente, são emancipados pelo casamento, automaticamente. Crianças e adolescentes não estão autorizados, nem seus pais podem fazê-lo em nome de seus filhos. Nestes casos, a vida e o bem-estar deles permanecem sob a responsabilidade do Estado.

- Pela Resolução 1.995/2012 do Conselho Federal de Medicina (CFM), o registro da diretiva antecipada de vontade pode ser feito pelo médico assistente em sua ficha médica ou no prontuário do paciente, desde que expressamente autorizado por ele. Não são exigidas testemunhas ou assinaturas, pois o médico – pela sua profissão – possui fé pública e seus atos têm efeito legal e jurídico. O registro em prontuário não poderá ser cobrado, fazendo parte do atendimento. O testamento vital é facultativo, poderá ser feito em qualquer momento da vida (mesmo por aqueles que gozam de perfeita saúde) e pode ser modificado ou revogado a qualquer momento.

---

11 CONSELHO REGIONAL DE MEDICINA/SÃO PAULO. Notícias de 30-08-2012.

- No texto da Diretiva Antecipada, deverá ser mencionado pelo médico, de forma minuciosa que o paciente está lúcido, plenamente consciente de seus atos e compreende a decisão tomada. Também dará o limite da ação terapêutica estabelecido pelo paciente. Neste registro, se considerar necessário, o paciente poderá nomear um representante legal para garantir o cumprimento de seu desejo.

- Caso o paciente manifeste interesse, poderá registrar sua diretiva antecipada de vontade também em cartório. Contudo, este documento não será exigido pelo médico de sua confiança para cumprir sua vontade. O registro no prontuário será suficiente.

- Independentemente da forma – se em cartório ou no prontuário – essa vontade não poderá ser contestada por familiares. O único que pode alterá-la é o próprio paciente.

DISCUSSÃO E COMENTÁRIOS

Há uma série de definições operacionais para que cada organização de saúde implante adequadamente as Diretivas Antecipadas de Vontade. Já foi citada a necessidade de capacitação da equipe médica e também da equipe multidisciplinar. Além disso, há a necessidade de tornar a Resolução realidade, na forma de operação.

Citamos como potenciais lacunas, para que se garanta, *a cada admissão*, a consideração da vontade do paciente expressa nas Diretivas: a identificação inicial e recorrente do paciente que tem Diretivas Antecipadas registradas; o resgate físico das Diretivas Antecipadas e sua colocação como documento de prontuário para orientar os profissionais da equipe multidisciplinar; a internalização do documento de Diretivas originado em um cartório ou no consultório particular do médico; a garantia de que um colega médico interconsultor ou que venha a substituí-lo no caso tenha acesso às Diretivas estabelecidas; o processo de identificação pessoal (segurança) do responsável legal eleito pelo paciente como seu representante no momento de incapacidade de comunicação; a elaboração de impressos e formulários; o estabelecimento de indicadores de acompanhamentos de desfechos e satisfação dos familiares.

Por fim, temos que a Diretiva Antecipada de Vontade orienta o profissional a atender a vontade expressa do paciente, sem lançar mão de ações diagnósticas ou terapêuticas inadequadas ou obstinadas.

Dessa forma, as diretivas antecipadas entram na relação médico-paciente como meio para que a autonomia privada do paciente, antes de um possível estado de incapacidade, possa ser exercida, assegurando a sua dignidade e autodeterminação, prevalecendo sobre qualquer outro parecer não médico, mesmo sobre os desejos dos familiares.

A aplicação da Diretiva Antecipada está *condicionada aos casos de doença incurável e terminal, onde há a indicação de ortotanásia* (morte sem sofrimento), conduta e atitude validadas pelo CFM na Resolução 1.805/2006, e posteriormente pelo Código de Ética Médica.

A Diretiva Antecipada explicita a vontade do paciente. É a manifestação *in contesti* da vontade e, como tal, é uma solicitação/opinião, a expressão de um julgamento ou de um valor muito pessoal, do indivíduo.

Ressalte-se que a Diretiva Antecipada da Vontade de um indivíduo deve ser levada em consideração e pode orientar o profissional em sua conduta, *mas não a define*[12]. Um dos motivos é que nem todas as situações clínicas podem ser previstas antecipadamente com precisão.

Nem tudo que está explicitado como vontade do paciente é possível num contexto médico ético ou de adequação de conduta, e não se aplica em casos em que não haja doença incurável e terminal.

---

[12] BONTEMPO, 2012. CFM – Fórum de diretiva antecipada de vontade 2010.

A Diretiva é feita num momento em que o paciente está consciente e orientado e não tem uma condição clínica que o impeça de se comunicar. Pode-se ilustrar com uma situação: um paciente de 70 anos, idoso e saudável, faz uma Diretiva Antecipada hoje, negando-se a receber ressuscitação ou uso de ventilação mecânica no futuro, quando estiver inconsciente ou incapaz de se comunicar. Aos 75, começa a desenvolver um tipo de demência e evolui, em cinco anos, para um acamamento total, síndrome de imobilidade, ficando sem comunicação. Portanto, um quadro crônico, irreversível, mas não de final de vida ou "terminal". Esse paciente pode desenvolver uma pneumonia, intercorrência comum para o quadro, e ter a indicação de ventilação mecânica, na fase aguda e inicial da evolução. Embora se possa advogar que é um possível mecanismo de morte, nesse primeiro momento, fica difícil avaliar se é um quadro/intercorrência reversível ou não. Mesmo sabendo que há a oposição previamente expressa do paciente em receber ventilação mecânica, o médico pode instituir essa terapêutica como abordagem inicial, pois o quadro pode reverter, e o paciente, crônico, voltar ao seu estado basal. O médico tem sempre de tomar a conduta que julgar mais apropriada ao caso, mesmo considerando a vontade do paciente, podendo reavaliá-la posteriormente. Como bem lembra o texto da Resolução, *"O médico deixará de levar em consideração as diretivas antecipadas de vontade do paciente ou representante que, em sua análise, estiverem em desacordo com os preceitos ditados pelo Código de Ética Médica"*.

Concluindo[13],

> [...] reconhecer a autonomia do paciente não é destituir a autonomia do médico, mas sim reconhecer a alteridade presente nesta relação, na qual as decisões devem ser compartilhadas. Mes-

---

[13] GOLDIM, 2012.

mo na incapacidade do paciente, a decisão permanece compartilhada. Não é o predomínio de uma vontade sobre a outra, mas sim um balanço adequado de ambas.

REFERÊNCIAS BIBLIOGRÁFICAS

BOMTEMPO, T. V. Diretivas antecipadas: instrumento que assegura a vontade de morrer dignamente. **Âmbito Jurídico**, Rio Grande, XV, n. 98, mar 2012. Disponível em: <http://www.ambito-juridico.com.br/site/index.php?n_link=revista_artigos_leitura&artigo_id=11206>. Acesso em fev 2013.

CONSELHO FEDERAL DE MEDICINA/BRASIL. Fórum de diretiva antecipada de vontade. "A minha vontade até o fim". São Paulo, 26 e 27 de agosto de 2010. Disponível em <http://eventos.cfm.org.br/index.php?option=com_content&view=article&id=20998&Itemid=481>. Acesso em fevereiro de 2013.

CONSELHO FEDERAL DE MEDICINA/BRASIL. Resolução n. 1805/2006

CONSELHO FEDERAL DE MEDICINA/BRASIL. Resolução n. 1931/2009

CONSELHO FEDERAL DE MEDICINA/BRASIL. Resolução n. 1.995/2012

CONSELHO REGIONAL DE MEDICINA/SÃO PAULO. Notícias de 30-08-2012. Disponível em: <http://www.cremesp.org.br/?siteAcao=NoticiasC&id=2613>. Acesso em fev 2013

D'AMICO, T. A. *et al*. No heroic measures: how soon is too soon to stop. *Ann. Thorac. Surg.* 2009; 87(1):11-8.

GOLDIM, J. R. Diretivas Antecipadas de Vontade. Comentários sobre a Resolução 1955/2012 do Conselho Federal de Medicina/Brasil, 23 de setembro de 2012. Disponível em: <http://www.bioetica.ufrgs.br/diretivas2012.pdf>. Acesso em fev 2013.

LIMA, C. V. T. C. Relator. Exposição de motivos da Resolução Conselho Federal de Medicina/Brasil n. 1.995/12.

MARCO, C. A.; SCHEARS, R. M. Death, dying and last wishes. *Emerg. Med. Clin. North Am*. 2006; 24(4):969-87. (*apud* Exposição de Motivos)

PICCINI, C. F. *et al*. Testamento Vital na perspectiva de médicos, advogados e estudantes. *Rev. Bioethikos*,; 5(4):384-91, 2011.

SENADO FEDERAL. PLS – Projeto de Lei do Senado, nº 524 de 2009. Disponível em <http://www.senado.gov.br/atividade/materia/detalhes.asp?p_cod_mate=94323>. Acesso em fevereiro de 2013.

STOLZ, C. *et al*. Manifestação das vontades antecipadas do paciente como fator inibidor da distanásia. *Rev. Bioethikos*,19(3):833-45, 2011.

US GOVERNMENT. Federal Patient Self Determination Act Sec. 4751. 1990;(3):216–218.

DESILUSÃO DA ONIPOTÊNCIA FRENTE AOS LIMITES DO REAL

Miguel Torres Teixeira Leite

A onipotência tem sido objeto de estudo pela Filosofia, Psicologia Médica e Psicanálise. Trata-se de um erro de percepção de quem acredita ser possuidor de um poder ilimitado, irrestrito. A onipotência do pensamento, atributo universal, segundo Freud, está ligado ao Princípio do Prazer, e não é obrigatoriamente traduzível em atos ou ações.

O contato com a realidade das atividades médicas diárias insiste, a nosso contragosto e diferentemente de que alguns possam supor, como um permanente desestímulo a nossa suposta onipotência. Os médicos têm perdido progressivamente o controle sobre suas atividades profissionais. Restrições de toda a ordem lhe são impostas: número mínimo de consultas por intervalo de tempo, desestímulo à utilização de propedêutica dita sofisticada e remuneração ditada por fontes de poder alheias a sua participação. A estas, acrescentem-se o quase desconhecimento de sua atuação como agente terapêutico (o paciente engole a terapia e seu terapeuta) e os efeitos iatrogênicos potencialmente advindos de sua atuação. Os médicos se deparam ainda com as restrições decorrentes do arsenal terapêutico disponível, sempre mais restrito do que o necessário.

O resultado não poderia ser outro – despersonalização da relação médico-paciente; em grandes instituições, o conluio do anonimato, estresse e franca sensação de impotência.

Se alguns, a despeito do choque que a realidade nos impõe, persistem em uma atitude onipotente, possivelmente o problema é de ordem mental individual.

Uma análise dos fatores que levam os estudantes a escolher o curso de Medicina talvez possa nos ajudar a entender essa situação. Os fatores conscientes, facilmente apontados, vão desde uma misteriosa "vocação natural", passando pelo desejo de satisfazer os pais, busca de reconhecimento social e possibilidade de êxito econômico.

Entre os motivos menos explícitos estão: o desejo de transgressão, podendo lidar com a proximidade socialmente aceita, com o sexo e a morte; reparação, o desejo de "ajudar" e de restabelecer a saúde física das pessoas; a sublimação, ou seja, o desejo de transformar impulsos de agressividade em atitudes socialmente aceitas; e, finalmente, uma sensação de onipotência, o desejo de ver, tocar e penetrar o corpo alheio, e o de se defrontar com a morte.

Talvez, dentre os fatores apontados, o desejo de encarar a ideia da morte seja o mais importante fator psicológico na escolha da carreira médica. O médico imagina poder utilizar sua profissão na busca de segurança pessoal, sobretudo no enfrentamento das doenças e da morte. Como diz Varela (2004), tal busca trata-se de uma ingênua e descabida pretensão, ou seja, supor que, por proximidade ou aprendizado, seja possível encarar, com serenidade, a contradição entre a vida e a morte.

Construção da ilusão da onipotência

A construção da onipotência parece ser sedimentada de forma duradoura quando o estudante se depara com a mesa de dissecção cirúrgica. A relação do estudante com o cadáver é uma saída para seus impulsos libidinais, sublimados e ativos, sendo o cadáver passivo o objeto dessas satisfações. A dissecção é um momento de grande mobilização emocional, usualmente enfrentada com uma atitude de intelectualização, que inevitavelmente, leva a uma atitude desumanizadora. Tal atitude precede e organiza o modelo da relação médico-paciente, com repercussões permanentes. Adota com frequência uma atitude e uma defesa que tende a anular o conteúdo emocional. O médico passa a perceber seus pacientes, como parte de seres humanos, não como pessoas em sofrimento, tratando-os como abstrações. A identificação do cadáver, palco da dissecção, deve ser compreendida sob a perspectiva humana. Devemos enfatizar que o cadáver teve uma história de vida, sofrimentos, desilusões e vitórias, como todos nós. Resgatar esta sua dimensão humana, se possível com sua real identificação, diminuiria a visão utilitária de seu corpo. Sendo um protótipo inteiramente passivo de todos os futuros clientes, o cadáver facilmente se tornará o paciente ideal em todos os aspectos. O primeiro consultório do médico é a sala de dissecção, e seu primeiro paciente, o cadáver.

A formação médica, salvo exceções, tem orientação prioritariamente organicista, na qual a relevância dos atos emocionais é apenas ocasionalmente referida.

À medida que o médico segmenta o corpo e aprofunda seus conhecimentos sobre os aspectos físicos decorrentes do adoecer, tende a se afastar da dimensão humana. Passa a se preocupar prioritariamente com as diversas nuances físicas do patológico, e embora alguns o façam com destacada competência, acabam por se investir do sentimento de domínio do saber.

René Descartes, pai do racionalismo, defendeu, em 1637, a tese de que a dúvida era o primeiro passo para se alcançar o conhecimento. Convida-nos a adotar uma atitude crítica em relação a nossos mestres e a conferir, na realidade, nossas concepções teóricas. Desde então, os epistemólogos, filósofos que estudam a natureza, estrutura, métodos e validações do saber, alertam-nos sobre as limitações do conhecimento. A ciência não tem compromisso com a verdade, no sentido de haver um saber definitivo e imutável. Uma afirmação, para ter caráter científico, deve ter três predicados: ser incompleta, incapaz de explicar todos os fenômenos; refutável, incapaz de satisfazer a todos e transitória, seu caráter mais constante. A inabalável convicção do domínio do saber, suposta por alguns, é, portanto, algo filosoficamente insustentável, e manifesta afirmação de onipotência.

O médico, ao se deparar com normas institucionais cada vez mais rígidas, tal como a rigorosa aderência a protocolos de conduta, apresenta perda progressiva de sua criatividade e a autonomia decisória. O excesso de burocracia, frequentes alterações das regras institucionais ao sabor da equipe de administração, levam à fadiga, provocando um clima social prejudicial ao desempenho dos profissionais. Tal ambiente leva ao desestímulo, ansiedade e impotência.

Embora seja inquestionável que o saber médico tem especificidades inerentes a quem o pratica com competência, alguns tendem a atribuir a si a exclusividade do poder saber. Mais oneroso ainda do ponto de vista psicológico é o de se atribuir o dever e a obrigação de resolver todos os problemas. Como consequência dessa filosofia, resta ao paciente o impotente papel de quem nada sabe.

Muitos têm a expectativa imaginária de que se possa desenvolver uma conduta universalmente apreciada por todos os pacientes, sem desgostar a quem quer que seja.

A propriedade do saber, o dever desmedido e o sonho de a todos agradar parecem desconhecer nossos limites, decorrendo de nossa ilusão de onipotência

Outra faceta particularmente danosa para o médico e seu cliente decorre da utilização pelo médico de seus pacientes como medicamento para si próprio, podendo estes atuar como antidepressivos ou ansiolíticos. Para muitos, o envolvente exercício da profissão pode constituir-se em sua principal fonte de satisfação e autoestima, evitando confrontos com situações internas angustiantes. Tal característica está especialmente presente em médicos extremamente dedicados, para quem o mundo gira em torno de diagnósticos, tratamentos exitosos e de um cliente passivo e grato a seu terapeuta. Desnecessário lembrar a frustração e o sentimento de culpa quando a prática de tão dedicado cuidado se transforma em manifesto fracasso, ou não reconhecido esforço por parte de seu cliente ou de sua família. Alguns se sentem inteiramente incapazes diante de um paciente que lhes causa grande desconforto e angústia, e não conseguem questionar o motivo de tal sentimento; muito menos encaminhá-lo cuidadosamente a outro colega, que poderia, neste caso, ter uma relação mais saudável e menos conflituosa, com grande benefício para as duas partes.

Andre Sponville, filósofo materialista francês, lembra que a medicina é um trabalho trágico, pois lida com o lado mais ameaçador de nossa existência; é um trabalho fundamentalmente ético, pois cuidamos do outro e com ele estabelecemos relações personalíssimas. Finalmente, é um ofício solitário, as decisões são de responsabilidade individual por parte do médico. As inúmeras reuniões clínicas que cotidianamente acontecem nos centros médicos, para a tomada de decisões terapêuticas, têm a finalidade e o mérito de compartilhar angústias e dúvidas coletivas. Estas, porém, em nada afastam a responsabilidade final de sua execução, compreendida pelos clientes como uma decisão unicamente atribuível a seu médico assistente.

A multiplicidade de interesses e uma visão mais abrangente da vida contribuem para que se acatem, de forma mais respeitosa e democrática, as opções pessoais dos clientes, muitas vezes incompreensíveis para os médicos.

Afinal, qual seria a função do médico? Talvez a de ouvir a demanda dos pacientes e a de sugerir opções de tratamento, implicando-se nesta escolha, tentando descobrir, juntos, o melhor caminho a ser trilhado.

O médico se vê pressionado por vários fatores. Desejoso de se manter atualizado, verá, diante de si, um quase infindável número de informações. O acesso via rede de computadores a revistas cientificas, o exagerado número de reuniões e congressos que se sucedem quase mensalmente contribuem para sua angústia e sensação de desinformação. O apelo francamente comercial, exercido por laboratórios farmacêuticos e fabricantes de equipamentos, tenta convencer o médico e o público leigo de que as novidades recém-lançadas se constituem em verdadeiros avanços.

Atualmente certos clientes chegam a exigir a realização de exames. As auditorias das operadoras questionam a autorização de exames mais sofisticados, mesmo em situações em que estão francamente indicados. Os clientes pressionam os médicos a exigir a realização de exames. A busca por informação na internet é um recurso cada vez mais utilizado pelo público. Acredita-se que 40% dos pacientes, antes da primeira consulta em oncologia, já usaram essa ferramenta para elucidação de suas dúvidas. Procuram especialmente por repercussões físicas e psicológicas do tratamento e quão afetada será sua qualidade de vida. Poderosa ferramenta, contém páginas muito esclarecedoras que, de forma serena, mostram as diversas opções de tratamento, sugerem uma segunda opinião e encorajam que se questionem francamente as opiniões médicas. No entanto, o paciente também se depara com toda a sorte de opiniões de especialista, de pseudoespecialistas, de formas "alternativas" de tratamento, sugerindo terapêuticas sem qualquer indicação. Cumpre parabenizar o paciente por sua iniciativa na busca de informações, alertando-o quanto à qualidade variável dos dados existentes.

A família e o paciente, surpreendidos pelo súbito padecer, pressionam o médico em busca de uma explicação, muitas vezes revoltados diante das limitações da terapêutica. A insegurança gerada por tal complexa situação leva o médico a praticar uma conduta defensiva. No afã de que nada lhe escape e temendo eventual processo futuro, o médico atua. Exagera no pedido de exames complementares, muitos deles de duvidosa eficácia e alto custo, muitas vezes dando um caráter de urgência a condições que não necessitam de tal qualificação. Tal pressão, social e pessoal, leva o médico à somatização e ao abuso de álcool e drogas. Na mais trágica situação, passa ao ato perfeito – comete suicídio.

Diversas pesquisas têm demonstrado que a classe médica é a que mais comete suicídio, 40% mais que a população em geral, e médicas mais que os médicos. Existe alta incidência de depressão, alcoolismo e dependência de drogas entre estes médicos. Estima-se que, nos EUA, a cada ano, 350 médicos pratiquem o autoextermínio. Aliada à inequívoca subnotificação, tal tragédia parece ser ainda mais grave. A ingestão excessiva de drogas, principalmente dos psicofármacos, é a forma mais utilizados de suicídio.

Organismos internacionais alertam para tal situação, lembrando a necessidade de se adotarem medidas preventivas desde o início da formação médica e da precoce identificação de fatores de risco. Com frequência, os médicos apresentam franca alteração de comportamento, alternando ciclos de indecisão, desorganização e depressão por dois ou quatro meses precedendo ao suicídio.

Os médicos, por serem, às vezes, muito exigentes consigo mesmos, apresentam frequentemente sentimentos de culpa. Ativo, ambicioso, competitivo, impulsivo, entusiasta e individualista (o médico) é facilmente frustrado em expectativas (Meleiro, 2008).

Uma concepção mais realista e menos idealizada da prática médica talvez nos deva remeter a Hipócrates: "a medicina, tal como a concebo, tem como objetivo, afastar os sofrimentos do doente e diminuir a violência de seus males, abstendo-se de tratar os doentes graves para os quais a medicina não dispõe de recursos".

Muito faríamos se pudéssemos seguir o bom aforisma frânces do século XV: "curar algumas vezes, frequentemente aliviar, porém, consolar sempre".

No dizer de Derek Doyle, primeiro Presidente da Associação Mundial Para Cuidados Paliativos, citado por Figueiredo, 2009: "Eu desconfio que a maioria da população mundial seja mais realista do que os médicos que a rodeiam. Ela não sonha com o impossível. Ela não pede mais do que podemos oferecer".

A Organização Mundial de Saúde, órgão das Nações Unidas, define que a saúde, entendida em sua plenitude, deve significar um adequado equilíbrio entre fatores biológicos, psicológicos e sociais do indivíduo. Isso torna óbvio que eliminar a doença não significa obrigatoriamente restabelecer a saúde. A medicina age de forma incompleta no restaurar da saúde física, praticamente ignora os aspectos psicológicos e quase nada faz pelo social.

O paradigma dominante da medicina moderna, de caráter positivista, praticamente não reconhece o papel social e da história na gênese das patologias. Justifica as doenças pela simples disfunção mecânica das diferentes partes do organismo, desejando repará-las em um ato repetitivo. Classificando-as, objetivam transformar o paciente em mero portador de um distúrbio classificável.

Foucault (1987) relata que a prática da anatomia patológica dirigiu o interesse médico pelo estudo da relação causal entre dano e a doença e a tentativa de explicá-las, passando, a partir de então, a ter o sujeito uma posição cada vez mais secundária. Erigiu-se o conceito de uma nosologia baseada na disfunção física.

Os desafios da comunicação

O êxito do ato terapêutico depende das boas práticas de comunicação, estabelecida no decorrer da consulta. No exercício da medicina, contamos com as desafiantes dificuldades de interlocução entre o médico e seu cliente. Toda a sorte de obstáculos se interpõe neste diálogo. Médicos e clientes frequentemente apresentam demandas e métodos de avaliação antagônicos. Pacientes usualmente só são capazes de reter parte das informações transmitidas pelos médicos, seja pelo emprego de linguagem excessivamente técnica pelo profissional, seja pela incapacidade de reter informações das quais discordem ou que lhes tragam sofrimento psíquico. O caminho da adequada comunicação passa pela nossa capacidade de perceber as entrelinhas das declarações verbais e não verbais, em que gestos e expressões têm significativo simbolismo. Os pacientes se declaram francamente insatisfeitos nas consultas quando deparam com uma linguagem excessivamente técnica ou com uma inútil demonstração de erudição por parte dos médicos. O uso de uma linguagem simples e compreensível deve ser utilizado, com franco espaço para questionamento, para que o paciente construa seu próprio espaço de reflexão.

Notável, ainda, é a fidelidade que, de forma geral, os pacientes têm por seus médicos. Especialmente no campo da oncologia, após muitos anos de tratamento, pode ocorrer o fracasso das terapêuticas instituídas, tornando óbvia a piora progressivamente do paciente. Mesmo nessa circunstância, este raramente deseja ouvir uma segunda opinião. Essa consulta com outro médico é usualmente sugerida pelos membros da família, que, em uma atitude plenamente justificável, pretendem buscar uma eventual alternativa de tratamento. Muitos pacientes consideram essa atitude uma verdadeira traição a seu médico e se recusam a fazê-la. Alegam que ninguém melhor do que ele, que conhece sua trajetória há tantos anos, poderia ajudá-lo e que tudo que é possível já está sendo feito. Talvez devêssemos entender tal negativa como seu desejo em não reviver uma história de sofrimento, em seu temor de ouvir uma confirmação de seu reservado prognóstico e como uma visão realista dos fatos. Como diz uma intrigante frase de Antônio Quinet, "persistindo o médico, consulte os sintomas".

A questão da religiosidade é quase inexplicavelmente negligenciada em nosso meio. Em muitos países do dito primeiro mundo, hospitais e clínicas oferecem a seus pacientes adequada possibilidade de expressão espiritual. Não se limitam exclusivamente, como em nosso país, a uma área física para a prática, mas buscam oferecer e estimular ativamente tal prática de acordo com as crenças individuais. A assistência religiosa ou laica faz parte integrante dos cuidados oferecidos aos pacientes.

Estudos brasileiros têm demonstrado que os *médicos respeitam a dimensão religiosa dos pacientes e a importância de Deus, como facilitador no enfrentamento da doença e não se opõem a práticas religiosas. No entanto, fazem isso com muita dificuldade e ambiguidade. Talvez mereça especial atenção o resultado de uma pesquisa realizada pela Universidade Maurício de Nassau, em Recife. Questionados se acreditavam mais na fé em Deus ou na medicina na cura de uma doença grave, 48,0% dos entrevistados acreditam que somente a intervenção divina será capaz de curá-los; 45,0%, que uma ação conjunta de Deus e dos médicos é essencial, e apenas 7,0% exclusivamente na medicina.*

A revelação da verdade em Oncologia

A ocorrência de doenças oncológicas tem se tornado mais cada vez mais frequente. Quando cientes do diagnóstico, a ameaça concreta de se confrontarem com a possibilidade da morte aliada aos temores do sofrimento ocasionado pelos tratamentos, cirurgia, radioterapia e quimioterapia são objeto de grande angústia para os pacientes.

Embora várias sugestões sobre como conduzir tal diálogo ocorram na literatura, estas não encontram nenhuma unanimidade entre os médicos.

Legal e moralmente, os pacientes têm pleno direito de que a verdade quanto à extensão da doença e ao prognóstico lhes é assegurada. Alguns médicos optam por nada esconder dos clientes, na alegada suposição de que é o que desejariam para si próprios; outros transmitem a notícia com insustentável otimismo, enquanto outros, diante de um quadro com desfecho provavelmente muito favorável, dão um caráter de exagerada gravidade.

A revelação da verdade merece uma correta ambientação, uma prévia avaliação do que o paciente já conhece sobre sua doença e a percepção que tem dela. É necessário avaliar cuidadosamente até que ponto o paciente deseja saber de sua condição, para que o médico não transmita detalhes que este não desejava ouvir naquele momento. Ao fazê-lo, utilizar expressões de fácil compreensão, ouvindo sem julgamentos, respeitando a autonomia do paciente na escolha do tratamento.

No entanto, qualquer que seja a forma de comunicação, em algumas situações a resposta do paciente pode ser uma completa surpresa. Naqueles em que acreditamos ter a revelação um caráter devastador, reagem de maneira serena e estoica. Em outros, que acreditávamos, com base na impressão causada nas consultas iniciais às quais reagiram serenamente, eles o fazem com grande sofrimento e desesperança.

A desilusão da onipotência se mostra em sua face mais evidente quando, após anos de investimento terapêutico, físico, emocional concluímos que o paciente se encontra fora de possibilidades específicas terapêuticas, necessitando de cuidados clínicos de apoio. Esses casos geralmente são levados a reuniões clinicas para que se possa ter um respaldo coletivo. No entanto, raramente se estabelece um consenso. Mesmo diante de um paciente francamente debilitado, em precárias condições físicas, alguns consideram que se deve continuar "investindo", sugerindo inúmeras opções alternativas de tratamento. Encarada como uma máquina a ser consertada, se essa reparação não for possível, o simples descarte parece ser a solução lógica a ser seguida. À medida que os cuidados terapêuticos passam a se limitar ao apoio suportivo, diminui o tempo que as equipes dispendem ao paciente, fato bem documentado na literatura médica.

Uma das mais angustiantes situações na prática clínica acontece quando o paciente, portador de doença incurável, com progressivas limitações funcionais decorrentes do inexorável avanço da doença, e plenamente lúcido, informa a seu médico que não mais deseja de dar continuidade ao tratamento, pedindo alta hospitalar. Tal decisão encontra, com frequência, oposição de toda a sorte. A família reage de forma violenta contra tal desejo explícito, alegando toda a sorte de argumentos, em especial o de que o paciente está certamente deprimido, merecendo vigoroso e urgente suporte psiquiátrico. O médico que tem grande dificuldade em acatar ou discutir tal opção tenta minimizar a gravidade da situação, ou mesmo sugere inúteis opções terapêuticas.

Diante de um paciente com limitada sobrevida, o médico com um bom conhecimento da situação familiar, amparado em uma sólida relação de confiança, pode explicitar claramente tal realidade. É surpreendente como pacientes em franca decadência de seu quadro clínico parecem não imaginar sua restrita esperança de vida. Tal esclarecimento pode levar o paciente a se organizar, tomando importantes decisões do ponto de vista pessoal, restaurando amizades rompidas e esclarecendo pontos obscuros de sua vida. Pode, ainda, legalizar uniões e dar desejado destino a seu patrimônio por meio de testamento ou outros instrumentos legais.

Conclusões

A prática da medicina é permanentemente desafiante, pois, a cada passo, deparamos-nos como o outro com todas as suas múltiplas especificidades. A ilusão da onipotência se dilui, alimentada por certezas ilusórias. O médico deve recusar vigorosamente reduzir sua função à de um técnico em saúde, desvinculado do social e do psicológico.

Na interpretação de Silva e Rocha (2008),

> já que a medicina não é ciência exata, conforme o discurso médico propaga em benefício próprio, há que se decidir pela via de um investimento desejante para, efetivamente, tratar alguém. A insensibilidade face ao sofrimento do outro não se sustenta como tão propagado, de ser esta a única forma de outra forma suportável de trabalhar. A insensibilidade desbanca a solidariedade diante do trágico e a onipotência recusa saber que a dor, circula e se distribui igualitariamente como nenhum outro bem existente, não seguindo o curso do capital, como bem nos lembra Freud.

Superar o modelo paternalista e informativo, assumindo uma forma de comunicação mais eficaz, permite estabelecer uma relação mais participativa e de maior respeito para com as decisões dos pacientes.

É árdua a tarefa do ser médico, que transmite diagnósticos graves, utiliza terapêuticas agressivas, administra expectativas irrealistas e se depara com toda a sorte de resultados. Os profissionais se sentem como mensageiros da dor e do sofrimento, incapazes e inseguros.

Difícil também é a posição de quem adoece. Subitamente se expõe, vê-se invadido por toda a sorte de investigação física, passa a receber restrições e a ter de seguir determinações. A pessoa se sente insegura, envolvida por um verdadeiro vendaval de emoções.

Cientificar-se do conteúdo das ideias e emoções despertadas no paciente pelo adoecer, respeitando-as; elencar prioridades e objetivos comuns entre médicos e pacientes, compartilhando-os; e finalmente considerar respeitosamente o desejo do paciente – são essas as metas a ser cumpridas.

Talvez seja necessário ainda retirar as defesas dos médicos, que serão tanto maiores quanto maior for o desconhecimento de si mesmos.

REFERÊNCIAS BIBLIOGRÁFICAS

CAPRARA, Andrea A, FRANCO, ALS. Medicina centrada no paciente e ensino médico: a importância do cuidado com a pessoa e o poder médico. *Revista Brasileira de Educação Médica,* Rio de Janeiro, v. 29, n. 90, 2008.

COMPTE-SPONVILLEE, A. Philosophie et Médicine. *Neuropsychiatr. Enfance Adolesc.*,47:459-467,1999.

DYRBYE, L. N.; MASSIE, F. S.; EACKER, A. *et al*. Relationship between Burnout and Professional Conduct and Attitudes among US Medical Students. *JAMA*, 304(11):1173-118, 2008.

DYRBYE, L. N.; THOMAS. M. R.; MASSIE, F. S. *et al*. Burnout and suicidal ideation among U.S. medical students. *Ann Intern Med.*, 149(5):334-341, 2008.

FIGUEIREDO, M. T. A. A dor no doente fora de recursos de cura e seu controle por equipe multiprofissional (Hospice). *Âmbito Hospitalar*, 89:63-70, 1996

FORD, C. V. Emotional distress in internship and residency: a questionnaire study. *Psychiatr. Med.,* 1: 143-50, 1983.

JUNQUEIRA, L. C. U. *Vivência de médicos oncologistas:* um estudo da religiosidade no cuidado existencial da saúde. Dissertação de Mestrado USP--Ribeirão Preto, 2008.

MELEIRO, A. M. A. S. Suicídio entre médicos e estudantes de medicina *Rev. Assoc. Med. Bras., São Paulo,* v.44, n. 2, abr./jun. 1998.

QUEIROZ, M. S. O Paradigma mecanicista da medicina ocidental moderna. Uma perspectiva antropológica. *Rev. Saúde Públ.*, São Paulo 20, 4: 309-317, 1986.

SILVA, P. R. M.; ROCHA, M. S. O ato médico e a subjetividade. *Rev. Latino-am. Psicopatol. Fundam.*, São Paulo, v. 11, n. 1, mar. 2008.

TENENBAUM, D. Crônica de um hospital geral V: criando monstros. *Rev. Ide*-SBPSP, n. 26, p. 88-91, 1995.

A CIÊNCIA E OS PROCESSOS
DE SUBJETIVAÇÃO [1]

Carlos Roberto Drawin

The time is out of ioynt: Oh cursed spight,
That ever I was borne to set it right.
Nay, come let's goe together. [2]
(Hamlet, I, V)

A o abordarmos um tema muito amplo e de conteúdo indeterminado como o que estamos propondo, precisamos iniciar a exposição, para não nos perdermos num emaranhado de afirmações desconexas, com uma rápida justificação da escolha feita e com duas breves observações terminológicas. A justificação, embora em si mesma extensa e difícil, pode ser apresentada inicialmente em termos bem simples. Nossa época está atravessada por uma cisão estrutural que pode ser esboçada do seguinte modo: de um lado, o mundo da vida, o âmbito de nossas atividades quotidianas e de nossas relações pessoais, repousa em crenças que se tornaram cada vez mais fragmentárias e dispersivas; de outro lado, nós nos inserimos num sistema funcional cada vez mais universal, abstrato e homogeneizante. Assim, as crenças morais e religiosas, as opções políticas e inclinações estéticas se disseminam numa dinâmica de intensa dispersão e interpenetração que produz um amálgama de ideias e

---

1 Esse texto traz uma versão mais elaborada de uma pequena palestra pronunciada pelo autor em agosto de 2011, no V Fórum Internacional Psicanálise e Medicina realizado em Belo Horizonte.

2 "O mundo está fora dos eixos. Oh! Maldita sorte... Por que nasci para colocá-lo em ordem! Mas, vinde, entremos juntos".

sentimentos instável e pouco consistente. Nesse contexto, como resultado do processo histórico de declínio dos grandes referenciais simbólicos ainda vigentes até o início do século passado, os indivíduos e grupos mergulham seja na desorientação e na anomia, seja na adesão sectária a doutrinas caracterizadas por um nível rudimentar de elaboração intelectual.

No entanto, se no horizonte próximo do mundo da vida, isto é, na esfera de nossa privacidade e do entorno de nossas relações pessoais, tudo é permitido e podemos seguir o caminho que quisermos, isso não ocorre no espaço público cada vez mais ocupado pelos interesses hegemônicos, a circulação e concentração do grande capital financeiro e a injunção operacional da economia, da administração e da técnica. Dominados por essa cisão estrutural, vemo-nos aprisionados na impotência crítica, arrastados pela voragem das imagens que rapidamente surgem e desaparecem no universo virtual e midiático, carentes dos recursos conceptuais que são requeridos na construção de uma mediação reflexiva suficientemente poderosa para dar conta dos impasses e contradições de nossa época. Oscilamos, desse modo, entre a impotência do pensamento e a onipotência da imaginação, mas a imaginação privada do pensamento perde a sua força simbólica e se esvai nos simulacros da ilusão narcísica (Subirats, 2010, p. 13-59).

Se esse diagnóstico, aqui esboçado de modo muito sucinto e um pouco sombrio, for basicamente correto, então aceitar o interdito da competência que nos é imposto pela lógica da especialização, isto é, a obrigação de nos submetermos ao impedimento de sair do lugar pontual no qual exercemos supostamente a nossa proficiência, significa pura e simplesmente aceitarmos, como inexorável, a nossa impotência crítica. Mas, nesse caso, pode-se perguntar: como o sistema global funciona se não há ninguém capaz de pensá-lo uma vez que todos devem apenas cumprir as funções específicas a que foram destinados? A resposta óbvia é que o sistema funciona por si mesmo como uma entidade viva e autônoma, porém não humana, porque seria uma realidade movida por um determinismo cego colocado para além de toda a intencionalidade racional. Mesmo porque, costuma-se alegar, não há intencionalidade nenhuma, uma vez que a mente é uma ficção ultrapassada, e somos apenas sistemas neurais em funcionamento, que são investigados e tratados pelos especialistas.

Mas que entidade seria essa que funciona cegamente porque é concebida nos mesmos termos das coisas inanimadas? Torna-se inevitável relembrar que Marx já havia desvendado esse enigma ao mostrar, no fetichismo da mercadoria, o segredo dessa realidade anônima e espectral que suga a vida verdadeiramente humana para cloná-la numa autorreprodução, sem controle e sem propósito. A negação do humano – da experiência comum, da consciência de si, do trabalho e da linguagem – como requisito ideológico necessário para a valorização da mercadoria e do capital. As coisas mortas prevalecendo sobre os homens vivos. (Marx, 1975/1867, 36-47; Derrida, 1994)

Ora, reconhecer o caráter fetichista da realidade implica desconstruir a coisificação da sociedade como produto imaginário decorrente do imenso crescimento das forças produtivas pela intensa concentração do capital e da absorção das ciências e das técnicas. Desse modo, o modelo do homem naturalizado que é promovido pela extensa difusão das ciências biomédicas, reforça e dá suporte epistemológico à naturalização da sociedade que é promovida pela intensa infusão das ciências econômicas nas concepções acerca da sociedade e da política. A biologia e a economia convergem na constituição de uma *realidade ideológica*, isto é, no estabelecimento de uma ideologia transfundida com a tecnociência, que não deve mais ser vista como um fenômeno superestrutural porque passa a ter uma incidência efetiva no funcionamento social. As ideias que se tornam efetivas na técnica têm um poder de constituição da realidade ao se converterem em "propriedade inerente à lógica de uma sociedade que só pode projetar no imaginário a contradição que ela mesma não pode resolver" (Drawin, 2004, p. 28-33).

Por que devemos transgredir a interdição imposta pela proficiência do especialista e formalizada pelas barreiras metodológicas? Porque, se a ciência no contexto da globalização capitalista transborda para além das fronteiras disciplinares e se espalha midiaticamente em todas as esferas da cultura, então uma teoria crítica da sociedade, capaz de apreender a dialética da modernidade, também deve transgredir as fronteiras disciplinares e não se submeter às interdições metodológicas e formais. Certamente a multiplicação das disciplinas e a sua subdivisão em sub e microáreas responde não só ao aumento do conhecimento científico, mas também à exigência de rigor que se associa à consciência cada vez mais aguda da imensa complexidade dos fenômenos estudados. A transgressão proposta não é um ato de irresponsabilidade epistemológica, pois não significa adesão a um ecletismo fácil, nem o uso selvagem de conceitos que não podem ser retirados de seu contexto específico e transpostos para outros domínios cognitivos. Ao contrário, o que a motiva é justamente a consciência do caráter pluridimensional de uma realidade que não pode ser redutivamente identificada aos parâmetros do modelo naturalista. Assim, por exemplo, quando se pretende eliminar da reflexão antropológica, em nome das ciências duras, noções e termos como "mente", "alma", "espírito", "interioridade", "inconsciente" e tantos outros, o que se está reivindicando é uma unificação positivista da linguagem em nome de um modelo de conhecimento que seria o único epistemicamente legítimo. No fundo, advoga-se por uma sociedade unidimensional em seu núcleo real, embora se admita, como uma espécie de epifenômeno, a diversidade das crenças e opiniões necessárias na composição de sua autoimagem democrática. A insistência nos ensaios abrangentes que transgridem as fronteiras disciplinares, a aceitação dos riscos da especulação não têm como objetivo – como poderia parecer diante das objeções da especialização científica – a comodidade da simplificação do mundo numa visão totalizante e ilusória. Ao contrário, visa provocar uma diferenciação semântica capaz de obrigar os especialistas a explicitar os seus pressupostos e entrar num regime de respeitosa interlocução e de abertura argumentativa, em vez de uma linguagem, como a neurofisiológica, pretender uma prevalência absoluta sobre outra, como a linguagem da mente (Changeux, Ricoeur, 2001, p. 09-75).

Com essas considerações, pretendemos ter esboçado uma justificativa para abordar um tema tão genérico quando o que está em foco são os problemas específicos, porém de grande relevância, suscitados pelas práticas e técnicas de médicos e psicanalistas que interagem no ambiente hospitalar. Na verdade, essa atuação quotidiana, em meio a inúmeras dificuldades de comunicação, atesta a necessidade de interlocução que aqui está sendo tratada num nível filosófico e, como veremos, apenas aparentemente, mais abstrato. A justificativa que acabamos de apresentar não deve ser vista como uma consideração prévia ao tema que queremos abordar porque já traz elementos para elucidar a articulação entre ciência e subjetividade. Voltando, porém, ao curso de nossa exposição, podemos fazer as duas breves observações terminológicas a que antes aludimos. A primeira delas se refere ao termo "ciência". Não seria, contra o que foi acima alegado, incorrer em extrema simplificação falarmos em ciência no singular em vez de precisarmos sobre qual das ciências estamos tratando dentro do universo plural da cientificidade? Não obstante, o que nos interessa aqui não é propriamente a questão epistemológica acerca da demarcação de ciência e não ciência para, então, investigar o estatuto epistêmico desta ou daquela disciplina ou teoria. Não temos a pretensão de discernir em que consistiria o "núcleo duro" da cientificidade, como faz Popper, por exemplo, ao propor o princípio de falsificabilidade como critério de demarcação. Proceder desse modo, ao contrário do que pretendemos, visaria discernir as fronteiras metodológicas que atravessam a pluralidade dos saberes e, separando o joio do trigo, rejeitar muitas declarações e pretensões infundadas que invocariam, em vão, o nome da ciência. Aqui falamos no singular porque o que nos interessa não são as teorias científicas puras, mas o que pode ser designado como o "discurso da ciência", ou seja, o processo de "imaginarização" e idealização que possibilita a reivindicação de um saber como "A" ciência, aquele saber seguro e superior que ocupa o lugar vazio deixado pelo refluxo das antigas cosmovisões religiosas. O discurso da ciência passa a ser absorvido pelo mundo da vida, pelo mundo de nossas atividades quotidianas, não só encobrindo o conflito dos interesses, mas também operando efetivamente na integração das tecnologias na autorreprodução do sistema industrial e capitalista. (Habermas, 1987, p. 45-106)

Nessa perspectiva, a hipótese que estamos aqui propondo, embora seja difícil desenvolvê-la e articulá-la em seus diversos aspectos, pode ser apresentada facilmente: há uma incidência do discurso da ciência nos processos de subjetivação, que resulta numa retração egoica da subjetividade. Aqui caberia, entretanto, a segunda observação terminológica uma vez que as palavras "subjetividade" e/ou "sujeito" são largamente utilizadas, mas o seu conteúdo é muitíssimo variável e pode adquirir, dependendo do contexto, significados banais ou, até mesmo, contraditórios. Pode-se tomar, por exemplo, "sujeito" como sinônimo de "indivíduo", "consciência" ou "eu", ou, como assinalamos, pode haver certa polarização entre o sujeito e o eu. Além disso, a ideia de subjetividade pode ser tomada tanto em sentido existencial e/ou transcendental. Teremos de definir a noção de subjetividade e/ou sujeito a que estamos nos referindo neste texto.

O primeiro passo dessa definição é puramente negativo, pois podemos denominar como sujeito aquele polo ativo que, no processo cognoscitivo, contrapõe-se ao conjunto dos entes ou dos objetos que se dão a conhecer. Assim, todas as coisas podem ser tomadas como objeto de conhecimento e o ser humano que conhece pode ser definido negativamente como o não-ente ou como o não-objeto, ou seja, como sujeito. Quando temos a intenção de conhecer o sujeito como um objeto, então somos obrigados a reconhecer, num recuo reflexivo, que há um sujeito que conhece o sujeito enquanto objeto. A propriedade do *regressus ad infinitum* que caracteriza a possibilidade humana de autorreflexão se define como polo irredutível de toda objetivação. Esse foi o procedimento operado por Husserl na primeira *Meditação Cartesiana* e designado como redução fenomenológica: o sujeito é o que resta quando perguntamos pela condição de possibilidade de todos os entes. Esse sujeito residual e indeterminado, que constitui intencionalmente o conjunto dos entes do mundo, pode ser caracterizado como "sujeito transcendental" em contraposição aos sujeitos empíricos, os indivíduos, que sempre podem ser objetivados (Bicca, 1997, p. 181-208; Rivelaygue, 1992, p. 331-337).

O segundo passo que precisaria ser dado para que a nossa definição de sujeito não permaneça no nível da teoria do conhecimento consistiria em determinar o conteúdo real da subjetividade, ou seja, o seu estatuto ontológico. As dificuldades que surgem aqui são imensas, pois as divergências suscitadas por tal empreendimento iriam marcar todo o pensamento do século passado. O lugar clássico dessa passagem que nomeamos como segundo passo na definição de sujeito pode ser encontrado na crítica de Heidegger à fenomenologia transcendental de Husserl. Uma vez feita essa advertência e deixando de lado as intrincadas discussões que a partir daí se enovelaram, podemos continuar nossa definição num sentido positivo. O sujeito como o não-ente ou não-objeto é o ser humano, enquanto aquele ente que se distingue de todos os outros entes por sua capacidade de interrogar e interpretar todos eles, pois apenas o ser humano pergunta pelo sentido daquilo que o cerca e nessa atividade interrogativa constrói um universo simbólico. Este integra, de modo mais ou menos consistente, um conjunto de representações, avaliações e interpretações que é o que podemos chamar de "mundo". Por isso, Heidegger afirma que nenhum outro animal, mas somente o ser humano enquanto a compreensão lhe é cooriginária, pode ser dito um "ser-no-mundo". O Homem é aquele ente que traz, em seu ser, a pergunta pelo seu próprio ser e pelo ser em geral e, por isso, o filósofo alemão prefere designá-lo por *Dasein* ou "aí-do-ser", ou seja, aquele que traz, na concretude de sua própria condição, no aí de sua situação particular (*Da*) a compreensão do ser, a abertura para a totalidade dos entes (*Sein*). (Heidegger, 1989, p. 38; Greisch, 1994, p. 85-89; Drawin, 2009, p. 45-49).

Dessa forma, a compreensão do ser não é uma atividade cognitiva que se acrescenta à essência do homem, não é uma faculdade que pode ou não ser exercida, mas constitui a essência mesma do humano e, portanto, pode ser considerada como anterior a toda tematização conceptual, anterior ao conceito e à estrutura predicativa do conhecimento. Nós exercemos desde sempre a atividade da pré-compreensão, porque estamos originariamente mergulhados na linguagem e esta não é um meio neutro, mas já contém valores e pressuposições que compõem a estrutura prévia (*Vor-Struktur*) a partir da qual interpretamos a realidade. As coisas não aparecem como dados sensoriais passivamente recebidos, mas se dão no interior do universo simbólico que é a cultura. Não há uma realidade em si, como a natureza, por exemplo, a que temos acesso por meio de um conhecimento inteiramente objetivo, como é o caso da concepção vulgarizada do conhecimento científico, porque toda objetividade se forma pela mediação da linguagem e da cultura, no interior da circularidade entre a compreensão prévia e implícita e a interpretação temática e explícita e que foi tradicionalmente designada como círculo hermenêutico (Inwood, 2002, p. 17-20; 98-100; Stein, 2001, p. 243-274).

Essas considerações filosóficas aqui nos interessam apenas para mostrar que a definição de subjetividade em seus dois aspectos, negativo e positivo, aponta para duas direções que se articulam. A primeira é a dimensão transcendental que denominamos também genericamente como subjetividade ou sujeito transcendental e que é uma condição *a priori* para todo o conhecimento objetivo. Assim, por exemplo, a neurofisiologia, como disciplina científica, pressupõe a subjetividade, embora as descrições e explicações por ela propostas não visem evidentemente à tematização da subjetividade. A segunda é a dimensão ontológica que denominamos especificamente como sujeito existencial (Dasein) porque o termo "existência" apenas a ele se aplica de modo eminente, uma vez que cada ser humano concreto está sempre fora (*ex*) de suas determinações físicas, cada indivíduo existente é um "ser-lançado" (*Geworfenheit*) na urdidura simbólica da linguagem e do *ethos*. O que seriam, então, os processos de subjetivação? Seriam processos muito complexos por meio dos quais o indivíduo se torna sujeito existencial (*existenzial*), isto é, converte-se na possibilidade de si mesmo justamente porque é mediatizado pelo outro, *assujeitado* à alteridade da cultura. O paradoxo da subjetivação pode ser proposto do seguinte modo: alguém só toma posse de si, de sua possibilidade de realização singular ou existenciária (*existenziell*) quando abandona sua pretensão de autofundação e reconhece a sua dívida simbólica. Essa "perda de si", da ilusão da transparência e da pretensão de autoapreensão intuitiva e autodomínio, é condição de possibilidade da posse de si mesmo, condição inerente ao processo de subjetivação. Por meio dele se dá a dolorosa descoberta de que a identidade não é igual à mesmidade (*mêmeté*) porque implica uma alteridade que a constitui em sua mais recôndita intimidade, como um si-mesmo (*soi-même*) que é sempre um outro (*ipséité*). Essa descoberta, a que estão submetidos todos aqueles sujeitos inseridos na transmissão intergeracional da cultura, atesta a concepção de que a ruptura e a cisão atravessam o "eu penso" (*cogito brisé*), ideia de que "o núcleo de nosso ser não coincide com o eu" e que encontrou a sua expressão lapidar nas fórmulas lacanianas: "o inconsciente é o discurso do Outro" (*l'inconscient, c'est le discours de l'Autre*) ou "eu é um outro" (*Je est un autre*) (Ricoeur, 1990, p. 11-38; Lacan, 1966, p. 16; Lacan, 1987, p. 15; 61-63; Fink, 1998, p. 19-31).

Vê-se facilmente, então, como a "ciência" ou mais propriamente o que denominamos como "discurso da ciência", que é a idealização imaginária do poder da tecnociência e que tem no campo biomédico a sua expressão exemplar, irá impactar fortemente os processos de subjetivação. O primeiro impacto se refere à subjetividade compreendida como sujeito transcendental como pressuposto de todo o conhecimento, até mesmo do conhecimento científico. Se, como vimos, o sujeito resiste a toda a objetivação e não pode ser tomado como objeto de ciência, então a sua não tematização logo será convertida em sua exclusão. A objetividade surge como resultado de uma simples operação metodológica, como se o método científico, por si só, como num passe de mágica, fosse capaz de nos dar acesso à realidade em si. A ingenuidade epistemológica, que decorre da obliteração do sujeito transcendental, leva *ipso facto* à crença de que o ser humano – que na tradição filosófica foi designado em sua diferença específica como "alma" (*psykhé; anima*); "razão" (*lógos;ratio*), "intelecto" (*noûs; intellecttus*), "espirito" (*pnéuma; mens, spiritus*) – pode e deve ser tratado como um objeto, uma coisa dentre outras coisas que compõem a realidade naturalizada. Assim, em algumas versões mais radicais do naturalismo, como no caso da "teoria da identidade" e do "materialismo eliminatista", todos os eventos mentais são considerados idênticos a algum evento ou estado do sistema nervoso central, e as definições filosóficas do ser humano, acima mencionadas (mente, alma etc.), são interpretadas como transposições acríticas da ilusão do senso comum que supõe, por exemplo, que as pessoas acreditem em alguma coisa ou desejem algo (Lycan, 2002, 165-196). Estamos argumentando, ao contrário, que essa crença naturalista, que tem sido difundida extensamente pelo discurso da ciência, não só nos parece epistemologicamente insustentável, mas, ao desautorizar o senso comum, introduz um corte extremamente perigoso entre a ciência e a experiência cultural. Essa separação está na origem do processo histórico que desencadeou a grande crise espiritual da modernidade, que pode ser diagnosticada na surpreendente discrepância entre a rápida ascensão do conhecimento científico e o lento, mas perceptível, declínio da força simbólica da cultura. Essa barbárie que não vem de fora, mas emerge das contradições internas da modernidade, fragiliza o mundo da vida ao aumentar exponencialmente os meios de que dispomos para dominar a natureza e organizar a sociedade, ao mesmo tempo em que privatiza os nossos referenciais axiológicos e descarta como social e epistemologicamente irrelevante a questão do sentido. Como se pode ver, a interdição da instância transcendental operada pelo discurso da ciência não se restringe à esfera teórica uma vez que, em sua função ideológica, ele configura o imaginário social contemporâneo e produz efeitos práticos bem palpáveis.

O incremento da racionalidade dos meios supostamente necessários para a satisfação dos indivíduos se faz em detrimento das razões de viver. Se a vida possui razões e se a razão só pode ser construída por meio das interações discursivas enredadas na trama social, então a demanda de sentido reflui para a esfera privada e se restringe a escolhas meramente emocionais e idiossincráticas, e a sociedade converte-se num espaço de ordenações puramente técnicas e administrativas. O tipo restrito de racionalidade reivindicado pelo discurso da ciência como o único legítimo e admissível tem, como efeito paradoxal, a crise da razão em sua estrutura analógica e limita drasticamente o seu alcance ético e histórico (Henry, 1987, p. 11-42; Vaz, 1995, p. 53-85).

O segundo impacto se refere ao sujeito existencial, concepção segundo a qual o ser humano em sua essência não pode ser definido nem pelo corpo em sua determinação biológica, nem pelo eu autárquico da descrição psicológica. Em sua posição existencial, está originariamente lançado no mundo da linguagem, dos valores, das normas e das crenças e somente nele pode compreender a si mesmo e aos outros. O que designamos como processo de subjetivação consiste justamente na difícil travessia da triangulação edípica por meio da qual somente o indivíduo submetido à verticalidade da transmissão intergeracional torna-se capaz de participar da horizontalidade da cooperação cultural, ou seja, para que o indivíduo exerça o seu papel social na construção do mundo deve pagar o preço de sua submissão ao mundo. Somente a submissão introjetada na forma da consciência moral (*Gewissen*) nos dá acesso à compreensão da realidade, à participação na história e à recriação da vida e nos converte em sujeito existencial. Freud percebeu, com grande agudeza, o alto preço a ser pago pelo ingresso na cultura, preço que pagamos, ao longo de nossa existência, como sentimento de culpa (*Schuldgefühl*) e angústia moral (*Gewissensangst*). O supereu, afinal de contas, como herdeiro direto da instância parental, oscila em sua dupla função de amo severo, que algumas vezes fustiga e maltrata "o pobre eu", e de "portador do ideal do eu" (*Träger des Ichideals*) que nos lança na busca da perfeição sempre maior sem a qual, deve-se reconhecer, não podemos, como foi enfatizado, compreender a realidade, participar da história e recriar a vida (Freud, 1999/1932, p. 62-86).

O discurso da ciência opera a foraclusão da subjetividade em suas duas vertentes – tanto do sujeito transcendental, quanto do sujeito existencial – porque não se propõe a lidar apenas, como sempre temos de fazer, com o mal-estar inerente à cultura enquanto esta é coextensiva com o ser humano. Mas, em sua desmesura narcísica, nega a necessidade da inscrição simbólica e difunde a ilusão de que não há preço algum a ser pago, pois o homem não passa de pura natureza funcionando na economia da satisfação. A naturalização do humano traz, como contrapartida aparentemente inesperada, mas facilmente previsível, a psicologização do indivíduo uma vez que o esvaziamento das dimensões transcendental e existencial do sujeito deixa, como resíduo, o indivíduo empírico com o seu eu psicológico. Pode-se concluir facilmente que a economia anônima da satisfação – que não cessa de produzir um imenso dispositivo de técnicas e artefatos axiologicamente neutros – tem como objeto o indivíduo a ser satisfeito. O eu supereminente, que oscila entre a inflação e a deflação egoicas, pode ser visto como o resto não descartável da mesma lógica que foracluiu a subjetividade em nome da pretensa exigência científica de naturalização do humano. Naturalismo e psicologismo se complementam em detrimento da experiência humana do sentido, pois ambos bloqueiam o acesso aos recursos simbólicos que possibilitam ao indivíduo sua projeção num horizonte que ultrapasse os limites estreitos de sua facticidade. Ele se torna simultaneamente concreto, porque prisioneiro de suas vivências afetivas e abstrato, porque trânsfuga de sua responsabilidade histórica. Nessa estranha fusão do concreto e do abstrato, não nos surpreende que ele se sinta absorto em seu olhar autocentrado e perdido na incessante demanda de remédios técnicos e jurídicos.

As considerações que acabamos de fazer de modo ensaístico certamente exigiriam muitos outros desdobramentos históricos e sistemáticos. A impossibilidade de um desenvolvimento mais longo das ideias subjacentes ao nosso argumento, a necessidade de propormos afirmações muito sucintas e taxativas impõem duas advertências que alertam para duas interpretações igualmente errôneas. A primeira possui um caráter teórico e diz respeito à suposição de uma rejeição, em bloco, da modernidade, e a segunda possui um caráter prático e diz respeito à suspeição de inanidade que recai sobre formulações muito abrangentes e especulativas.

No primeiro caso, cabe advertir que as críticas feitas ao discurso da ciência não pressupõem a demonização da modernidade nem o desapreço da ciência, tão típicos da inclinação irracionalista da pós-modernidade. Ao contrário, a tese fundamental que sustenta o nosso argumento afirma o caráter plural e dialético da modernidade enquanto realidade histórica sumamente complexa que se diferencia em diferentes domínios de valor. Nas sociedades tradicionais, teríamos certa homogeneidade do universo simbólico que permitiria a compreensão recíproca entre um camponês analfabeto e um filósofo de alto nível intelectual. Nas sociedades modernas, ocorrem sucessivas divisões, não só entre os mundos da vida e do conhecimento, mas também no interior de cada um deles. Aos poucos, destacam-se do mundo da vida diferentes formas de ordenação social como a construção ético-jurídica do Estado, o jogo de interesses do mercado e a formação pública da comunidade. Além disso, na esfera do conhecimento, haveria a emergência de diversos modelos de racionalidade que adotam critérios de legitimação profundamente heterogêneos como os critérios operacionais da tecnociência, os prático-normativos da ética e do direito e os expressivos das artes e da literatura. Todas essas diferenciações e desdobramentos produzem inúmeros antagonismos e tornam a compreensão totalizante da modernidade extremamente difícil e foi essa complexidade dinâmica que antes designamos em nossa justificação prévia como dialética da modernidade (Souza Santos, 2000, p. 23-117; Cascardi, 1995, p. 21-90).

Muitos foram os pensadores que, a partir das três críticas kantianas, procuraram construir uma teoria dos tipos de racionalidade que não cedesse à tentação do reducionismo e fizesse justiça aos diferentes modelos de interpretação da realidade. O que não significa a adoção de uma neutralidade impossível e de indiferença hermenêutica. A racionalidade ética gozaria de prioridade pela simples razão de que o homem moderno não se limita a interpretar a realidade, mas está comprometido com o projeto antropocêntrico de construir o mundo humano. A crise espiritual a que nos referimos anteriormente consiste justamente numa espécie de torção da dialética da modernidade que destituiu a ética de sua posição primacial e a substituiu pelo modelo da racionalidade tecnocientífica. Nosso argumento não pressupõe, não custa repetir, uma visão monolítica e demonizante da modernidade, mas, ao contrário, exige o reconhecimento de sua complexidade dinâmica e advoga o desbloqueio da dialética da modernidade. O discurso da ciência, sob a alegação do rigor metodológico, seria eminentemente simplificador e reducionista ao promover a hegemonia da racionalidade analítica e instrumental, em detrimento da razão prática, e ao se associar à hipertrofia do livre jogo do mercado, em detrimento das mediações comunitárias e das políticas públicas. Essa dupla distorção encontra sua compensação, como já se disse, na enfatuação egoica de um indivíduo colado à sua imagem frágil, mas engrandecida, e que tem a presunção de determinar livremente o seu destino a partir de si mesmo. O eu pretensamente liberado de pagar o alto preço edípico do processo de subjetivação desmorona em sua inconsistência simbólica e sucumbe ao imenso cansaço da autossustentação do seu ser. O ponto extremo desse desmoronamento, cuja figura mórbida se manifesta na depressão pós-moderna, pode ser assinalado com o advento do *homo somaticus*, que atinge a crispação máxima do gozo do corpo que se oferece, em sua imediatidade pontual, como objeto de prazer e se manipulação (Ehrenberg, Alain, 1998, p. 9-20; 207-251; Dufour, 2005, p. 23-116; Freire Costa, 2004, p. 185-242).

No segundo caso, o da suspeita em relação a exposições consideradas "abstratas" e inúteis para os que são confrontados em seu trabalho com os desafios da prática, cabem duas observações preliminares e uma pequena reflexão ética. A primeira observação preliminar pode ser apresentada de modo dogmático, pois se resume na convicção de que qualquer ação que venha a mitigar, de alguma forma, o sofrimento humano deve ser bem-vinda e acolhida com gratidão. Não se trata apenas de exaltar retoricamente os "bons sentimentos", mas de reconhecer a importância do critério utilitarista quando abordamos casos concretos, nos quais não basta nos reportarmos a princípios universais e teorias abrangentes, porque é preciso avaliar as consequências de nossas decisões e intervenções à luz da inter-relação entre os fins específicos visados e os meios adequados para atingi-los. Essa orientação, que se denomina correntemente como "pragmatismo clínico", propõe um método que busca conjugar os aspectos normativos gerais com os dados do contexto específico, de modo a se chegar a decisões conjuntas de caráter prudencial. Pode-se estabelecer então, máximas de conduta balizadas por princípios bioéticos como aqueles que foram propostos no *Belmont Report* – documento elaborado nos Estados Unidos, em 1978, pela "Comissão Nacional para a proteção de Pessoas Objeto de Experimentação Biomédica" – que defendem a autonomia e a beneficência. De acordo com o primeiro princípio "os indivíduos deveriam ser tratados como seres autônomos e as pessoas cuja autonomia está diminuída devem ser objeto de proteção" e de acordo com o segundo deve-se sempre "ampliar os possíveis benefícios e minimizar os possíveis riscos". Tais máximas ainda vagas deveriam ser integradas na atitude fundamental do cuidado que reconhece a singularidade de cada sujeito como inviolável e dotado de dignidade intrínseca (Cortina e Martínez, 2005, p. 147-176; Ferrer e Álvarez, 2005, p. 335-356; Plastino, 2009, p. 53-87).

A segunda observação preliminar adverte para o equívoco de se considerar "abstração" todo o esforço de reflexão e pensamento com o intuito de se focar exclusivamente no "concreto". Pois, como vimos, o indivíduo situado numa sociedade movida pela lógica da funcionalidade ocupa o lugar de uma "abstração concreta", pois, desde sua vivência imediata, não pode entender minimamente os processos que o arrastam e que determinam abstratamente a sua concretude. A abstração coincidiria com a vivência mais imediata, uma vez que esta se encontra separada daquilo que a determina de fora e que o indivíduo não pode perceber. Este, na inconsciência de sua consciência mais vívida, atesta com sua não percepção a sua condição de alheamento, de abstração em relação ao mundo. Podemos inverter, por conseguinte, os termos da equação para afirmar que o que muitas vezes chamamos de abstração seria o esforço em resistir às pressões do engajamento, da urgência da vida e das atividades para, assim, adquirir o olhar distanciado da reflexão sem o qual nossas práticas podem negar os objetivos que estão supostamente tentando alcançar. O desinteresse pelo trabalho reflexivo encobre o ideal regulativo que orienta o nosso trabalho efetivo e nos torna vítimas fáceis de modelos de racionalidade muito mais elaborados e persuasivos, que, em sua vigência, contrapõem-se ao que pretendemos realizar. Um psicólogo engajado na área da saúde, por exemplo, completamente envolvido em suas atividades quotidianas a ponto de considerar supérflua toda elaboração crítica mais distanciada, acaba sendo facilmente integrado, sem resistência, ao poder biomédico que encontra atualmente ampla aceitação social em decorrência do discurso da ciência. Assim, pode-se dizer que o campo das psicoterapias não se enquadra nas coordenadas epistêmicas da racionalidade hegemônica, mas possui um caráter sapiencial que expressa os limites dessa mesma racionalidade e a ela resiste, mas sua resistência só subsiste por meio de uma teoria crítica da sociedade. As psicoterapias, aqui tomadas numa acepção genérica, podem ser aproximadas, sem constrangimento, dos exercícios espirituais propostos pela sabedoria antiga. Essa proximidade justifica nossa pequena reflexão ética conclusiva. (Drawin, 2009, p. 17-37; Drawin, 2012).

Como antes ressaltado, a diferenciação dos domínios de valor na modernidade introduz uma cisão entre os mundos da vida e do conhecimento, o que leva a uma grave crise ética uma vez que esta pretende justamente lançar uma ponte entre a razão e a vida. Essa cisão provoca uma reação em cadeia, pois, no plano da vida, multiplicam-se as moralidades das culturas e subculturas particulares, e no plano do conhecimento, multiplicam-se as diferentes teorias éticas. Esse duplo efeito de fragmentação se revela incompatível com a integração sistêmica, o que leva a uma reação em cadeia aparentemente inversa, mas, na verdade, complementar e que consiste numa proliferação cada vez maior de regulamentações e normas jurídicas. A dificuldade torna-se manifesta, porém, na crise de legitimação das instituições que produzem essas mesmas regulamentações e normas, o que evidencia o curto-circuito do duplo encadeamento da particularidade das moralidades e da universalidade do direito. Não há como abordar aqui, mesmo tangencialmente, essa problemática intrincada. Não obstante, podemos esboçar a título programático três proposições pertinentes ao tema que estamos discutindo. A primeira delas consiste, como foi dito, em resgatar a posição primacial da ética que foi recalcada com a ascensão do discurso da ciência, mostrando que nenhuma argumentação, incluindo os mais estritos procedimentos científicos, pode prescindir da exigência ética de reconhecimento do interlocutor como racionalmente competente. Essa exigência coincide com o princípio bioético da autonomia, pois o reconhecimento do outro deve permanecer mesmo na relação mais dissimétrica entre a maestria do médico eminente e a precariedade do paciente mais humilde. A segunda se refere às implicações da dimensão do cuidado a que antes já aludimos. Ao aceitarmos a singularidade e dignidade irrenunciáveis do outro, também estamos colocando em segundo plano as nossas convicções pessoais e as nossas opções teóricas. Isso significa, por exemplo, que as demandas provenientes do outro devem ser respondidas a partir da máxima lucidez em relação às nossas convicções e opções, mas não podem ser submetidas a um enquadre teórico ou doutrinal inflexível. O outro padecente, que ocupa um lugar dissimétrico em relação ao nosso saber, não pode ser posto como objeto desse mesmo saber, pois lhe deve ser assegurada a posição subjetiva que lhe compete por princípio, por maiores que tenham sido os percalços e déficits de seu processo de subjetivação. A terceira proposição, a mais difícil de ser aqui justificada, remete ao conjunto das críticas que endereçamos ao discurso da ciência como sintoma daquela torção patológica da modernidade. Já advertimos que seria errôneo rejeitar a modernidade como um todo, como um bloco monolítico, mas brota de nosso diagnóstico crítico uma interrogação que não pode ser escamoteada: o devir histórico da modernidade, que levou à crise espiritual que ameaça o futuro da humanidade, já não estaria inscrito desde o início em seu destino? Já não estaria contido no evento inaugural da viragem antropocêntrica que circunscreveu todo sentido possível no espaço imanente da subjetividade? Essa questão, posta a partir da leitura heideggeriana do caminho tomado pela civilização ocidental, tem suscitado novas e perturbadoras indagações, alimenta novas e fecundas reflexões. Indagações e reflexões que têm lançado uma nova luz sobre a transformação estrutural que, a partir do século XIV, foi dando uma nova configuração conceptual à cultura moderna (Courtine, 1990; Vaz, 1997, p. 243-267). O que essa questão tem a ver, alguém pode contestar, com o tema que estamos aqui discutindo? Talvez possamos responder de modo muito simples, da seguinte forma: a ética sempre foi uma sabedoria dos limites, uma sabedoria que, em todas as culturas anteriores à nossa modernidade, relativizou a posição do homem no cosmos e remeteu a questão do sentido a algum tipo de instância religiosa ou transcendente. Ora, diante do grande sofrimento humano – a doença, a morte, a violência, a catástrofe, a guerra – os recursos simbólicos oferecidos pela modernidade, tanto os provenientes das técnicas duras quanto os de todas as outras intervenções que se espelham no mesmo modelo, seriam suficientes? Essa pergunta não pode ser calada, mas não deve ser interpretada como simples nostalgia de um passado religioso que seria mais adequado para o acolhimento de nossa dor de viver. Ao contrário, alguns estudiosos têm mostrado que o secularismo da nossa época oculta e dissimula, como parece ser o caso da economia, uma problemática fundamentalmente religiosa que precisa ser explicitada e repensada. (Girard, 2011; Dupuy, 2011). Seja como for, o discurso da ciência veicula a ideologia do aperfeiçoamento indefinido da espécie humana que agora começaria a entrar, graças à bio e à nanotecnologia, no novo reino do pós-humano. A recordação dos inúmeros horrores do último século não deve nos deixar iludidos, porém, quanto à ambição fáustica do ser humano. Este, não podendo criar o ser partir do nada, acaba por se dissolver no nada quando pretende erigir-se como seu próprio absoluto e faz da destruição uma paródia trágica do ato de criação.

REFERÊNCIAS BIBLIOGRÁFICAS

BICCA, Luiz. *Racionalidade moderna e subjetividade*. São Paulo: Edições Loyola, 1997.

CASCARDI, Anthony J. *Subjectivité et modernité*. Paris: PUF, 1995.

CHANGEUX, Jean-Pierre; RICOEUR, Paul. *La naturaleza y la norma:* lo que nos hace pensar. México: FCE, 2001.

CORTINA, Adela; MARTÍNEZ, Emílio. *Ética*. São Paulo: Edições Loyola, 2005.

COSTA, Jurandir Freire. *O vestígio e a aura.* Corpo e consumismo na moral do espetáculo. Rio de Janeiro: Garamond, 2004.

COURTINE, Jean-François. *Suarez et le système de la métaphysique*. Paris: PUF, 1990.

DERRIDA, Jacques. *Espectros de Marx*. Rio de Janeiro: Relume-Dumará, 1994.

DRAWIN, Carlos Roberto. A recusa da subjetividade: idéias preliminares para uma crítica do naturalismo. *Psicologia em Revista*. v. 10, n. 15, p. : 28-42,2004.

_____. Psicoterapias: elementos para uma reflexão filosófica. *Ano da Psicoterapia:* textos geradores. Brasília: Conselho Federal de Psicologia,2009.

_____. Subjetividade e constituição ética da psicologia. In: KYRILLOS NETO, Fuad *et al.* (Org.). *Subjetividade(s) e sociedade*: contribuições da Psicologia. Belo Horizonte: Conselho regional de Psicologia, 2009.

_____. *Violência e alteridade*: sobre a lógica perversa da modernidade tardia. 2012. (No prelo)

DUFOUR, Dany-Robert. *A arte de reduzir cabeças.* Sobre a nova servidão na sociedade ultraliberal. Rio de Janeiro: Companhia de Freud, 2005.

DUPUY, Jean-Pierre. *O tempo das catástrofes*. São Paulo: Editora Realizações, 2011.

EHRENBERG, Alain. *La fatigue d'être soi.* Dépression et societé. Paris: Éditions Odile Jacob, 1998.

FERRER, Jorge José; ÁLVAREZ, Juan Carlos. *Para fundamentar a bioética*. São Paulo: Edições Loyola, 2005.

FINK, Bruce. *O sujeito lacaniano.* Entre a linguagem e o gozo. Rio de janeiro: Jorge Zahar Editor, 1998.

FREUD, Sigmund. *Neue Folge der Vorlesungen zur Einführung in die Psychoanalyse*. Frankfurt am Main: Fischer Taschenbuch Verlag, 1932/1999. (GW, XIV).

GIRARD, René. *Rematar Clausewitz:* além da guerra. São Paulo: É Realizações Editora, 2011.

HABERMAS, Jürgen. *Técnica e ciência como "ideologia".* Lisboa: Edições 70, 1987.

HEIDEGGER, Martin. *Ser e tempo.* Petrópolis: Vozes, 1989.

HENRY, Michel. *La barbarie.* Paris: Bernard Grasset, 1987.

INWOOD, Michael. *Dicionário Heidegger.* Rio de Janeiro: Jorge Zahar Editor, 2002.

LACAN, Jacques. Écrits. Paris: Éditions du Seuil, 1966.

_____. *O seminário II:* O eu na teoria de Freud e na técnica da psicanálise (1954-1955). Rio de janeiro: Jorge Zahar Editor, 1987.

LYCAN, William G. Filosofia da mente. In: BUNNIN, Nicholas; TSUI-JAMES, E.P. (Org.). *Compêndio de filosofia.* São Paulo: Edições Loyola, 2002.

MARX, Karl. *El capital.* Crítica de la economia política. México: FCE, 1867/1975. V. I.

PLASTINO, Carlos Alberto. A dimensão constitutiva do cuidar. In: MAIA, Marisa Schargel (Org.). *Por uma ética do cuidado.* Rio de Janeiro: Garamond, 2009.

RICOEUR, Paul. *Soi-même comme un autre.* Paris: Éditions du Seuil, 1990.

RIVELAYGUE, Jacques. *Leçons de métaphysique allemande.*: Kant, Heidegger, Habermas. Paris: Bernard Grasset, 1992. Tome III.

SANTOS, Boaventura de Souza. A crítica da razão indolente: contra o desperdício da experiência. São Paulo: Cortez Editora, 2000.

STEIN, Ernildo. *Compreensão e finitude:* estrutura e movimento da interrogação heideggeriana. Ijuí: Editora Unijuí, 2001.

SUBIRATS, Eduardo. *A existência sitiada.* São Paulo: Romano Guerra, 2008.

VAZ, Henrique C. de Lima. Ética e razão moderna. *Síntese*, v. 22, n. 68, p. 53-85 1995.

_____. *Escritos de filosofia III.* Filosofia e cultura. São Paulo: Edições Loyola, 1997.

(IN) GRATA SOLIDÃO: UM ENCONTRO COM A CAPACIDADE DE SE ESTAR SÓ

Rosa Carla de Mendonça Melo Lôbo

Tudo é vivo e tudo fala, em redor de nós, embora com vida e voz que não são humanas, mas que podemos aprender a escutar, porque muitas vezes essa linguagem secreta ajuda a esclarecer o nosso próprio mistério. Como aquele Sultão Mamude, que entendia a fala dos pássaros, pode aplicar toda a nossa sensibilidade a esse aparente vazio de solidão: e pouco a pouco nos sentiremos enriquecidos.

[...]

Tudo palpita em redor de nós, e é como um dever de amor aplicarmos o ouvido, a vista, o coração, a essa infinidade de formas naturais ou artificiais que encerram seu segredo, suas memórias, suas silenciosas experiências. A rosa que se despede de si mesma, o espelho onde pousa o nosso rosto, a fronha por onde se desenham os sonhos de quem dorme tudo, tudo é um mundo com passado, presente, futuro, pelo qual transitamos atentos ou distraídos.

Mundo delicado, que não se impõe com violência: que aceita a nossa frivolidade ou o nosso respeito; que espera que o descubramos, sem se anunciar nem pretender prevalecer; que pode ficar para sempre ignorado, sem que por isso deixe de existir: que não faz da sua presença um anúncio exigente: 'estou aqui! Estou aqui!' Mas, concentrado em sua essência, só se revela quando os nossos sentidos estão aptos para o descobrirem. E que em silêncio nos oferece sua múltipla companhia, generosa e invisível.

Oh! Se vos queixais de solidão humana, prestai atenção, em redor de vós, a essa prestigiosa presença, a essa copiosa linguagem que de tudo transborda, e que conversará convosco interminavelmente.

Cecília Meirelles

As dinâmicas psíquicas que, na atualidade, se apresentam em nossa clínica, parecem estar perdidas na cultura contemporânea da indefinição de valores sociais e morais que vivenciamos. Um mundo tecnológico, moderno e exigente antecipa o futuro no ontem e exige do sujeito padrões de excelência com grande prontidão e qualidade, mesmo perante a sua própria qualidade de vida. Dessa maneira, encontramo-nos mergulhados em uma escravidão do bem-estar contemporâneo.

Nesse ritmo, o sujeito aparece e parece bastante fragmentado. São perturbações vagas, sentimentos de vazio, falta de sensibilidade para coisas e pessoas, uma indefinição também em suas queixas, não conseguindo especificar suas demandas. Consequências de todo um processo que acarreta o sofrimento psíquico, cujas patologias anunciam novos contornos. Transtornos alimentares (anorexia e bulimia), depressão, drogadição, transtornos do pânico, sintomas psicossomáticos e demais síndromes e sintomas complexos desafiam a clínica atual.

A via de fuga para tamanhas exigências no mundo do real tem encontrado destino na banalização dos afetos humanos. Assim, as angústias, lutos e perdas desembocam nas drogas, pílulas da felicidade ou terapias alternativas e imediatas que prometem aplacar de pronto a dor, de maneira artificial, indolor, porém paliativa.

O mundo exigente termina por separar, afastar e isolar o sujeito de suas relações com os outros. Cair no individualismo, ou melhor, buscar o investimento mais narcísico é uma forma de idealização de si, alternativa para sentir-se pleno.

A globalização, o avanço tecnológico e toda mecanicidade que "facilitam" a vida dos humanos na atualidade têm ocasionado a solidão do sujeito. Porém, esse não seria o problema por si só – a questão mais importante a ser considerada é quando esse sentimento acarreta sofrimento. E, em sua mais grave forma, quando o sujeito passa a se sentir só, mesmo na companhia de outras pessoas.

Assim, a clínica vai anunciando a ausência de uma subjetividade mais alicerçada no apoio interno, necessário para uma vida mais plena e mais criativa. E pensar nessas questões faz-nos lembrar, portanto, das falhas básicas na constituição inicial do sujeito, no eu narcísico e na confiança básica da relação mãe e bebê e nos processos de separação e individuação, necessários ao desenvolvimento sadio.

Sobre o sentimento de solidão, Melanie Klein ([1963] 1991) o atribui a uma condição patológica, incômoda, dolorosa e negativa. Tal situação independe da condição de se estar ou não sozinho fisicamente. Assim ela nos diz:

> Por sentimento de solidão interior – o sentimento de se estar sozinho independente de circunstâncias externas; de se sentir só mesmo quando entre amigos ou recebendo amor. Esse estado de solidão interna, eu sugerirei, é o resultado de uma ânsia onipresente por um estado interno perfeito, inalcançável (KLEIN, 1991, p. 341)

Desta maneira, compreende-se ser a solidão um sentimento verdadeiro em todos os indivíduos, mesmo que experimentado de modo diferente em cada um. Sua origem e intensidade estão relacionadas com as angústias paranoides e depressivas que se formam nos primeiros meses de vida, na relação com seu primeiro objeto de amor – a mãe.

É na relação satisfatória com o objeto bom, nos primeiros meses de vida, que se estabelecerá uma vinculação positiva entre a dupla mãe-bebê e, dessa maneira, uma comunicação do inconsciente materno com o inconsciente do bebê permitirá a sensação de compreensão e vinculação não verbal, ou seja, um acolhimento sem palavras. Nas repetidas experiências de gratificação e expectativa de retorno, o bebê estabelecerá uma confiança íntima para tolerar a fome e o desconforto emocional. Assim, ele aprende e apreende a separação e inicia o processo de diferenciação da existência de um externo, fonte de gratificação, e do que está dentro, a necessidade e o seu desejo. Este vínculo, inconscientemente, torna-se objeto de desejo para ser sempre buscado pela criança e mantém-se como modelo para seus futuros relacionamentos. O sentimento de solidão surge em razão de ser essa condição jamais reestabelecida com tamanha intensidade.

Klein salienta que a relação com o seio e com a mãe nunca é completamente sem imperfeições. A mãe nunca estará completamente disponível para o seu bebê. Assim, a relação pode sofrer perturbações internas, quando oriundas do próprio bebê em suas fantasias; e externas, quando o meio não favorece. Estas são resultados de impulsos de vida e de morte presentes na vida de todos os seres humanos e que resultam nas ansiedades persecutórias, presentes em maior intensidade nos três primeiros meses de vida, característica da posição esquizo-paranoide. Klein ([1963] 1991) então postula que as raízes da solidão estão relacionadas à insegurança paranoide do bebê que, por meio da projeção, intensifica suas fantasias paranoides.

Apenas após o terceiro mês de vida é que o bebê, com o ego um pouco mais integrado, passa a ver a mãe como completa e não cindida. As ansiedades paranoides cedem lugar para as depressivas, e o ego mais integrado possibilita a diminuição do ódio por meio do amor. Assim também os impulsos mais destrutivos diminuem sua intensidade, e ocorre certa segurança do ego (esperança) em relação à capacidade de sobreviver aos impulsos mais negativos e destrutivos, mantendo assim o objeto bom inteiro.

Vale salientar que é na falha dos processos de cisão (de que o ego se utiliza para livrar-se da insegurança) que o ego é tentado a se compor com os aspectos destrutivos, facilitando assim a integração.

Melanie Klein foi quem mais estudou a respeito dos processos de cisão. Em seus escritos, podemos encontrar como um mesmo objeto parcial pode manter-se dissociado simultaneamente em quatro formas: como objeto bom, mau, perseguidor e idealizado (Zimerman, 2001).

Em *Contribuição à psicogênese dos estados maníaco-depressivos*, Klein ([1935] 1996) vai descrever que, nesse instante, o lactente não só vivencia sentimentos de perda, culpa e falta do objeto bom, sentido como perdido, como também sentimentos ameaçadores, oriundos de suas próprias pulsões e fantasias. Diz M. Klein:

> Ao ultrapassar essa etapa, o ego atinge uma nova posição, que forma os fundamentos da situação chamada de perda de objeto. A perda do objeto só pode ser sentida como uma perda total depois que ele tenha sido amado como um objeto total (KLEIN, 1996, p. 313).

Porém, tal integração não ocorre de maneira muito rápida e simples. O ego, ainda sob ameaças paranoides, vivencia o temor de ser dominado pelo mal e, portanto, a integração tão almejada é também evitada, pois ocorre o temor de que os objetos destrutivos venham aniquilar o objeto bom e as partes boas do *self*. Assim, com a integração surge a solidão, e em casos em que o superego for severo, reascendem os impulsos destrutivos, crescendo o sentimento de estar sozinho para enfrentar a dor.

Winnicott ([1951] 1978) nos ensina que a marca do início do processo de individuação e separação do eu e do não eu, constituinte do símbolo da união mãe e bebê, ocorre à medida que o suporte dado pela mãe às necessidades básicas deste filho assegura a possibilidade deste se relacionar com os objetos e, desta maneira, ampliar seu mundo real.

De acordo com Winnicott ([1951] 1978), o desenvolvimento primitivo do lactente depende inteiramente dos cuidados maternos ou *holding*. Assim, para esse autor, a mãe dá suporte e sustentação emocional ao seu bebê para que ele possa atravessar as difíceis etapas que vão desde o narcisismo primário à relação de objeto. Salienta ainda que as condições são favoráveis quando a mãe é "suficientemente boa", ou seja, a que permite ao filho uma "área de ilusão", com dupla função. Assim nos diz Winnicott: "A tarefa final da mãe consiste em desiludir gradativamente o bebê, mas só terá sucesso se a princípio tiver podido propiciar oportunidades suficientes para a ilusão" ([1951] 1978, p. 120).

A esse respeito, Bion ([1962] 1988) escreve sobre a capacidade de *rêverie* da mãe, cuja condição fica centrada em sua função de sonho, estando ligada ao seu bebê não pelos órgãos dos sentidos, mas por sua intuição (profundo estado de sintonia), possibilitando uma maior contenção de identificações projetivas, sendo estas percebidas como boas ou más.

Zimerman (2001) vem traduzir essa capacidade de *rêverie* como uma possibilidade de pensar outro registro, com liberdade para o sonho, devaneio, imaginação e simbolização do que é concreto. Este autor nos lembra que Bion atribuía a importância desta condição ao processo de análise na relação analista-analisando.

Cabe enfatizar que é nas experiências da vivência de separação que ocorre a constituição do sujeito. Utilizando-se de sua criatividade e fazendo-se valer de suas fantasias para tolerar a frustração, dor e sofrimento ocasionados com a ausência materna e consequente não gratificação imediata, estes terminam por aproximar o sujeito do seu eu e alicerçam o espaço para a possibilidade de investimentos e relações de objeto futuros.

Porém, vale salientar que a verdadeira unidade jamais é atingida; nas relações com os outros ou consigo mesmo, haverá sempre uma desorganização que valoriza sentimentos mais destrutivos e frustração importante.

Portanto, a integração, além de não ser tão facilmente alcançada, nunca é realizada por completo. Ao longo da vida, os seres humanos estarão sempre perturbados por pressões tanto internas quanto externas. A polaridade das pulsões vai persistir e permanecer como a fonte mais profunda do conflito. Assim, uma compreensão e aceitação completa das fantasias, emoções e ansiedades nunca serão atingidas. E este aspecto fica como um fator importante na solidão (Klein, ([1963] 1991, p. 343).

Em contrapartida, quando as condições são desfavoráveis e a mãe não consegue propiciar um ambiente adequado e continente ao seu bebê, a criança reage com um excesso de angústia.

Como a integração nunca é completa, compreendemos com Klein que uma autoaceitação é difícil de ser atingida, o que vem favorecer o sentimento de solidão, pois o sujeito passa por uma eterna busca por algo ou alguém que o complete, na esperança de que este(a) contenha as partes suas excindidas, que foram idealizadas.

Klein ([1963] 1991) considera que a solidão está relacionada com a ideia de que não há pessoa ou grupo a que se pertença. Para a autora, o sentimento de pertença está sempre presente nos sujeitos, haja vista que certos componentes do *self* foram anteriormente excluídos e jamais poderiam ser recuperados por mais que se busque. Como tais componentes foram projetados em outras pessoas, surge a sensação de não se ter posse de si próprio, favorecendo o sentimento de solidão.

A solidão passa a ser considerada como doença, casos de esquizofrenia, quando as ansiedades persecutórias predominam e o sujeito tem dificuldade de integrar seus objetos bons e maus, mantendo uma larga fragmentação entre eles. A grande dificuldade em confiar no objeto interno e externo, como também nele próprio, resulta na solidão como um estado patológico. As identificações projetivas e a desconfiança paranoide impedem que o sujeito estabeleça relacionamentos significativos que, mesmo almejados, não conseguem êxito, tendo em vista a dificuldade de diferenciação entre o que é seu e o que é do outro, numa eterna confusão de sentimentos.

Por outro lado, o êxito para o sentimento de solidão pode ser configurado em condições positivas para sujeitos nos quais predomina a posição depressiva. Com a integração, ocorre uma boa elaboração desta posição, condição imposta para que o bebê perceba a realidade, tendo a sua mãe como objeto total e podendo encontra-se com a sua solidão. Assim, com a diminuição também da onipotência, reascende uma maior confiança em si e no outro, a esperança. Por sua vez, as idealizações diminuem, os modelos de perfeição de um objeto bom e um *self* ideal começam a se diluir.

Esta condição de desidealização é necessária para o sujeito manter-se mais integrado e adaptado às condições impostas pela realidade, porém aumenta a solidão, já que diminui a esperança no ideal, confrontando com a realidade, que apesar de necessária, passa a ser muito temida.

Porém, em situações em que a posição depressiva não foi completamente elaborada, as ameaças permanecem constantes e o sentimento de que não é amado ou valorizado permanecem exacerbados pela desconfiança em suas relações e em seus relacionamentos. É assim que alerta Klein ([1963] 1991) para outra afecção importante referente à solidão, quando o sujeito percebe que o objeto é bom, porém não consegue mantê-lo, nem preservá-lo, configurando-se assim o estado maníaco depressivo.

Bion apresenta, em seus trabalhos e escritos da década de 1950, que todo sujeito neurótico possui uma parte psicótica e que toda personalidade psicótica contém uma parte não psicótica ou parte neurótica de sua personalidade. Seria, portanto, a função da análise integrá-las, permitindo ao sujeito pensar suas possibilidades e aprender com as experiências.

A capacidade que o sujeito possui para integrar suas partes cindidas apresenta uma relação direta com o seu sentimento de solidão, pois a integração eleva a capacidade de relacionamentos e novos investimentos externos e, portanto melhor condição de viver. Aqui saliento a importância do processo analítico para tal integração.

Então lembro Winnicott ([1958] 1983), em seu artigo "A capacidade de se estar só", em que vem atestar que a análise não seria nada mais que a restauração da capacidade do paciente de estar só, mas na solidão povoada pelo jogo. Assim:

> À medida que o tempo passa o indivíduo introjeta o eu auxiliar da mãe e dessa maneira se torna capaz de ficar só sem apoio frequente da mãe ou de um símbolo da mãe. [...] ficar só nesses termos é quase sinônimo de maturidade emocional (WINNICOTT, [1958] 1983, p. 33).

A elaboração da posição depressiva possibilita a internalização do seio bom, com a constituição de um ego fortalecido com uma maior amplitude e plasticidade egoica, que vem diminuir os aspectos destrutivos e a severidade do superego, desta maneira possibilitando maior tolerância e compreensão para com os objetos amados sem prejuízos à relação. Também, com a diminuição da onipotência, ocorre uma perda da esperança de encontrar o idealizado e possibilita a diminuição dos impulsos hostis e destrutivos tão ameaçadores.

Assim, temos um sujeito mais adaptado à realidade, que aceita e assume seus erros e frustrações passadas, possibilitando e encontrando fontes externas de satisfação, diminuindo a sua voracidade e permitindo que seja aproveitado aquilo que a vida oferece e lhe está disponível, não apenas aquilo que é desejável.

Consequentemente, torna-se possível um relacionamento em que há trocas efetivas do amor e seus aspectos construtivos, em que prevalece, portanto, a pulsão de vida. Podemos dizer que é quando o bebê deixa de se satisfazer só com o alimento (concreto) e também recebe o carinho e afeto da mãe como fontes de satisfação, acolhimento e segurança. Desta maneira, a gratidão pelo recebido faz retribuir tal sentimento, e surge então a generosidade. Tudo isso favorece a diminuição do sentimento de solidão (KLEIN, [1963] 1991).

Pensamos, então, com Bion ([1962] 1988), quando destaca a importância dos aspectos inatos e ambientais, e toda sua importância referente à relação entre a capacidade de tolerância do bebê às frustrações impostas e a possibilidade da capacidade de rêverie da mãe.

Com tudo isso também Klein ([1963] 1991) nos alerta:

> Todos os fatores no desenvolvimento a que me referi nunca chegam a eliminar totalmente o sentimento de solidão, apesar de mitigá-lo; podem, por conseguinte, ser usados como defesas. Quando essas defesas são muito poderosas e se ajustam com sucesso, a solidão poderá, frequentemente, não ser vivenciada de maneira consciente (KLEIN, [1963] 1991, p. 352).

Eis, portanto, o que pode atrapalhar as boas relações de objeto e a manutenção de relacionamentos: a não percepção da solidão e a negação desta.

Temos visto o crescimento de relacionamentos frustrados, sustentados na ilusão de preenchimento de vazios existentes, em que se configuram a extrema dependência da vida de outro que se torna padrão. Ou ainda, relacionamentos de extrema independência e parcialidade, cujo temor é de ficar vulnerável e dependente na relação. Outro modelo baseia-se na idealização excessiva do passado para não sofrer na atualidade, ou vice-versa, de modo a não sofrer com a realidade. Cita-se ainda a necessidade de ser apreciado pelos outros, de conquistar coisas, atingindo pleno sucesso. Destaca-se que tal condição aparece como uma defesa ineficaz contra a solidão, haja vista que a confiança fica no externo e não em si próprio, ficando assim instável a qualquer acontecimento.

Porém, venho lembrar que o encapsulamento vivenciado e verificado na sociedade contemporânea parece estar muito mais a serviço da pulsão de morte, e sustento as palavras de Green (1988): "A completude narcisista não é signo de saúde, mas miragem de morte, ninguém é sem objeto. Ninguém é o que é sem objeto" (GREEN, 1988, p. 211).

É importante também destacar o que Klein (1991) nos ensina, por fim: que as relações com os outros não podem e não conseguem ser usadas como uma defesa contra a solidão, pois, apesar de a solidão ser diminuída nas relações externas significativas, como já citado, ela nunca é eliminada.

Enfim, a negação da solidão impede o sujeito de entrar em contato com seus reais sentimentos e suas reais necessidades, é o desencontro consigo mesmo, é a contramão de sua vida.

Retorno então a Winnicott ([1958] 1983, p. 31), que considera o sentimento de solidão como uma maturidade importante no desenvolvimento emocional. Para este autor, essa capacidade é desenvolvida nos primeiros meses de vida e decorre da experiência do bebê ou criança de ficar sozinha mesmo na presença da mãe. Assim, compreende-se que esta capacidade de ficar só independe da presença de um alguém.

Já Melanie Klein ([1963] 1991) considera que o sentimento de solidão jamais poderá ser completamente eliminado, sendo apenas diminuído ou exacerbado por fatores externos. Para ela, a ansiedade por integração e todo o seu processo nascem de fontes muito primitivas que permanecem arraigadas no decorrer de toda a vida.

Retomo então o texto escolhido como epígrafe deste trabalho e penso em toda capacidade de se lidar com a solidão, atribuído a esta, e também se beneficiando dela para lidar com o insuportável e insustentável sentimento de vazio que assola a sociedade contemporânea.

Possivelmente, a desintegração exacerbada pela falta de representação e encontro sintônico com o objeto bom internalizado estejam por desordenar o alicerce de maturidade emocional e, portanto, tantas patologias ditas como novas passam a invadir os consultórios psicanalíticos.

Eis, pois, o nosso interesse por esse tema tão inspira*dor* e que nos faz refletir sobre as relações cotidianas de dependência, desamparo e insegurança relacionadas ao estilo de vida moderno. Ao mesmo tempo em que penso no mal-estar contemporâneo, lembro o compromisso da Psicanálise e suas possibilidades perante sua técnica cuidadosa, criteriosa e continente, capaz de criar condições aos nossos pacientes de tolerar a solidão e transformá-la em maturidade psíquica, permitindo assim a capacidade de suportar a dor e também o prazer de se ser só, porém dependente!

REFERÊNCIAS BIBLIOGRÁFICAS

BION, W. R. [1962]. *Estudos psicanalíticos revisados*. Rio de Janeiro: Imago, 1988.

GREEN, A. *Narcisismo de vida, narcisismo de morte*. São Paulo: Escuta,1988.

KLEIN, M. [1935] *Uma contribuição à psicogênese dos estados maníacos--depressivos*. Amor, culpa e reparação e outros trabalhos. Rio de Janeiro: Imago, 1996.

KLEIN, M. [1963] *Sobre o sentimento de solidão*. Inveja e gratidão e outros trabalhos. Rio de Janeiro: Imago, 1991.

MEIRELES, C. *Janela mágica*. 3. ed. Rio de Janeiro: Moderna, 2003. p. 48.

WINNICOTT, D. W. [1951]. *Da pediatria à psicanálise*. Rio de Janeiro: Francisco Alves, 1978.

WINNICOTT, D. W. (1958) *O ambiente e os processos de maturação*: estudos sobre a teoria do desenvolvimento emocional. Porto Alegre: Artmed, 1983.

ZIMMERMAN, D. *Vocabulário contemporâneo de psicanálise*. Porto Alegre: Artes Médicas, 2001.

UM OLHAR EM DIREÇÃO À MORTE

Gilda Vaz Rodrigues

Retomarei uma questão que abordei no artigo "Nem o sol nem a morte podem ser olhados de frente", em 1996, no primeiro livro da coleção *Psicanálise e Hospital*, organizada por Marisa Decat a partir do trabalho no Hospital Mater Dei.

Relendo o artigo surpreendi-me com sua atualidade. Isso não é mérito meu, mas uma propriedade do inconsciente, já destacada por Freud: a atemporalidade do inconsciente; ou seja, o inconsciente não conhece o tempo em termos cronológicos. Os traços mnêmicos estão ali registrados sem nenhuma sequência temporal. Podemos sonhar com alguém que já faleceu com a mesma atualidade de uma cena atual ou termos como cenário de um sonho uma casa em que habitamos em nossa infância.

Isso me faz trazer para este novo artigo algumas estrofes de uma poesia do século XIII.[1]

> Listen to the story told by the reed of being separated.
> Since II was cut from the reedbed, I have made this crying sound.
> Anyone apart from someone he loves understands what I say.
> Anyone pulled from a source longs to go back.
> At any gathering I am there, mingling in the laughing and grieving,

---

[1] Agradeço ao prof. Clóvis Salgado Gontijo, professor de Estética da Faculdade Jesuíta de Filosofia e Teologia – FAJE, que gentilmente me enviou a poesia e sua tradução.

a friend to each, but few will hear the secrets hidden
within the notes. No ears for that. [...]
The reed flute's song - Rumi (poeta persa do século XIII)

Ouçam a história contada pela flauta sobre sua separação.
Desde que fui ceifada, tenho feito este clamor.
Todo alguém separado de quem ama compreende o que eu digo.
Todo alguém apartado de sua fonte anseia pelo retorno.
Em todas as colheitas, aí estou, misturando-me ao riso e ao luto, a ambos solidária,
mas poucos ouvirão os segredos ocultos por entre minhas notas. Para isso não existem ouvidos. [Tradução livre da autora]"

Conta a poesia que o som da flauta feita da cana de bambu ressoa devido não só ao seu furo interior, mas porque carrega a nostalgia do tempo em que era cana; seu som traz, ao mesmo tempo, a alegria e o luto, efeito do corte que causou seu rompimento com a natureza e fez dela uma flauta; fabricou-se uma outra coisa, e ela entrou definitivamente no mundo dos objetos humanos. Muitos outros instrumentos musicais, criados a partir da estrutura de tubos, têm a propriedade de ressoar. Tal capacidade sonora também é encontrada nas conchas e nos chifres depois de a vida lhes ter sido extraída.

É interessante constatar que, no século XIII, um poeta, já apresentava em sua poesia um saber que antecede em seis séculos o que a psicanálise formula como o objeto perdido, o furo estrutural e a experiência de castração, impostos aos homens como efeitos da passagem da natureza para a cultura.

O ato psicanalítico reedita esse corte fazendo ressoar, a partir do furo interior da estrutura do sujeito do inconsciente, o tom de cada uma das subjetividades ao dar voz às suas produções.

> [...] Days full of wanting, let them go by without worrying that they do. Stay where you are inside such a pure, hollow note.
> [...] Dias de vazio, deixe-os ir sem se importar com isso. Fique assim onde está, nesta nota tão pura, tão oca. [Tradução livre da autora]

Continua o poeta, apontando para o lugar do furo, onde se deve estar para ouvir o seu som. O tom de cada um de nós não se escuta no burburinho do dia a dia, é preciso parar, delimitar o espaço-tempo para se fazer ouvir; mesmo que, para isso, seja preciso recorrer ao analista.

> The reed is a friend to all who want the fabric torn and drawn away. The reed is hurt and salve combining.
>
> A flauta é uma amiga para todo aquele que deseja um tecido rasgado e jogado fora. A flauta é, a um só tempo, ferida e bálsamo. [Tradução livre da autora]

E, assim, vamos seguindo o poeta em seu dizer. E, assim, passemos ao psicanalista, que faz desse dizer o objeto de seu ato.

Para que serve um analista?

Pergunta simples, mas cuja resposta é complexa, pois um analista pode servir para muitas coisas, na medida em que, da função de objeto *a*, função de resto, a que é chamado a ocupar o lugar, ele está a serviço das mais variadas fantasias, servirá de eixo ao redor do qual tantas falas irão bordejar, tantas vidas irão desfilar, tantos sofrimentos se irão descarregar, e no final, o lugar de excremento que lhe confere Lacan. Mas há uma forma mais elegante de falar disso: posição de objeto *a*. A teoria encontra um nome para dignificar o *a-bjeto*, o resíduo, o que não serve para nada, ou, melhor dizendo, serve ao NADA. Servir ao nada remete-nos a um vazio fecundo, a partir do qual se cria, se transforma e se constrói.

Outra pergunta:

O que vem a ser fazer semblante de objeto *a*?

Lacan define a função do analista assinalando que este não deve "meter a colher", dar opiniões, conselhos, respostas, e mesmo assim, "entrar na dança", entrar de tal forma que deixe de fora sua pessoa, seus sentimentos, sua subjetividade e sua posição de sujeito. Lacan indicou ao analista o lugar do morto, digo, o morto do jogo do *bridge*, em *Direção da Cura e os Princípios de seu Poder*. É o "morto" que propicia o jogo, é o "morto", na vida real, que mobiliza as pessoas ao seu redor, ocupa os meios de comunicação de forma exaustiva, que se integra ao noticiário como uma personagem que ali está para nos lembrar o tempo todo de nossa finitude. Espantamo-nos e por vezes, nem tanto, como se acostumássemos com a morte e a banalizássemos, tornando-a inócua e, por isso mesmo, anulando seu efeito revitalizador. A banalização da morte é, paradoxalmente, mortífera, pois anula o saber que a morte veicula e que propiciaria que se desse mais valor à vida. Na medida em que banalizamos a morte, também banalizamos a vida.

"Quantos de nossos esforços são oferendas ao Nada", frase ouvida na peça *A alma imoral*, de Nilton Bonder, podendo ser entendida, também, por esse viés, do desperdício de vida, de tempo, da banalidade de nossos esforços, por ignorar a morte.

Voltamos à pergunta: e, afinal, para que serve um analista?

Nesse contexto, ousamos dizer, ele serve para dar à morte seu estatuto de operador da vida. A morte que falo aqui não é a morte do corpo, pois esta é o fim da vida, mas a morte simbólica, que Freud chamou de castração e Lacan, de "impossibilidade da relação". A morte, aqui, não é o fim, mas o começo de uma vida melhor.

Remeto-me, aqui, ao depoimento de Freud, já no final de sua vida, a um jornalista:

> A psicanálise torna a vida mais simples. Adquirimos uma nova vida depois da análise. A psicanálise reordena um emaranhado de impulsos dispersos, procura enrolá-los em torno de seu carretel. Ou, modificando a metáfora: ela fornece o fio que conduz a pessoa para fora do labirinto de seu inconsciente (VIERECK, G. S. FREUD. O valor da Vida – Uma entrevista rara de Freud).

Essa ideia do fio foi resgatada por Lacan ao formular, no final de seu ensino, sua topologia do nó borromeano. Um nó que amarra a estrutura do sujeito e que possibilita que ele passe pela experiência de castração, pelo saber da morte, sem se perder, sem se deprimir nem morrer, mas que encontre, em sua estrutura, um ponto de amarração, que é, justamente, o que Lacan chamou de objeto *a*. O objeto *a* que o analista é chamado a fazer semblante para que, ao final, aquele que fez seu percurso numa análise possa se servir dele para enodar sua estrutura esburacada.

Às voltas com linhas, fios e nós, lembrei-me de um filme de Almodóvar, *A Flor do meu segredo* (1995), em que uma escritora de romances açucarados de sucesso assina com um pseudônimo seu último livro. Seu casamento está em crise e, em consequência, ela não consegue escrever no seu estilo anterior e cria, agora, um livro depressivo que é recusado pela editora. Tomada pela depressão e pela bebida, a escritora vai ao "fundo do poço". Há um momento em que, numa tentativa desesperada de sair desse estado, ela faz uma viagem para sua cidade natal e reencontra as velhas tias e vizinhas, mulheres com as quais se reúne todas as tardes e, sentadas nas cadeiras nas calçadas, conversam e tecem. Assim, passam os dias falando e tecendo, até que numa manhã, ela acorda, pega suas coisas e retorna, retomando o "fio de sua vida".

Parece que estamos falando da própria experiência analítica, desse *espaço-tempo-fora*, que Lacan chamou de ex-sistência, em que só nos resta falar e tecer, cercando o buraco que se abre em momentos privilegiados de uma análise em que nos deparamos com o vazio de nossa própria estrutura, e nos perguntamos o que fazer quando nenhuma palavra serve, quando nenhuma interpretação tem efeitos, quando a cadeia em que nos ancorávamos vacila e já não nos sustenta mais como antes. Resta-nos, quem sabe, fazer como a personagem do filme – habitar por um tempo lógico esse campo vazio do feminino, onde só se pode falar e tecer, uma fala em que a linguagem não tampona, e sim promove efeitos como se acompanhasse as mãos, tecendo a rede que pode conter nosso ser de falta.

Estamos falando de um segundo tempo da clínica psicanalítica, em que a fantasia já não nos serve mais de anteparo para se haver com a castração ou o vazio estrutural.

Tratar o Real pelo Real é a fórmula que encontramos para dizer de um outro manejo. Isso significa que, no lugar que chamamos de inconsciente, enuncia-se uma verdade que tem a propriedade de nada podermos saber dela. Operar com esse saber é da mesma ordem da poesia, o que leva Porge a enunciar, com relação a esse segundo tempo da clínica: "O inconsciente é estruturado como a poesia" (PORGE, 2009, p.83).

Observa-se que há uma mudança, no último ensino de Lacan, com relação à própria definição de inconsciente. Se, no primeiro ensino, a ideia de estrutura prevalece de acordo com o aforismo "O inconsciente é estruturado como uma linguagem", em seu último ensino, a linguagem é pensada como Real – *alingua*. Não visa à comunicação.

Nesse tempo da análise, as interpretações já não nos servem mais como operadores na clínica. Por isso, Lacan se refere ao *homo faber* e ao que ele chama de *manipulações interpretativas*. Lacan recorre às técnicas artesanais, anteriores ao instrumento da palavra, para reger seu manejo que vai cercando esse campo de falta, campo inacessível do inconsciente, umbigo ou nó onde nos deparamos com o limite da interpretação.

Lembrando que a proposta deste artigo é enfocar o tempo da experiência da morte simbólica a que uma análise nos leva a viver, tomemos a direção da especificidade dessa operação psíquica.

A estruturação do sujeito, como sabemos, ocorre em dois tempos, um primeiro tempo da articulação na cadeia de significantes, e um segundo, em que se pode faltar a essa cadeia e continuar a ser nessa falta. É por causa do *a*, que fica fora, que, num só tempo, o sujeito é e não é aquilo que ele é na cadeia de significantes em que se escreveu. *Ser ou não Ser*, a conhecida questão de Shakespeare se formula psicanaliticamente como *Ser e Não Ser*, num só tempo, constituindo um novo estatuto para o ser. Essa é a especificidade da operação psicanalítica, o seu próprio objeto e objetivo. Sem isso, pode-se cair numa relação de fascínio ou de servidão, própria da hipnose, em que o sujeito se faz massa na relação com o outro. Suportar a queda do *a* sem cair junto é o trabalho a que a psicanálise se propõe. É preciso encontrar um ponto de amarração que enode o vazio da estrutura. É uma árdua tarefa, e nem todos conseguem isso.

A nova forma de funcionamento humano se dará por meio da transmissão dessa morte, transmissão dessa falta simbólica. Cada homem que nasce tem de passar por essa mesma operação para entrar na ordem simbólica. Não se consegue fazer isso em massa. É um a um que se passa por essa operação.

Freud assinala em *Totem e Tabu*: "o homem primitivo só fazia, ele não tinha acesso a um pensamento". O pensamento aparece depois da passagem da natureza para a cultura, depois que essa ordem social e simbólica se estabeleceu. Quanto mais primitiva a pessoa, mais ela age sem pensar. Porém, com o pensamento, chegamos ao oposto, ao neurótico obsessivo, que tanto pensa, que não age.

O ato humano, entretanto, não é nem primitivo, nem pensado; um terceiro tempo é introduzido em que o sujeito age a partir de uma operação simbólica estruturada, que é o ato simbólico.

A castração simbólica é que dá ao ser falante recursos para lidar com o real, sem os quais o sujeito entra em sofrimento, ou ainda, o próprio corpo entra em sofrimento, na tentativa de esgotar os recursos para dar conta do inassimilável do real.

Lacan, em seu seminário *O ato psicanalítico, livro 15*, serve-se do exemplo de Pavlov para formular algumas noções a respeito dos fenômenos psicossomáticos; afinal, para ele, o que Pavlov conseguiu, depois de certo tempo de experiência, foi criar uma fístula estomacal nos animais. Também nós, seres humanos, num determinado tempo de nossas vidas, podemos "criar" uma úlcera, um problema cardíaco ou até mesmo um câncer, como consequência de hábitos de vida e de *estresses* vividos no cotidiano.

Embora não tenha sido essa a direção que Pavlov queria dar a sua experiência, ele abriu a perspectiva para se entender esse fenômeno. Pavlov era um estruturalista na medida em que o que ele demonstra, sem saber, é justamente a estrutura significante.

A experiência pavloviana nos mostra os efeitos do significante sobre o campo dos vivos. O significante é a matéria.

Os animais utilizados nas experiências de Pavlov, submetidos ao desejo do experimentador, acabam por adoecer. O animal não pode dizer: "Chega! O que você quer de mim?" Ele não pode formular essa questão por não ter recursos simbólicos. O fenômeno psicossomático, por sua vez, é uma falha simbólica em que o sujeito está submetido a alguma coisa em relação à qual não consegue, sequer, formular uma questão, e a "*coisa*" se manifesta diretamente no corpo. A passagem pelo psíquico permitiria formular ou criar uma fantasia, que faria uma mediação.

Embora Pavlov quisesse provar, com suas experiências, que o animal não pensa, ele acabou provando que até para o animal existe a ordem significante. O animal é capaz de salivar por causa do som do trompete, que não é um objeto natural, o trompete é um significante que representa a carne que lhe será dada. Embora os animais não consigam se inscrever na ordem significante, o significante atua sobre eles.

Estamos de volta à questão do som, daquilo que soa e ressoa.

Um olhar em direção à morte, ou, dito de outra forma, operar com o real, implica saber fazer com isso que ressoa do vazio de nossa estrutura.

REFERÊNCIAS BIBLIOGRÁFICAS

BONDER, Nilton. *A alma imoral*: traição e tradição através dos tempos. Rio de Janeiro: Rocco, 1998.

VIERECK, George S.   FREUD, Sigmund. O valor da vida. Uma entrevista rara de Freud. Trad. Paulo Cesar Souza. *Contraponto*: newpaper.blogspot. com/2009 – archive.html.

LACAN, Jacques. Direção da Cura e os Princípios de seu Poder. In: LACAN, Jacques. *Escritos*.Rio de Janeiro: Zahar, 1998.

____. *O seminário* – O ato Psicanalítico. Livro 15. Inédito.

____. *O seminário*. – A Angústia. Livro 10. Rio de Janeiro: Zahar, 2005.

____. *RSI* . Livro 22. Inédito.

PORGE, Erik. *Transmitir a clínica psicanalítica, Freud, Lacan, hoje*. Campinas: Ed. Unicamp, 2009. p.83.

LAÇO, DIFERENÇA E SEGURANÇA NO MUNDO CONTEMPORÂNEO

Bruna Simões de Albuquerque

O fio condutor deste texto foi o livro *Les cliniques du lien, nouvelles pathologies?*[1], que apresenta o diálogo travado entre Jean-Richard Freymann e Michel Patris sobre a questão do laço. Os autores partem de três elementos indissociáveis – o laço social, o homem e a humanização – para pensar como a psicanálise pode, a partir de seu campo, propor uma leitura dos laços e dos tecidos sociais.

Assim, o laço, como premissa do humano, e seus desdobramentos para a compreensão das relações sociais inauguraram esta reflexão. Para tanto, a retomada dos textos de Freud e Lacan e a discussão a respeito de questões tão "contemporântigas" foram pontos incontornáveis. A questão do que faz laço no humano é mesmo uma história muito antiga, que remonta à época da "guerra do fogo"[2], ao mesmo tempo em que desafia o entendimento acerca da contemporaneidade. E, ao pensar o laço e esbarrar neste atual, depara-se com os mal-estares do laço hoje e com a inquestionável necessidade das outras disciplinas, da pluralidade dos discursos.

Nesta perspectiva, a importância da questão do laço para a formação e a prática do analista nas instituições e a necessidade de pensar o mal-estar e as fraturas no laço, que o momento atual da civilização pode produzir, também compõem a trama de pontos inquietantes que impulsionaram esta escrita.

---

[1] PATRIS; FREYMANN J.-R., 2007.
[2] ANNAUD, 1981.

O percurso pelas "clínicas do laço" proposto pelo livro tocou, por diversas vezes, o conceito de identificação e sua articulação com outros conceitos fundamentais para a psicanálise. Tal como fez Freud (1921) para pensar a psicologia dos grupos, pretende-se, neste texto, partir de uma pergunta sobre um conceito – no caso a identificação – para interrogar o modo de organização do laço no mundo atual. O objetivo é que a compreensão da constituição do laço à luz da identificação possa abrir novas vias de investigação sobre as dimensões do laço hoje, por exemplo: a crise da diferença, a onda de (in)segurança nas cidades, dentre outros.

O laço à luz da identificação: a importância da diferença

Uma das questões fundamentais que a Psicanálise nos coloca é como cada um pode se constituir a partir do outro, entendido aqui tanto como o grande Outro quanto aqueles outros semelhantes. Para que a subjetividade possa se constituir, há a necessidade desse *détour* pelo outro. O modo como vão se organizar, para cada um, as relações aos pequenos outros e ao grande Outro pode indicar algumas pistas sobre a questão do laço social.

Em Psicanálise, a identificação é um conceito bastante amplo que compõe os processos de constituição do eu (instância imaginária) e do sujeito (instância simbólica). A identificação pode ser tomada como estruturante para a subjetividade humana, ou seja, como base da constituição das instâncias psíquicas e da constituição da subjetividade ela mesma. A dialética própria ao sujeito pode ser compreendida como uma diáletica de identificação (Lacan, 1961/1962). A estreita relação entre a questão do laço e a identificação não cessa de rondar a reflexão sobre laço social.

Tendo em vista que as construções de Freud (1921) sobre a psicologia coletiva são fundamentais para pensarmos a questão do laço, proponho retomarmos rapidamente seu percurso[3].

---

[3] Para uma discussão mais aprofundada deste texto de Freud, ver ALBUQUERQUE, 2009.

Em 1921, em *Psicologia de grupo e a análise do ego,* Freud apresenta o conceito de identificação sistematizado em três categorias bem definidas:

• A primeira como a forma mais remota de um laço emocional com outra pessoa;

• A segunda, que funciona por via regressiva, na qual verifica-se a introjeção do objeto no ego pelo empréstimo de um só traço à pessoa-objeto;

• A terceira, na qual a identificação é fundada na possibilidade ou desejo de colocar-se numa situação idêntica, da qual apreende-se, como exemplo, o laço recíproco entre os indivíduos de um grupo.

A primeira identificação apresentada pode ser considerada mítica, uma vez que ela é uma construção lógica e abstrata de Freud (1921). É o próprio Freud (1923), um pouco mais tarde, em "O ego e o id" que esclarece que, por trás do ideal do eu, fruto durável das primeiras identificações,

> jaz oculta a primeira e mais importante identificação de um indivíduo, a sua identificação com o pai em sua própria pré-história pessoal. Isso aparentemente não é, em primeira instância, a conseqüência ou resultado de uma catexia do objeto; trata-se de uma identificação direta e imediata, e se efetua mais primitivamente do que qualquer catexia do objeto. (p.44).

Já Lacan (1961/1962), em seu seminário ainda não publicado sobre a identificação, afirma que esta primeira formulação em Freud não está bem delineada e que não seria possível começar por aí o trabalho sobre o conceito de identificação.

Deste modo, é o segundo tipo de identificação e sua relação à questão do significante que parecem ter conduzido Lacan (1961/1962) durante suas investigações a respeito desse processo. A justificativa desta escolha pode ser encontrada de maneira explícita no Seminário XI, no qual Lacan (1964) afirma ter colocado em destaque a segunda forma de identificação para dela poder extrair o traço unário, o fundamento do ideal do eu. É a identificação simbólica, como origem do sujeito, que está em jogo aqui, e o traço unário como a forma mais simples para ilustrar a essência do significante. O traço unário pode ser tido como diferença pura, uma vez que é o significante que introduz a diferença no real. O sujeito não surge do idêntico, mas da diferença, da distinção. Este tipo de identificação é, ao mesmo tempo, constituição e divisão do sujeito na relação com o grande Outro.

A identificação do segundo tipo, situada do lado simbólico, se passa na relação do outro ao grande Outro e não é, portanto, do registro do semelhante. Ela nos obriga a concluir que o sujeito apenas pode surgir de uma passagem pelo grande Outro, na medida em que este é marcado pelo significante. O sujeito depende do significante, e este lhe é dado pelo campo do grande Outro (Lacan, 1964). A constituição do ideal do eu, como instância psíquica, pode ser considerado exemplo capital da inserção no laço via grande Outro. Desse modo, concluímos pela impossibilidade de se pensar os processos de identificação sem introduzir a questão do grande Outro como tesouro dos significantes para o sujeito.

A natureza da terceira identificação, que se dá à maneira do sintoma, testemunha um lugar de coincidência entre dois egos que deve ser mantido reprimido. Esse tipo de identificação explicita um sentimento de comunidade partilhado com alguém que não é objeto de instinto sexual. A identificação imaginária que se passa do eu à imagem do pequeno outro pode ser compreendida a partir desse terceiro tipo. Freud (1921) explica o laço que se estabelece entre os indivíduos de um grupo a partir desta identificação e afirma que a qualidade emocional comum que a sustenta residiria na natureza do laço com o líder. Desse modo, Freud (1921) fornece a fórmula para a constituição libidinal dos grupos que têm um líder: "Um grupo primário desse tipo é um certo número de indivíduos que colocaram um só e mesmo objeto no lugar de seu ideal do ego e, conseqüentemente, se identificaram uns com os outros em seu ego. Esta condição admite uma representação gráfica" (p. 126).

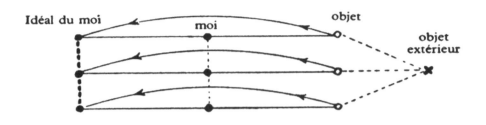

Neste esquema, pode-se supor que Freud utilize o "ideal do eu" quando, na verdade, deveria dizer "eu ideal", que é a instância, por excelência, do registro imaginário. Advertidos desta suposta confusão, o que parece fundamental é que esta representação explicita uma superposição, uma sutura entre o polo do objeto e o polo do que Freud chamou, na época, ideal do eu. Nesta perpectiva, uma sutura implica uma indiferenciação, ainda que momentânea, das instâncias.

Em seu seminário XI, Lacan (1964) vai retomar esta representação gráfica dada por Freud (1921) para explicar a transferência centrada na possibilidade de ultrapassar a identificação. Deste modo, este autor propõe uma modificação no esquema de Freud (1921): substituição do "objeto" pelo pequeno "a". Para Lacan (1964), o manejo da transferência está ancorado na sustentação de uma distância entre o ponto I, de onde o sujeito se vê como amável, e outro ponto, no qual o sujeito se vê causado como falta pelo a. O esquema modificado representaria então uma confusão entre o ponto do significante ideal, o ideal do eu, com o pequeno a, e o processo analítico estaria focado em manter a distância entre esses dois pontos. Não deve ser por acaso que justamente no seminário XI, momento em que Lacan vai trabalhar a questão da subjetivação por meio dos processos de alienação e separação, avançando com relação à identificação, que a operação analítica aparece associada à evitação da sutura entre esses dois polos.

Diferença, segurança e "novafala" no laço contemporâneo

Pois bem, a questão do que faz laço parece estar exatamente em posição oposta a processos que implicam certa sutura. Para Patris e Freymann (2007), para que haja laço, é preciso que haja um terceiro simbólico. Tudo o que se relaciona a uma sutura entre as pessoas ou entre as instâncias psíquicas não deveria ser chamado de laço. Assim, esse termo se diferencia da relação de objeto comum e pressupõe a existência de um terceiro simbólico, algo que impeça a fusão com o outro. Para que o laço possa se constituir, é preciso uma distância, uma separação, alguma coisa que introduza a diferença. O traço unário é esse traço da diferença que sustenta uma distância fundamental, um intervalo que caracteriza o registro da neurose, ou seja, aquilo que nos liga ao campo do Outro como ponto de referência simbólico. Diante dessa perpectiva, levando em consideração a relação entre o traço unário (representante legítimo da questão da diferença) e o registro da neurose, poderíamos talvez chamar o ambiente de funcionamento do laço em nossa sociedade atual de "paranoico"?

A partir de uma reflexão conjunta com J. R. Freymann[4], pode-se supor, então, que o esquema de Freud (1921) apresenta uma operação que nega a diferenciação entre as instâncias psíquicas e que, levado ao extremo, poderia constituir um tipo de *psicotização* das instâncias e do próprio modelo. Obviamente, não se trata de igualar o modelo da psicologia dos grupos a uma estrutura psicótica, mas, antes, caracterizá-lo como um processo de uniformização, des-subje-

---

[4] Debate sobre as "Clínicas do laço" realizado no V Fórum Internacional Psicanálise e Medicina "Surpresa e acontecimento na clínica do limite terapêutico", em 21 de agosto de 2011, no Hospital Mater Dei, em Belo Horizonte.

tivação ou mesmo de desumanização. Para J. R. Freymann, uma vez que a separação dos poderes na sociedade é solapada, ou quando no nível individual a clivagem subjetiva não é respeitada no que tange à diferença, tudo é possível e beira-se o desencadeamento delirante. Desse modo, a questão da diferença apresenta-se como crucial, tanto para a constituição do sujeito quanto para a questão da formação do laço, e uma crise da diferença em qualquer um destes âmbitos (individual ou coletivo) pode levar ao pior.

O modo de organização do laço social atual parece suportar pouco a diferença, a conflitualidade. Vimos que, na relação do sujeito ao coletivo, é preciso haver conflito, pois esse conflito pressupõe uma distância que faz funcionar o laço, ou seja, a produção de uma justa distância com relação ao outro. No campo do social, na ausência da conflitualidade e no movimento de aniquilar a diferença, pode-se facilmente cair numa tentação totalitária, tal como o nazismo, ainda recente na história da humanidade. Atualmente, como ficaria então a questão do laço diante de uma suposta negação contemporânea da diferença?

Na dimensão relacionada à segurança, por exemplo, depara-se com um medo paranoico, uma mania de segurança nas cidades, associada ao movimento frenético de instalação de câmeras de vigilância, ao mesmo tempo em que se constitui uma organização dos espaços públicos que é geradora de exclusão. Bauman (2005) apresenta-nos uma arquitetura urbana governada pelo medo e o esforço de aprimorar tecnologias para impedir o acesso e manter determinadas pessoas a distância para evitar o encontro com o estrangeiro. Pode-se pensar que a forma do laço hoje está de alguma forma estampada na arquitetura das cidades, dos serviços e das instituições. Segundo Bauman (2005), esse modo de organização dos espaços, que se esforça para afastar a todo custo aquele que é considerado estrangeiro, aponta para a ambição modernista de anular as diferenças e para a tendência pós-moderna de cristalizá-las por meio da separação e do estranhamento recíprocos.

Pode-se levantar a hipótese de que essa arquitetura, esse modo de organizar as cidades, cristalizando as separações, não é sem relação com os modos de uso e organização da linguagem. Assim, os diferentes territórios estruturados a partir desta lógica da antidiferença podem estar associados a modos diferentes de uso da linguagem e, portanto, de relação ao mundo. Neste ponto, é impossível não se remeter à "Novafala" idealizada por Orwel (1949) em sua obra *1984*. Numa sociedade totalitária marcada pela opressão e o controle maciço dos indivíduos, tem-se a dimensão dos efeitos na linguagem da uniformidade e da solidão que caracterizam as relações descritas pelo autor. Nessa história inquietante, o personagem Syme, responsável pela reformulação do dicionário sob a orientação do regime ditatorial em voga, esclarece sobre o processo de retocar a língua: "Estamos destruindo palavras – dezenas de palavras, centenas de palavras todos os dias. Estamos reduzindo a língua ao osso" (p.67). O objetivo dessa Novafala é estreitar o pensamento, aniquilando as inexatidões e nuances de significado, de modo a tornar a linguagem "perfeita". Enfim, o que o personagem Syme nos demonstra é que um modo totalitário de organização do laço acaba por reduzir e empobrecer a língua ao mesmo tempo em que faz uso da linguagem como instrumento de dominação.

Uma linguagem perfeita – que também poderia ser lida como a ilusão contemporânea de uma comunicação total – seria aquela que não comporta a diferença, o mal-entendido, as incompreensões, por fim, que não suporta o conflito e o equívoco. A partir do que se desenvolveu aqui sobre a identificação, neste tipo de linguagem, o sujeito, como instância simbólica, estaria excluído. Para J.R Freymann[5], a questão analítica é justamente reintroduzir a fala no lugar onde a linguagem aparece como objeto de consumo e pode ser considerada hipnótica. A fala compreendida como termo que se

---

[5] *Ibidem.*

diferencia da linguagem por definir-se pela implicação das formações do inconsciente e pela questão do sujeito e da subjetividade.

Impõe-se uma reflexão a respeito do quanto essa fala, que implica a subjetividade, estaria ou não sendo evacuada no mundo contemporâneo. Para aqueles que trabalham com o humano, com as relações, seja nas instituições ou nos consultórios, talvez fosse importante conceber novos modos de trabalho sobre a fala, ou ainda sobre os discursos, estrutura que ultrapassaria a fala. A maneira mais contundente em que Lacan (1969/1970) abordou a questão do laço social, durante seu ensino, foi pela via dos discursos, talvez justamente porque os discursos permitam uma diferenciação a cada vez que os lugares são ocupados em sua estrutura: o agente, o outro, a verdade e a produção. Importa destacar que a infindável discussão acerca do laço social levou-nos, desta vez, aos discursos. Interrogar o laço atual à luz dos discursos é, sem dúvida, ponto de partida para uma próxima reflexão.

Da identificação, passando pela crise da diferença, para abrir o terreno para um trabalho sobre os discursos, foi o percurso proposto por este texto. Diante da complexidade dos temas tratados, não há como concluir, senão por alguns questionamentos extraídos do caminho percorrido, que abrem novos campos de investigação.

A sociedade atual, com seus ares de ultraliberalizada, pelo menos nos países ocidentais considerados democráticos, pode guardar, no fundo, riscos de uma deriva totalitária disfarçada? Pode-se pensar em uma crise da diferença na organização de nossa sociedade que pode fazer com que a diferença deva ser produzida no Real? Há um risco de estarmos diante de uma "Novafala" neoliberal, que tende a evitar a questão do sujeito? Como pensar que o *Big Brother* do regime totalitário do livro *1984*, aquele que tudo vê e controla, é hoje consentido e até desejado pelas pessoas por meio das redes sociais e câmeras de segurança?

REFERÊNCIAS BIBLIOGRÁFICAS

ALBUQUERQUE, B. *Agent de Sécurité Socio-Éducatif. Strasbourg: Mémoire de Recherche Spécialité Psychopathologie et Études Psychanalytiques.* Faculté de Psychologie et de Sciences de l'Éducation, Université de Strasbourg, 2009.

ANNAUD, J. J. *La guerre du feu.* France: Bel star, Stephan Films, 1981.

BAUMAN, Z. *Confiança e medo na cidade.* Rio de Janeiro: Jorge Zahar ed., 2009.

FREUD, S. (1921). Psicologia de grupo e a análise do ego. In: _____. Rio de Janeiro: Imago, 1996. (ESB, 18).

_____. (1923). O ego e o id. In: _____. Rio de Janeiro: Imago, 1996. (ESB, 19).

LACAN, J. (1961/1962). Le séminaire l'identification – inédit. Disponible: http://gaogoa.free.fr/SeminaireS.htm Transcription des séminaires de Lacan. Accès le 12 février 2009.

_____. (1964). *Le séminaire livre XI*: Les quatre concepts fondamentaux de la psychanalyse. Paris: Éditions du Seuil, 1973. 253p.

_____. (1969/1970*). Le séminaire livre XVII*: L'envers de la psychanalyse. Paris: Éditions du Seuil, 1991.

ORWELL, G. (1949). *1984.* São Paulo: Companhia das letras, 2009.

PATRIS, M.; FREYMANN, J.-R. *Les cliniques du lien* - Nouvelles pathologies? Strasbourg: Arcanes, Apertura, 2007.

PSICANÁLISE, MEDICINA E LAÇO SOCIAL CONTEMPORÂNEO

Pedro Braccini Pereira

O laço social

A palavra laço – em francês *lien* – vem do latim *ligamen*. É o que serve para amarrar, um cordão. Tem raízes em *ligare,* de ligar.[1]

Mas do que é feito, em que consiste esse material ligante? Esse é o tamanho da nossa empreitada, que não temos neste texto a menor pretensão de esgotar. É sobre essa questão e seus desdobramentos diversos que se desenvolveu o diálogo sobre *As Clínicas do laço: novas patologias*?[2], proposto pelo colega Jean-Richard Freymann.

De maneira geral, advertidos da não existência de uma teoria geral do laço[3], poderíamos dizer que o laço é isso a que estamos condenados como destino e origem do humano. O laço é, para a sorte ou para o azar, uma espécie de lugar no tempo do homem onde repousa toda a possibilidade de desejo. Ele é condição para toda a manifestação do desejo.[4]

É verdade que noções tais como "sociedade" ou outras de cunho eminentemente sociológico não são conceitos diretamente transponíveis para dentro do campo teórico psicanalítico. Freud, em seu texto sobre a psicologia das massas, afirma que a realidade psíquica se confunde com a própria realidade social[5]. O que há, pois é uma multiplicidade de laços sociais, e uma sociedade atravessada

---

[1]PATRIS, M.; FREYMANN, J.-R., 2007, p. 129.
[2]Idem.
[3]Idem, p. 9.
[4]Idem.
[5]FREUD, S.; (1921), 1996. (ESB, 18).

e fragmentada por esses diversos tipos de laço.[6] É somente por meio da articulação e oposição dos diversos discursos, tais como os formulados por Lacan em seu seminário de número XVII[7], que pode se inscrever alguma coisa da ordem do laço social. A partir da perspectiva da psicanálise, portanto, o que mantém o semblante de coesão da ordem social humana se refere justamente a essa zona de articulação discursiva.

Quer dizer que Freud, Lacan e outros, cada um à sua maneira, não fazem senão reiterar que o desejo e o sujeito se constituem no laço. É a partir de um laço primordial e sobre um fundo de alienação e de separação que se constituem as primeiras relações de objeto, por meio das quais se coloca a questão da perda e dos laços posteriores que a ocultam.[8]

Ou seja, para caminharmos de pé – de maneira ereta – como seres humanos, temos que nos haver com o que nos é subtraído nessa separação da qual nos fala Lacan[9], e fazer disso uma estrutura com alguma interseção, alguma conexão, enfim, alguma ligação (como a função do fantasma, por exemplo). Não podemos, entretanto, esquecer que essa função ligante, que nos humaniza, é também o que nos desconcerta. Às vezes mesmo nos arrasa, na medida em que alimenta nossas relações fantasmáticas com seu jogo de laços imaginários.

Isso significa que o laço é o que faz ancorar nossa existência. É a via incontornável por meio da qual cada um pode ser Um, ainda que dividido. Sujeito dividido da psicanálise, bem entendido. Da identificação ao movimento de alienação e separação, passando pelo grande Outro, diversos são os modelos possíveis na constituição dos laços para o sujeito. Podemos tratar a questão do laço seguindo diversas

---

[6]TENDLARZ, S. Notas tomadas na Conferência "Lacan e o Social", proferida na abertura da XV jornada de Cartéis da Escola Brasileira de Psicanálise seção Minas Gerais, em 22 de junho de 2012. Não publicado.
[7]LACAN, J. (1969/70), 1991.
[8]LACAN, J. (1964), 1998.
[9]Idem.

entradas, a partir de diferentes âmbitos, não necessariamente relacionados: laço transferencial ou amoroso, laço hipocrático ou psicoterapêutico, laço neurótico, psicótico ou perverso, laço erotômano, laço igualitário, laço democrático ou totalitário, enfim, são vários os caminhos possíveis.

Da caverna ao arranha-céu, o que nos conduz conjuntos, mal ou bem, é o laço social. Caminhamos mais ou menos próximos, unidos por um mesmo planeta, atravessados por discursos heterôgeneos. Nada impede que tais discursos, vez ou outra sejam mordidos de uma vontade de se tornarem únicos. Nesse lugar, estaríamos diante de um laço fratricida, quem sabe totalitário.

É então no laço social, onde a entidade individual será confrontada ao coletivo, que se dá ora um acirramento, ora um tratamento possível do incômodo derivado do conflito de pulsões agressivas e individuais. Freud já nos apontava algo semelhante.[10] Na tentativa de dar algum contorno ao movimento pulsional, ao forjamos algo da ordem do laço nesse encontro necessário com o coletivo, é que nos deparamos com o mal-estar na cultura. Nesse ponto se coloca a questão da passagem de uma psicologia do indivíduo a uma psicologia do grupo ou mesmo do coletivo.

Mas é igualmente uma necessidade distinguir os mecanismos que se produzem no nível individual, no nível do grupo ou das massas. A passagem automática, com colagem de ponta a ponta, do campo do individual ao terreno do coletivo, é problemática. Com efeito, segundo J. R. Freymann, a psicopatologia do coletivo, a partir da psicanálise, é aquela do mal-estar na civilização, da capacidade do indivíduo em sublimar ou não suas pulsões agressivas pessoais e não sucumbir à influência de identificações mútuas.[11] Esse é para a psicanálise um ponto de enlaçamento nem sempre possível, mas

---

[10] FREUD, S. (1929), 1971.
[11] Debate sobre as "Clínicas do laço" realizado no V Fórum Internacional Psicanálise e Medicina "Surpresa e acontecimento na clínica do limite terapêutico", no dia 21 de agosto de 2011 no Hospital Mater Dei em Belo Horizonte.

por vezes necessário, com outras disciplinas: filosofia, antropologia, sociologia, política.

Laço hipocrático ou psicanálise e medicina

Para retomar a ideia de que não existe teoria geral do laço, alguns modelos são possíveis para pensá-lo. Uma das balizas que pode ser tomada concerne à questão do laço hipocrático. Com essa questão, entramos plenamente na interface psicanálise e medicina. J. R. Freymann[12] aponta que o laço hipocrático é o ancestral da psicanálise, porque coloca em evidência alguns parâmetros de discurso. É claro que Hipócrates – esse primeiro médico – não fazia psicanálise, uma vez que falava de auscultação, de palpação, de humores e mesmo de beber urina para verificar se está muito doce.

Essa ancestralidade se inscreve na medida em que alguns aspectos referentes à dinâmica da consulta tal como proposta por Hipócrates, podem remeter a certas dimensões que estão solapadas na clínica atual. Se a psicanálise podia facilmente ocupar um lugar para além da clínica médica há algumas décadas, é interessante constatar que atualmente, mesmo de sua parte, há necessidade de reintroduzir algo da dinâmica da consulta.

Hipócrates pensava a relação com o doente a partir de uma distinção entre o ser do médico e sua função. Importa destacar ainda que à época existia um intrincamento de base entre os campos do sagrado, da filosofia, da ética e da ciência. Ele já fazia a reflexão sobre a postura moral e ética a ser assumida pelo médico, além da sua forma de apresentação, da importância, por exemplo, de uma maneira limpa de se mostrar e se apresentar. Aqui tocamos a noção da confiança e, por que não, nos primórdios do que viria a ser a transferência.

Ele colocava também subentendido algo de uma não equivalência, de uma assimetria entre os lugares do médico e do doente.

---

[12]PATRIS, M.; FREYMANN, J.-R., 2007.

É exatamente essa distância, que depende de uma não horizontalidade, que permite que se instaure um laço qualquer, mesmo um laço transferencial. Se tomarmos essa dissimetria do lado do médico como um lugar que faça uma oferta – e não demanda – poderíamos falar, nesse momento, do sujeito suposto saber, proposto por Jacques Lacan[13].

Mas é exatamente a função clínica do médico que vem desaparecendo na era dos protocolos e da horizontalização dos laços na sociedade. Para aplicar protocolos de consensos elaborados por especialistas, não é necessário ao médico se servir de sua própria singularidade. O lugar do médico é substituível uma vez que as condutas estão prontas. Os exames de alta tecnologia tomam o lugar da consulta e da clínica. Há alguns anos, tomografias computadorizadas são oferecidas em propagandas publicitárias nas redes televisivas nos Estados Unidos. Os doentes chegam para as consultas com seus pedidos de exames já decididos a partir de consultas prévias em sites da internet. É a própria função do médico que vemos desaparecer. Poderíamos perguntar-nos a esse respeito se existe uma clínica da aplicação de protocolos? Ou se existe uma clínica da "bateria de exames"?

Lacan já advertia sobre isso em sua conferência dirigida aos médicos, em 1966, *O Lugar da psicanálise na medicina*[14]. Ele já trazia a questão da modificação do lugar do médico na sociedade, que havia estado em grande constância até época recente. A função do médico se transformou. Vemos a passagem do médico como figura de prestígio e autoridade, posição tradicional do médico, a um lugar de mero agente distribuidor, mero agente da ciência e aplicador de protocolos.

Lacan situa que o médico se encontra integrado num movimento mundial de organização de uma saúde que se torna pública. O desenvolvimento científico inaugura, em nível mundial este novo

---

[13]LACAN, J. (1967), 2001.
[14]LACAN, J., 2001.

direito universal do homem à saúde. Por esse fato, novas questões são colocadas aos médicos e à medicina. Nesse contexto, o médico não tem privilégio na organização da equipe de peritos das diversas áreas científicas. Os meios que lhe são doravante fornecidos o são "do exterior de sua função"[15], para forjar medidas de controle quantitativo e dados estatísticos que estabelecem constantes biológicas.

A entrada da medicina no campo da ciência vai forjar o que Lacan chama de falha epistemo-somática. Ou seja, apesar dos progressos relativos aos procedimentos de intervenção sobre o corpo humano, existe um problema que continua insolúvel. O corpo fotografado e condicionado pela ciência moderna deixa de fora aquilo de que se trata no que concerne o corpo em sua verdadeira natureza. A saber, que "um corpo é algo feito para gozar, gozar de si mesmo"[16]. É essa dimensão do gozo que é completamente excluída dessa relação epistemo-somática, efeito do progresso científico. É a partir do gozo do corpo que se pode, então, adentrar na dimensão ética, que ao lado da demanda do doente seria a segunda dimensão característica da presença do médico no mundo. Confluindo para a dimensão ética, existiriam pois, duas balizas: primeiro, a demanda do doente e, em segundo lugar, o gozo do corpo. Embora não caiba neste texto desenvolver essa articulação, é importante delimitar sua importância fundamental para o que se trata aqui.

Ainda nessa conferência para os médicos, Lacan sublinha então a originalidade do que ele denominou demanda, e diz que é "no registro do modo de resposta à demanda do doente que está a chance de sobrevivência da posição propriamente médica".[17] Para Lacan, a significação da demanda é a "dimensão em que se exerce a função médica propriamente dita"[18].

---

[15] Idem.
[16] Idem.
[17] Idem.
[18] Idem.

> O que o médico poderá opor aos imperativos que fariam dele empregado desta empresa universal da produtividade? Não há outro terreno que não esta relação por meio da qual ele é o médico, ou seja a da demanda do doente.
>
> Se o médico deve continuar a ser alguma coisa que não a herança de sua função antiga, que era uma função sagrada, é, a meu ver, prosseguir e manter em sua própria vida a descoberta de Freud. Foi sempre como missionário do médico que me considerei, a função do médico assim como a do padre não se limitam ao tempo que nela se emprega.

Mas antes de concluir com as palavras acima sua conversa com os médicos, Lacan nos avisa da estrutura da falha existente entre demanda e desejo. Quando o doente chega ao médico, não se pode dizer que ele espere, pura e simplesmente, ser curado. Existe algo que fica de fora do campo onde incide o benefício terapêutico, alguma coisa que mantém certa constância. Por vezes, o que o doente espera é justamente ser preservado em seu lugar de doente, sendo, quem sabe, legitimado como tal. O médico é colocado à prova. Quer dizer que quando alguém demanda alguma coisa, "isto não é absolutamente idêntico e mesmo por vezes é diametralmente oposto àquilo que ele deseja".[19]

Sobre o lugar da psicanálise com relação à medicina, Lacan coloca ainda que este espaço é marginal. É um lugar de extraterritorialidade, uma vez que a medicina, com relação à psicanálise, admite-a como ajuda exterior. Mas essa posição se dá também por conta dos próprios psicanalistas – aqui Lacan não assume claramente essa posição como a sua – que teriam seus motivos para conservar essa extraterritorialidade.

---

[19] Idem.

Sobre o contemporâneo

Se, de um lado, a significação da demanda é a dimensão em que se exerce a função médica propriamente dita, por outro, a questão que se impõe nos dias de hoje é como fazer emergir, primeiramente, algo da dimensão de uma demanda de tratamento. Haveria hoje uma patoplastia contemporânea dos sinais e manifestações sintomáticas que mascara a emergência da demanda. Por exemplo: como localizar a questão da demanda quando o que se vê são sucessivas passagens ao ato do doente sem um espaço possível de subjetivação no que concerne a esses atos? Tais atos aparecem muitas vezes sobredeterminados por um imperativo de gozo e pelo triunfo da pulsão de morte.

Não quer dizer, entretanto, que as antigas delimitações e apresentações dos sinais e sintomas e, por conseguinte, da demanda, não sejam mais válidas. Mas a clínica de hoje nos empurra a questionar como se manifestam os laços da atualidade nas patologias? Ou ainda, como se manifestam as patologias nos laços sociais contemporâneos? Esse terreno não pode deixar de ser interrogado pela psicanálise. É importante lembrar que o que faz um sintoma em psicanálise não corresponde, de nenhuma maneira, ao sintoma da medicina ou da linguagem corrente.

Já que estamos no terreno da clínica contemporânea e da interface psicanálise e medicina, outra reflexão importante a ser sublinhada no campo da medicina atual – em particular no campo da psiquiatria – é a gradual transformação, a partir dos anos 1980, dos discursos que atravessam a própria psiquiatria. Essa questão tem reflexos inconfundíveis no discurso ambiente com o qual se deparam todos que exercem a clínica hoje, inclusive os psicanalistas.

Com suas grandes síndromes patológicas, historicamente estabelecidas por uma verdadeira clínica médica, o que vemos hoje é a substituição da concepção de doença pela noção de transtorno mental. Tudo teria começado com o mito fundador de Pinel, ao liberar os alienados e arrancar a loucura da religião para medicalizá-la, fazendo uso, ao mesmo tempo, da instituição asilar e dessa antimedicina que é o tratamento moral. Em seguida, principalmente com a escola francesa (1850), a semiologia psiquiátrica se alinhou com a semiologia médica se valendo para tanto do método anátomo-patológico. É Lantéri-Laura[20] quem distingue três períodos anteriores à nossa época. Nesse segundo momento logo após o alienismo, a psiquiatria estende os seus objetos da loucura e da demência para os estados delirantes, reconhecendo uma pluralidade de afecções numa semiologia mais positiva. A terceira fase começa no início do século XX com a passagem ao paradigma das grandes estruturas psicopatológicas, se estendendo da neurose à psicose, passando pela demência e a oligofrenia.

Ainda segundo Lantéri-Laura, é a partir de 1980 – data de publicação do DSM III – que entramos no paradigma pós-moderno da psiquiatria. Os DSM III e DSM IV (1990) são classificações que repartem os "transtornos mentais" e "transtornos do comportamento" a partir de critérios estatísticos. Essas classificações fazem uma abordagem multiaxial, puramente descritiva dos fenômenos mentais, que levam a uma codificação dos transtornos a partir de um consenso entre *experts* que garantiria objetividade ao processo classificatório. Esses instrumentos de enquete se transformaram progressivamente em operadores conceituais e normativos da psiquiatria, acompanhados de uma política retórica e comercial sustentada pelo expansionismo norte-americano dos meios científicos e da indústria farmacêutica e de seguros.

O *Diagnostic and Statistical Manual of Mental Disorders* em sua quarta edição (versão mais atual, a quinta edição está em debate) é elaborado pela Associação Americana de Psiquiatria (APA) e é concebido para estabelecer uma língua universal comum com o objetivo principal de viabilizar pesquisas nas áreas de neurociência, neurogenética e psicofarmacologia. Esse manual se impôs rapida-

---

[20]LANTÉRI-LAURA, G., 2005, p. 219-247.

mente como referência exclusiva mundial, inspirando até mesmo a Classificação Internacional de Doenças (décima versão, CID 10) confeccionado pela Organização Mundial de Saúde. A OMS, por sua vez, é responsável por elaborar diretrizes globais das políticas de Saúde Mental do planeta. Vale ressaltar que essa nova era coincide com essa também nova concepção – ainda mal delimitada – de saúde mental.

Na transformação da psiquiatria em saúde mental, foi necessário um desmembramento dos objetos específicos dos seus paradigmas: "a loucura, a angústia, a neurose e o delírio"[21]. O próprio desaparecimento do conceito de neurose – mantido entre parênteses no DSM III, mas extirpado por completo no DSM IV – foi um recurso estratégico nessa mudança. Na tentativa de concretizar o sonho antigo de reinscrever a psiquiatria no campo médico, o que de fato se produziu foi a noção fluida e pulverizada dos transtornos mentais para delimitar o sofrimento e as várias manifestações sintomáticas.[22] Se o DSM I de 1952 contava com uma centena de categorias diagnósticas, o DSM III contou com 265 "transtornos", e o DSM IV chegou a 392. A previsão para o DSM V é que os transtornos mentais continuem se estendendo.

Uma vez que a maioria dos psiquiatras e psicólogos são hoje formados nesse discurso referencial, que se quer acima de tudo ateórico do ponto de vista da dinâmica e da causalidade do psiquismo, cabe perguntar : existe uma clínica dos manuais diagnósticos e estatísticos?

Todas essas questões contemplam a articulação do pano de fundo neoliberal contemporâneo com o cotidiano da nossa prática clínica, qualquer que seja ela. Não podemos deixar de destacar a conjunção dos discursos e fatores econômicos, jurídicos e científicos no surgimento desse contexto recente. Alguns autores, como Dany-Robert Dufour advogam existir também atualmente um processo de dessim-

---

[21] GORI, R.; DEL VOGO, M.-J., 2008, p. 245.
[22] Idem.

bolização geral, no qual haveria um esvaziamento do grande Outro tal como proposto por Jacques Lacan.[23] Para esse autor, ao contrário da hipostasia do Outro como uma forma válida, uma vez por todas pretendida por muitos psicanalistas, haveria uma variação histórica desse Outro e das figuras que a ele correspondem. Após atravessar diferentes formas de declínio da identidade do Outro nos últimos séculos (Deus, o Rei, o Pai), chegamos à pós-modernidade com o próprio declínio do grande Outro. Ou seja, algo de um lugar terceiro de mediação estaria desaparecendo. D.-R. Dufour nos fala então de um sujeito autofundado ou autorreferenciado, sem a passagem constitutiva pelo Outro como lugar referencial do simbólico. Ao mesmo tempo, o laço de um gozo capturado pelo imperativo do consumo no contexto do capitalismo neoliberal introduziria uma relação desenlaçada com o Outro, com uma diminuição da distância entre o sujeito e o Outro. Tratar-se-ia do esvanecimento da mediação de linguagem e também da mediação discursiva, interposição que permite que os desejos e as pulsões não passem diretamente para o lado do Real.

Haveria então atualmente um contexto mais favorável à ocorrência de atos de desenlaçamento. Alguns diriam patologias do ato. Bulimia, anorexia, toxicomania, passagens ao ato, *borderlines* psicóticas e perversas, enfim. Isso do lado das manifestações patológicas. Mas e com relação àqueles que têm de acolher e tratar esses sintomas (novos?), existe um novo aparato, seja ele psicanalítico ou psiquiátrico? Eis então que se coloca a questão da nova era da medicina e seus protocolos, da saúde mental e suas classificações nosográficas, da psicanálise e de uma suposta desneurotização ambiente.

Mas podemos realmente dizer que existe uma novidade nessa assim dita nova clínica? Existe realmente tal nova clínica? Segundo J. R. Freymann[24], não existe verdadeiramente uma clínica psicanalítica

---

[23] DUFOUR, D.-R., 2002, p. 27-47.
[24] Debate sobre as "Clínicas do laço" realizado no V Fórum Internacional Psicanálise e Medicina "Surpresa e acontecimento na clínica do limite terapêutico", no dia 21 de agosto de 2011 no Hospital Mater Dei, em Belo Horizonte.

nova, mas parece claro que há uma nova clínica dos sinais manifestos. Para este autor, não quer dizer que sejam verdadeiramente novos sintomas, mas sinais clínicos novos em consonância com uma psicopatologia do gozo e com uma sinalética atual (que gira em torno do signo[25] de Charles Pierce: aquilo que representa algo para alguém).

Esbarramos então no modo como se articula o discurso ambiente (e seus discursos dominantes) ao discurso do Outro. Existe atualmente um discurso do Outro contemporâneo, ou o que vemos é justamente um aniquilamento do Outro? Trata-se da diminuição da distância entre o sujeito e o Outro? Qual seria o alcance da incidência desses discursos na constituição do sujeito? Alguns chegam mesmo a dizer que não é certo que haja sujeito no discurso ambiente de liberalismo atual.

J. R. Freymann alerta para o fato de que esses discursos não se equivalem, participando de dimensões e lugares diferentes nessa constituição. Segundo este autor, é prudente não nos aproximarmos tão rapidamente da ideia de uma dessimbolização generalizada ou de um esvaziamento do Outro. Mesmo a relação entre uma sociedade democrática liberal com o eventual aniquilamento do Outro é difícil de ser estabelecida, devendo-se convocar para esse debate os sociólogos, etnólogos e historiadores para interrogar a articulação e evolução dos discursos nos níveis individual e coletivo. De toda maneira, "é preciso introduzir uma diferença entre linguagem, fala e discurso"[26].

Para Freymann, a linguagem de uma sociedade funciona como receptáculo dos sedimentos do passado, com uma retomada dos ter-

---

[25] Nesse ponto, há uma discussão a ser feita com relação à tradução para o português da palavra *signe*, que pode ser traduzida ora como *sinal*, ora como *signo*. Em sua conferência, J.R. Freymann emprega a palavra *signe* tanto para os novos sinais clínicos quanto para o signo semiótico de Pierce.

[26] Debate sobre as "Clínicas do laço" realizado no V Fórum Internacional Psicanálise e Medicina "Surpresa e acontecimento na clínica do limite terapêutico", no dia 21 de agosto de 2011 no Hospital Mater Dei em Belo Horizonte.

mos e do vocabulário que já foram novidade – haja vista o exemplo do uso corrente de termos psicanalíticos. Há uma tendência de invasão da linguagem a partir de uma aspiração comunicativa, fazendo das palavras objetos de consumação e um instrumento de troca. Em um primeiro nível aparente, estamos diante de clínicas da linguagem. Esses novos sinais clínicos estão justamente no nível de uma captura da linguagem do consumo, que exclui, por sua vez, a questão dos processos inconscientes. "Por isso que o discurso comum não é o discurso do grande Outro"[27].

O trabalho do analista hoje seria exatamente reintroduzir a fala no espaço onde a linguagem, como objeto hipnótico de consumo, é todo poderoso. Uma vez que os laços artificiais da comunicação transparente, da avaliação e dos resultados – essa nova língua do neoliberalismo atual – não abre espaço para a questão do sujeito do inconsciente. Há então um tempo preliminar a partir de um trabalho sobre a linguagem, que permite aceder em um trabalho sobre a fala, quiçá sobre o discurso. A fala é definida pela implicação das formações inconscientes e da subjetividade. Abre, dessa forma, caminho para a introdução e diferenciação dos discursos tal qual proposta por Jacques Lacan.

REFERÊNCIAS BIBLIOGRÁFICAS

DUFOUR, D.-R. La condition subjective dans les sociétés démocratiques. *L'anthropologie psychanalytique.* (sous la direction de ASSOUN, P.-L.; ZAFIROPOULOS, M.). Paris: Anthropos, 2002. p. 27-47.

FREUD, S. (1921). Psicologia de grupo e a análise do ego. In: _____. Rio de Janeiro: Imago, 1996. (ESB, 18).

FREUD, S. (1929). *Malaise dans la civilisation.* Paris: PUF, 1971.

GORI, R.; DEL VOGO, M.-J. *Exilés de l'intime.* La médecine et la psychiatrie au service du nouvel ordre économique. Paris: Denoël, 2008. p. 245.

---

[27] Idem.

LACAN, J. (1964). *O Seminário.* Livro XI: Os quatro conceitos fundamentais da psicanálise. Rio de Janeiro: Jorge Zahar, 1998.

____. (1967). Proposition du 9 octobre 1967 sur le psychanalyste de l'École. In: ____. *Autres Écrits.* Paris: Éditions Du Seuil, 2001.

____. (1969/1970). *O Seminário.* Livro XVII: O avesso da psicanálise. Rio de Janeiro: Jorge Zahar Editores, 1991.

____. O lugar da Psicanálise na Medicina. *Opção lacaniana*, n. 32, p. 8-14, 2001.

LANTÉRI-LAURA, G. Introduction générale. Évolution *Psychiatrique,* n. 70, 2005, p. 219-247.

PATRIS, M.; FREYMANN, J.-R. *Les cliniques du lien.* Nouvelles pathologies? Strasbourg: Arcanes, Apertura, 2007.

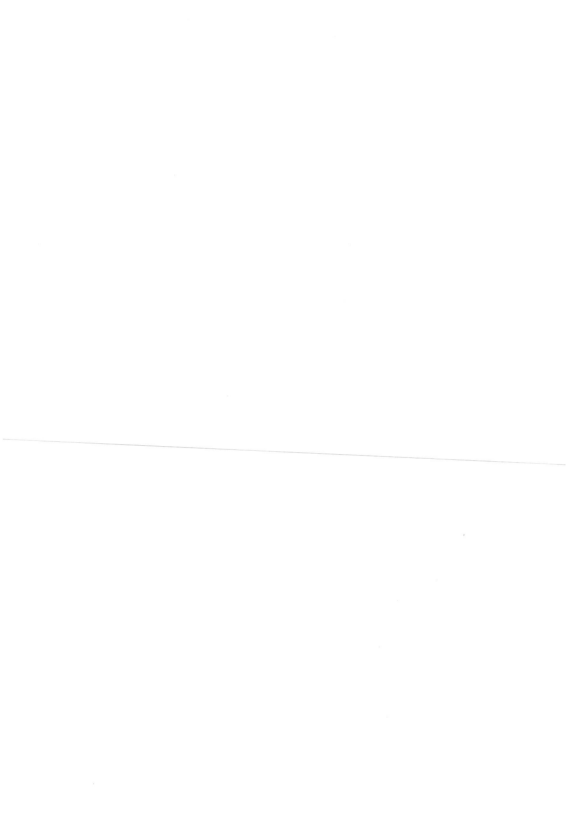

SEGUNDA PARTE

CLÍNICAS DO/NO LIMITE TERAPÊUTICO

Uma teoria que não reconheça o papel das conquistas das ciências biológicas positivas e dos produtos de seus laboratórios só pode se afigurar uma aberração.

Pierre Benoit

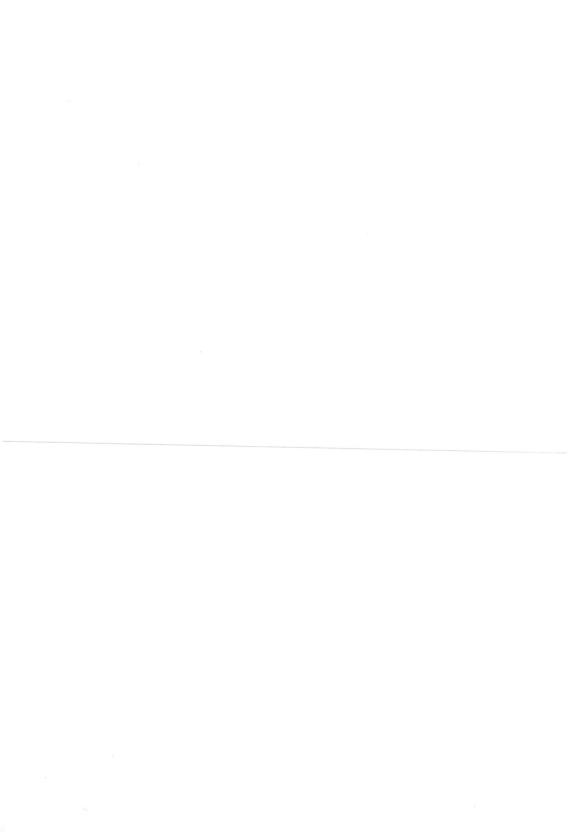

ARQUEOLOGIA DO ESTRESSE: PASSADO E PRESENTE DE UM CONCEITO

Glória Heloise Perez

Claro enigma: e afinal, o que é estresse?

Um quadro psicopatológico? Um conceito médico? Um conceito da Física? Uma palavra leiga? Um novo nome para ansiedade?

Estresse é um termo bastante utilizado no mundo contemporâneo. A busca da palavra *estresse* no Jornal *Folha de São Paulo* no período do ano de 2011, aponta 329 resultados. Trata-se de quase uma citação por dia, naquele ano! E as matérias dizem respeito a temas na área da saúde, do mundo corporativo, índices econômicos e até política. Por outro lado, se fizermos uma busca do termo pelo mesmo período na *WEB of Knowledge*, uma das principais plataformas de pesquisa de informação em ciências, ciências sociais, artes e humanidades, encontraremos 186.698 resultados. Temos aqui uma primeira característica do estresse, que nos remete a uma situação curiosa e ambígua. Um termo bastante utilizado, por um público amplo e variado, inclusive no âmbito leigo. Mas será que o médico, o jornalista, o diretor de RH, o economista, o eminente cientista e o taxista da metrópole que se dizem acometidos deste mal, estão se referindo ao mesmo conceito de estresse? Chama a atenção o uso disseminado e inespecífico do termo.

Esta profusão do uso do termo nos remete à ideia de que estresse seja um conceito muito familiar, um tema já bastante explorado e, consequentemente, pouco profícuo. Ideia verdadeira ou falsa? No entanto, considerar a presença por vezes excessiva do "estresse" na vida contemporânea e o uso tão disseminado e, ao mesmo tempo, tão indiscriminado do termo, leva-nos a suspeitar da presunção de ser algo bem definido e à falsa ideia de um assunto esgotado. Pensamos que recuperar a história da Teoria de Estresse e analisar sua inserção no contexto atual pode nos trazer luz à compreensão deste fenômeno. Para este trabalho, apoiamos-nos no esclarecedor artigo "Putting Stress in Life: Hans Selye and the Making of Stress Theory" (Viner, 1999) e no capítulo "Estresse ou stress?" de Arantes (2003) do precioso livro *Estresse* (Arantes; Vieira, 2003) que também nos traz a história do conceito, enquanto o aproxima do referencial da psicanálise.

Um primeiro ponto a ser salientado é que a questão da inespecificidade é inerente ao próprio conceito de estresse e à sua divulgação obstinada, uma missão que seu criador tomou para si.

Embora o conceito de estresse tenha sido formulado por Hans Selye, pode-se dizer que o seu embrião começou a ser elaborado pelo fisiologista Walter Cannon (1929) "ao observar que sofrendo de frio intenso, falta de oxigênio e fortes emoções, há uma ativação do sistema nervoso simpático, com a liberação de substâncias que determinam reações orgânicas adaptativas, com o fim de preparar o organismo para lutar ou fugir da situação".

A história da elaboração do conceito de estresse (Viner, 1999; Arantes; Vieira, 2003) nos conta que sua origem vem de um fracasso experimental. Hans Selye (1907-1982) estudava as correlações neuroendocrinológicas da gravidez em ratas. Na aplicação de um dos procedimentos experimentais, que consistia na injeção de extratos de ovário e placenta, detecta uma tríade de reações orgânicas, que ele considerou tratar-se da descoberta de um novo hormônio feminino. E foi com grande decepção que, nos experimentos de validação deste achado, identifica as mesmas reações (ulceração no intestino, atrofia do timo e do sistema linfático e ulceração do córtex adrenal) com a injeção de extratos de tecidos variados. Mas Selye não ficou paralisado na frustração e na decepção do fracasso. Mobilizado pelo caráter de pesquisador em busca de uma grande descoberta, buscou transformar esse fracasso. E, resgatando um antigo interesse, levanta a hipótese de essas reações, que não eram devidas a um hormônio feminino, estarem associadas ao poder inespecífico de cura da natureza e à "síndrome do sentir-se doente", exprimentando a injeção de vários tipos de agentes em várias espécies de animais. O desenvolvimento das pesquisas apontou que esta reação orgânica inespecífica era universal a todos os mamíferos, levando Selye a postular que esta tríade de reações orgânicas era um indicador de uma resposta a um agente indesejável, em mamíferos. Publicou sua descoberta numa carta na revista *Nature*, em 1936, como uma síndrome produzida por diversos agente nocivos (Viner, 1999; Arantes; Vieira, 2003), concebendo doença e saúde em termos de adaptação bem ou mal-sucedida por um sistema orgânico em resposta a um agente do ambiente (Viner, 1999). Observa que, diante de qualquer agressão, há mecanismos de adaptação semelhantes entre si, o que denominou "Síndrome Geral de Adaptação",ou seja, uma mobilização geral do organismo frente ao *stress*or, com o objetivo de adaptar-se à exigência feita e assim procurar restabelecer o seu equilíbrio (Regis, 1996).

Apesar das críticas, insistiu no uso do termo "estresse", emprestado da Física, por considerar que seria o que melhor retratava o fenômeno em questão (Arantes; Vieira, 2003). Na Física, o termo estresse refere-se ao grau de deformidade que uma estrutura sofre quando submetida a uma sobrecarga. Portanto, Selye buscava passar a ideia de um fenômeno equivalente, no plano biológico, ao que ocorre em matérias inanimadas (Arantes; Vieira, 2003). Estresse referia-se ao estado do organismo em adaptação e resposta ao ambiente. Selye postula ter descoberto uma verdade universal da relação entre organismo e o ambiente (Viner, 1999).

Na história da Teoria do Estresse (Viner,1999), outro ponto deve ser salientado. Contribuiu na moldagem do fenômeno "estresse", um elemento tão marcante quanto o próprio desenvolvimento do conceito, o fato de ter sido objeto de grande oposição e forte resistência à sua aceitação pelo meio científico, bem como a forma como Selye enfrentou esse fato. Ele encontrou muita resistência na aceitação de sua descoberta, críticas à sua metodologia, à plasticidade da sua teoria e de tê-la sustentado muito mais pela argumentação do que pela experimentação, de ser algo inobservável, imensurável, excessivamente plástico e, por consequência, inacessível à pesquisa científica pelo teste de hipótese. Para combater essa crítica e toda a oposição dos cientistas da fisiologia, Selye buscou aliados fora dos muros acadêmicos e procurou, também, divulgar sua descoberta nos mais diversos meios (Viner, 1999). Nesta tarefa, Selye foi um batalhador incansável e muito bem-sucedido, auxiliado "pelo seu carisma, e sua oratória magistral que lhe permitia falar sobre o tema com maestria e paixão" , como nos diz Roger Guillemin (1985), seu primeiro aluno.

Viner (1999) relata que os militares foram os primeiros e mais valiosos aliados de Selye, o que se justifica pelo fato de os estudos iniciais sobre estresse terem se iniciado no período entre a Primeira e a Segunda Guerra Mundial, contribuindo para o desenvolvimento dos estudos e da terapêutica sobre a neurose de guerra. Um segundo grupo, que se apropriou rapidamente da teoria, foi o dos médicos que se dedicavam à prática clínica, entusiasmados com a promessa de Selye, em suas conferências para esse público, sobre os segredos biológicos da saúde e da felicidade, apoiado em explicações sobre a prevenção da doença cardiovascular e doença reumática, que "tinham sido aparentemente reproduzidos no laboratório com grande facilidade" (Guillemin, 1985).

O grupo de médicos e pesquisadores interessados em medicina psicossomática também se aliou a Selye desde cedo, pois este novo conceito lhes pareceu permitir escapar da ameaça que pairava na década de 1940, de a biologia ficar baseada nas ciências físicas . O conceito também foi assimilado pela antropologia, sociologia e psicologia (Viner, 1999).

Selye também divulgou sua descoberta no meio leigo e buscou fazer uma associação da Teoria de estresse com felicidade e saúde como salienta Viner (1999) na citação do livro internacionalmente popular, *The Stress of Life* (1956): "The secret of health and happiness lie in successful adjustment to the ever-changing conditions on this globe; the penalties for failure in this great process of adaptation are disease and unhappiness."

Viner (1999) salienta que, no final da década de 1970, podia-se observar que com a infiltração do "estresse" nas várias áreas da biologia humana, animal e até na botânica, na psicologia, na antropologia e na sociologia, o conceito e a definição de estresse continuavam evasivos e controversos, com discordâncias fundamentais entre pesquisadores sobre os seus mecanismos e a sua quantificação. Podia-se observar, também, que sempre houve uma discrepância entre o grande interesse popular e a pouca dedicação da comunidade científica aos estudos sobre o tema. Diz Viner (1999) que, na década de 1970, estresse era popularmente considerado uma crença sobre vida e saúde que requeria validação científica, o que foi um chamado para o renascimento do estresse fisiológico na década de 1980.

"A estranha evolução de uma suposição fisiológica para um princípio universal da biologia foi reconhecida por eminentes cientistas. No entanto, ao invés de questionar as premissas básicas do Estresse, eles atribuíram o caos conceitual que o cercava à falta de rigor científico" (Viner, 1999, p. 403). Mason (1971) analisa que a Teoria de Selye teve "tanto, muitos seguidores, como muitos opositores, mas que apesar disso a teoria ficou marcada por permanecer largamente na posição de nem ser confirmada ou amplamente aceita, nem definitivamente refutada ou rejeitada pela avaliação experimental".

Em 1981, Eisdorf (1981, p. 2-3) analisa que

> a pesquisa sobre estresse é marcada pela controvérsia, inconsistência e incerteza. Avalia-se que muitos dos estudos iniciais sobre estresse e do-

ença têm falhas metodológicas, sendo que definições diferentes e conflitantes surgiram entre os investigadores, uma vez que enfatizaram aspectos diferentes do processo. Por outro lado, também se afirma que o conceito de estresse ampliou-se marcadamente, à medida que diferentes investigadores o invocaram para explicar os seus dados, partindo de um conjunto de conceitos razoavelmente bem definidos, sobre os efeitos de certos tipos de estímulos no organismo. Observa-se que, atualmente, abrange um amplo conjunto de estudos empíricos e uma literatura descritiva de qualidade diversa que se espalhou por quase toda a gama de ciências médicas, biológicas, psicológicas e comportamentais... Alguns cientistas acreditam que o conceito de estresse tornou-se tão generalizado e a pesquisa disponível de qualidade tão incerta que não lhe dá valor heurístico; eles sugerem que a necessária pesquisa relativa ao estresse, deve ser realizada em diferentes contextos. Outros investigadores admitem que o campo tem problemas graves, mas contra argumentam que o conceito de Estresse provê uma valiosa unificação na terminologia de um tipo particular de pesquisas importantes; eles acreditam que as dificuldades atuais podem ser resolvidas e a continuidade dos esforços para promover atenção às pesquisas sobre estresse estão garantidos.

Na década de 1980, aposentado da universidade, Selye funda o *International Institute of Stress*, em Montreal, para monitorar e dar continuidade às atividades anteriormente realizadas na universidade, e a *Hans Selye Foundation* para subsidiar as pesquisas (Viner, 1999). A literatura da década de 1990 apresenta os trabalhos de vários cientistas na área da fisiologia; no entanto, as pesquisas de

Selye não são citadas nas referências bibliográficas, sendo o modelo de Selye um entre outros modelos de estresse (Viner, 1999).

Selye admite que a compreensão científica usual tem pouco a ver com estresse como conhecimento público e científico (Viner, 1999).

Uma história conturbada, que parece explicar a inespecificidade e uso generalizado e indiscriminado do termo. E, ainda resta uma questão sobre a definição do conceito. A história nos aponta uma definição de estresse como uma reação fisiológica, mas atualmente é forte a tendência ao uso do termo, fazendo referência a um estado psíquico e até mesmo a um transtorno psíquico. Como afirma Vieira (Vieira; Castro, 2010) no capítulo "Considerações sobre a tradição médica e a recente noção de estresse": "transposto para o plano psicológico, o estresse ficou com um sentido vago e impreciso: é uma média nebulosa entre excesso de preocupação, depressão, ansiedade, tensão (que é difícil distinguir de ansiedade), excesso de trabalho, fadiga. Ora um sentido é mais destacado, ora outro".

Sendo entendido como transtorno mental, parece-nos necessária a consulta ao DSM-IV-TR (2002), a referência atual para os diagnósticos em Psiquiatria. No DSM-IV-TR (2002), podemos entender que o estresse esteja incluído no denominado *Transtorno de Estresse Agudo*, que traz como elementos essenciais para o diagnóstico:

a) vivência, testemunho ou confronto com um evento traumático;
b) resposta de intenso medo, impotência ou horror.

E apresentar sintomas dissociativos, de recordações aflitivas, de esquiva a estímulos associados com o trauma e de excitabilidade aumentada.

A classificação de Transtorno de Estresse Agudo realiza-se caso os sintomas se apresentarem por pelo menos dois dias e até um mês, mas, em sua persistência por mais de um mês, são classificados como *Transtorno de Estresse Pós-Traumático*.

Esta definição parece incluir novos elementos, como a reação psicológica a uma situação traumática, mas não parece definir o termo que é utilizado habitualmente no contexto da saúde, e também não é o conceito utilizado nas pesquisas epidemiológicas que avaliam estresse.

Podemos concluir que a definição do conceito de estresse é muito difícil, pois ele é a síntese de vários fatores, que foram estudados isoladamente por médicos, psicólogos, sociólogos, antropólogos... Cada estudioso abordou o estresse dentro da perspectiva da sua área de conhecimento (Arantes; Vieira, 2003). Observa-se que diferente dos estudos em geral, que se diferenciam pelo instrumento utilizado para avaliar a variável, no caso do estresse vemos diferenças quanto à própria definição da variável "estresse". A título de ilustração, citamos o estudo de Zanastra e Johnston (2011) que, para avaliar as reações cardiovasculares do estresse, discutem se fazer um discurso, passar por um exame oral ou interações interpessoais negativas podem ser tomadas como experiências de estresse. Alastalo et al. (2012) estudaram a influência na saúde, na vida adulta, do estresse experienciado na vida infantil. A variável "estresse", neste estudo, era ter sido separado dos pais temporariamente na infância, devido à Segunda Guerra Mundial. Vemos outros pesquisadores que criam uma situação de estresse no laboratório, colocando para o sujeito a tarefa de realizar cálculos matemáticos... e os exemplos são numerosos.

Enfim, fica-nos a impressão de que cabe ao estresse os mesmos adjetivos que Birman(2010) atribuiu à histeria: múltiplo e caleidoscópico.

Estresse, uma experiência da "atualidade": uma ideia "atual"

Estresse como uma experiência típica e exclusiva da vida contemporânea é uma ideia que paira no imaginário social atual, geralmente associada a uma concepção de que o estilo de vida contemporâneo seria primordialmente estressante. Cabe uma pergunta: a vida agitada dos dias atuais, o ambiente povoado da sofisticada tecnologia que se inova frequentemente e impõe reciclagem constante, o excesso de demandas do competitivo mundo corporativo, o bombardeio da propaganda que nos traz a intensa pressão para o consumo seriam mais estressantes do que viver como nossos ancestrais, na busca diária por garantir necessidades básicas como alimento e abrigo, na luta contra as intempéries climáticas e os perigos da selva? Difícil comparação. Parece-nos que se, por um lado, é inegável que o estilo de vida contemporâneo possa ser estressante, não podemos dizer que esta seja uma característica exclusiva deste tempo.

O que parece evidente é que mudou bastante o tipo de fator estressor, ao longo da história da humanidade. Se antes os fatores estressores se relacionavam ao enfrentamento de perigos concretos, sendo a força muscular o recurso mais eficiente para dar conta da demanda, os estressores contemporâneos são de outra ordem (Vieira, 2008). Geralmente somos expostos a uma situação vivida como ameaçadora ou inesperada que gera estresse, no conforto de nosso carro parado no trânsito bloqueado ou de uma cadeira confortável diante do nosso chefe insatisfeito com nosso desempenho ou diante da tela do nosso computador com a internet lenta, impedindo-nos de cumprir o prazo para o envio daquele projeto. Situações que podem também significar uma ameaça à nossa sobrevivência na vida urbana, mas que demandam reações adaptativas muito diferentes, que se realizam efetivamente sem o trabalho motor.

Apesar dessas evidências de que o estresse é um recurso adaptativo importante da espécie humana, persiste a ideia de que seja algo exclusivo do mundo contemporâneo, determinado pelo estilo de vida atual.

Não é curioso esquecermos da história da humanidade, da nossa espécie e pensarmos como se essa demanda ao ser humano tivesse se iniciado na atualidade? Podemos pensar que esta poderia ser uma tentativa de atribuirmos a nós mesmos a responsabilidade pelo mal-estar, evitando admitir que se trata de uma contingência da vida? Na cultura do excesso e do conforto, em que há uma oferta incessante de objetos de satisfação, na qual a ciência torna possível o impossível, a falha, a falta é vivida como um fator estressante importante. Intolerância às falhas na nossa cultura, ilusão onipotente de controle de tudo pelo homem? Uma forma de nos defendermos de nossa pequenez diante do mundo? Haveria alguma relação entre esta tendência e as características da cultura contemporânea?

Bauman (2011) aponta três características como principais da cultura contemporânea: sociedade de consumo, sociedade individualizada e vida fragmentada. As características da cultura contemporânea apontam para um determinado tipo de relação com o *Tempo*. O ato de consumo, em que se apoia a *sociedade de consumo*, pertence ao presente, ao aqui e agora, ao efêmero, ao imediato e ao descartável, o que leva à presença marcante do presente. A *sociedade individualizada* também remete ao presente, à medida que é uma consequência da destradicionalização, fenômeno decorrente do fato de que as instâncias tipicamente geradoras de identidade como a família, o trabalho, a religião terem ficado enfraquecidas e determinaram que o sujeito desenvolva um projeto individual e autônomo, inventando a sua própria vida, sua família, sua carreira profissional e sua religião (Costa, 2004), portanto, sem forte apoio nas tradições do passado. A *vida fragmentada* se materializa pelas mudanças constantes que se impõem, uma vez que o paradigma do descartável e do ultrapassado, aplicado aos objetos de consumo, será extrapolado aos vários âmbitos da vida. Consequentemente, instaura-se uma certa dificuldade de fazer planos a longo prazo, para o tempo futuro, uma vez que mudanças significativas podem ocorrer a qualquer tempo. Mais uma vez, o presente, nem passado, nem futuro. Millan (2002) em seu trabalho "Tempo e Subjetividade no Mundo Comtemporâneo" analisa que a sociedade de consumo e da tecnologia, para promover o consumo, induziu uma mudança na relação do sujeito com o tempo. Diz ela: "a tecnologia de que dispomos hoje interefere de maneira direta em nossa relação com o tempo, na medida em que pretende, em última instância, reduzir o intervalo entre o aparecimento de uma necessidade e o encontro com o objeto de sua satisfação". E, "reféns da satisfação imediata, vive-se na soberania do *eterno* presente, no primado do instante".

Millan (2002) cita Pelbart (1996) em sua análise que o tempo na sociedade de consumo

> não é vivido como um tempo que passa, segundo o modelo clássico da sucessão linear, cronológica, homogênea, mas um tempo instantâneo e contínuo, sem espessura. Tempo da inércia do instante, como tão bem o analisou Virilio. É uma espécie de parada no tempo, sua imobilização, sua fixação no presente, no presente da informática ou da televisão, ou da telecomunicação. Um presente hipnótico que elimina qualquer passado ou futuro. (p. 51)

Talvez tudo possa ser resumido na questão de que o consumo é um ato, e se é um ato é da ordem do presente. Estes elementos nos permitiriam pensar que considerar tudo como atual seria um movimento próprio da sociedade de consumo?

Para continuar o exame da questão da "atualidade" do estresse, tomamos emprestado os elementos considerados por Gurfinkel (2011) na sua análise da "atualidade" nas adicções. Como nos diz Gurfinkel (2011) "quando compreendemos a relevância do fator *atual*; eis aqui a verdadeira atualidade do tema" (p .43). O estresse tem uma ligação com o atual, à medida que pressupõe o encontro com um fator estressor, e esse encontro é inerente à experiência do estresse, tem um poder determinante e é o que define esta experiência. Mesmo quando ele não está presente naquele instante, quando é a memória do fator estressante que está presente, o seu efeito é atual. Como nos diz Gurfinkel (2011, p. 46): "O atual – a atualidade – é justamente a sua matéria-prima".

Por outro lado, observa-se ainda outro movimento semelhante àquele observado em relação às drogas, que é o do apagamento do sujeito e da *inversão da relação sujeito-objeto*, quando se conside-

Psicanálise e Medicina - 169

ra que a realidade contemporânea, em si, é estressora. Na adicção às drogas "invertendo a relação sujeito-objeto consideram a droga como viciante em si mesma, como objeto poderoso, perigoso e enigmático" (Gurfinkel, 2011), desconsiderando completamente o sujeito que dela se vicia. No caso do estresse, considerando a realidade como propriamente estressora, o objeto-realidade vira sujeito, e o sujeito é coisificado. Dessa maneira, desconsideramos que um fator só será estressor se for percebido como tal e que, portanto, é o sujeito e a relação do sujeito com o fator que o define como estressor. Interessante notar, também, que esta tendência parece negar o que seria inegável, ou seja, que o estresse seja uma experiência eminentemente subjetiva, e que o sujeito não pode ser deixado à parte dela. Cabe lembrar também que podemos ter fontes internas de estresse, ou seja, quando o próprio funcionamento psíquico pode configurar fatores como ameaçadores e gerar estresse. Como exemplo, podemos citar a alta exigência consigo próprio, como uma imperiosa necessidade de satisfação de demandas narcísicas.

Por outro lado, detecta-se que a inversão da relação sujeito-objeto e a neutralização da subjetividade também estão presentes nas formas de manejo de estresse, que a cultura contemporânea oferece. Como exemplo, trazemos a má gestão do tempo, um fator que tem sido salientado na mídia como estressante, atualmente. As técnicas de gerenciamento do tempo visam ajudar a fazer cada vez mais em menos horas, e são oferecidas em sites ou aplicativos que podem ser instalados no celular ou no computador. A proposta é oferecer uma ferramenta para organizar os pensamentos, como classificar as tarefas para que elas possam entrar numa lista de prioridade, fornecer um critério para priorização das tarefas. Um recurso bastante típico da cultura da sociedade de consumo: delegar a algo (um produto) ou alguém (um profissional especialista) o trabalho de uma questão pessoal. A tarefa é realizada de forma objetiva por um produto, como se não houvesse aspectos subjetivos envolvidos na questão. Esta tarefa que, nos parece, deveria ser executada pela própria pessoa, considerando suas necessidades, desejos, conflitos é delegada para um produto, como se fosse uma questão somente objetiva, sem que isso tivesse alguma ligação com aspectos subjetivos. Ressalta-se a tendência de buscar se livrar do estresse com os produtos do mercado do bem-estar tais como procedimentos e produtos relaxantes, que se caracterizam pela promessa de trazer o alívio do sintoma, sem jamais considerar o que do sujeito o está determinando, constituindo-se comumente por atalhos que procuram evitar o caminho árduo de buscar tomar contato com as angústias determinantes do sintoma "estresse".

Estresse: nomeação de mal-estar psíquico na contemporaneidade?

Esta não nos parece uma generalização leviana. Viner (1999) iniciou o resumo de seu artigo com a afirmação: "estresse tornou-se uma explicação universal para o comportamento humano na sociedade industrial". E essa explicação parece continuar valendo para a sociedade de consumo, se considerada a presença do "estresse" na vida contemporânea. Observamos nestes nossos tempos, além da tendência a se compreender o mal-estar como sendo sempre alguma disfunção do corpo, também um empobrecimento das referências no discurso contemporâneo, para nomear o mal-estar psíquico. Vemos reduzida esta nomeação a basicamente duas palavras: estresse e depressão. Essas duas palavras poderiam aludir a um espectro amplo de experiências tais como angústia, tristeza, luto, ansiedade, conflito, raiva, ressentimento... que, no entanto, parecem não ser discriminadas pelo sujeito, que as nomeia todas como "estresse". O termo estresse diz respeito a algo inespecífico, genérico e, a rigor, a uma reação inespecífica orgânica, como discutimos anteriormente, mas é fato que tem atendido à necessidade do sujeito contemporâneo de falar do seu mal-estar psíquico.

Interessante notar que parece coerente na cultura do chamado "sujeito cerebral", que busca no corpo a explicação do mal-estar psíquico, denominá-lo com um termo que diga respeito a uma reação inespecífica do organismo, embora isso não seja propriamente conhecido popularmente.

> A crença de que a experiência subjetiva pode ser explicada pelos processos neuroquímicos do nosso cérebro já adentrou o âmbito do imaginário social, sendo adotados nesse domínio enunciados que utilizam a causalidade dos processos cerebrais para entender afetos como simpatia, violência ou amor. A consequência de se pensar a subjetividade unicamente a partir dos parâmetros biológicos é um ameaçador retorno do naturalismo e do cientificismo. (Birman, 2010, p. 8).

Birman alerta que nosso tempo testemunha uma neutralização crescente da subjetividade humana. "Enquanto a subjetividade perde progressivamente a sua função de ligação, elaboração e simbolização do afeto, o corpo se torna cada vez mais o principal lócus de expressão da dimensão afetiva do eu" (Birman, 2010 p. 11). Atribuir a denominação estresse por ao mal-estar psíquico, que é um conceito que inclui um aspecto somático, não tem a ver com uma neutralização da subjetividade?

Em nossa análise da história do conceito, identificamos que o estresse não é definido por nenhum elemento do plano psíquico, embora seja inegável que tenha adquirido a conotação de se reportar a um estado psicológico e que seja bastante utilizada atualmente com este fim. Portanto, ainda que desconhecida a conceituação de estresse como uma reação do corpo biológico, é dessa maneira, (reportando-se ao corpo) que se faz referência a um mal-estar psíquico na cultura do sujeito cerebral. As palavras de Costa (2004), referindo-se à cultura contemporânea, podem nos ajudar a compreender este fenômeno.

> As mudanças no valor moral conferido à autoridade, nas relações de trabalho, nos padrões de consumo, nas estratégias da moda e da publicidade,

> e, enfim, nos conhecimentos sobre o corpo físico e nos ideais de auto-realização redirecionaram a educação do corpo para a cultura somática, uma mudança em relação à educação do corpo para a educação sentimental burguesa que primava pela subordinação do aprimoramento físico ao aprimoramento sentimental. (p. 208)
>
> O corpo tornou-se um referente privilegiado para a construção das identidades pessoais. Referir o sentimento de identidade ao corpo significa definir *o que somos* e *devemos ser*, a partir de nossos atributos físicos. Ou seja, atualmente, se tornou verossímil acreditar que a) *atos psicológicos têm origem e causas físicas* e que b) aspirações morais *devem ter como modelo desempenhos corpóreos ideais*. Em outros termos, estamos nos habituando a entender e a explicar a *natureza da vida psíquica e das condutas éticas* pelo conhecimento da materialidade corporal. (p. 203)

Estaríamos diante de um exemplo da articulação entre as transformações dos discursos sociais sobre a subjetividade e os deslocamentos das funções do corpo nas narrativas subjetivas? Teria havido um empobrecimento da linguagem na referência ao mal-estar psíquico?

Viner (1999) salienta na citação de Selye (1956) que a Teoria de Estresse consegue traduzir a descoberta do seu experimento do laboratório para a narrativa da vida da pessoa comum. Silva Júnior (2008) analisa a relação entre *narrativa e identidade,* considerando que a dissolução da religião como organização simbólica e sua substituição pela ideia da Razão, que caracteriza a Modernidade, traz para o sujeito a perda de uma ordem transcendente e protetora. O declínio dos ideais sociais e o impacto do gozo promovido pela indústria cultural corroem o conjunto dos vínculos e/ou narrativas vigentes. "Se não há mais meta-narrativas, toda biografia moderna parece condenada a estar à deriva enquanto narração sem origem, e, portanto, sem fundamento..." Antes a questão era não pecar, mas tinha uma narrativa que proporcionava um norte, que transcendia o sujeito. Agora é consumir, que é uma ação, que é volátil, concreta e deixa o sujeito constantemente num vazio que só se alivia momentaneamente, com a repetição da ação. Tudo se dá no plano concreto. Se não consumir, se não se enquadrar, não sobra nada. Antes culpa, angústia, tristeza, agora estresse? (que, em última análise, é uma reação fisiológica) Estresse é uma palavra-resumo. Resumo de uma narrativa que não está à disposição. Um ícone. Seria estresse o termo pós-moderno para angústia?

Selye foi criticado pelo termo "estresse" ser muito abstrato e que não aparecia em seu estado puro. Também se discutiu, por ocasião de uma conferência na França, se não seria melhor usar termos como agressão, tensão, desamparo (Arantes; Vieira, 2003). Apesar da oposição, Selye optou por manter o termo estresse, um termo emprestado da Física, buscando transpor para o biológico o mesmo fenômeno do plano da matéria inorgânica. Estresse: denominação do mal-estar psíquico em tempos do domínio do discurso da ciência? Retorno do naturalismo e do cientificismo, como nos alerta Birman (2010)?

Estresse e psicossomática

Desde muito cedo, as pesquisas sobre estresse apontavam, e os estudos epidemiológicos confirmaram sua associação com o desenvolvimento de várias doenças somáticas tais como a hipertensão, a diabetes tipo II, as doenças cardiovasculares, o acidente vascular cerebral, doenças do sistema imunológico, úlceras gastroduodenais e outras doenças do intestino, câncer, psoríase, vitiligo e outras doenças dermatológicas. E as evidências dessas associações não param de crescer; estudos mais recentes apontam a associação de eventos de vida estressantes também com o aumento do risco da piora na evolução da esclerose múltipla (Riise *et al.*, 2011)

Para compreender essa associação, vale resgatar as três fases do *processo de stress* denominado por Selye (1956) como uma "Síndrome de Adaptação Geral" (SAG).

> A mobilização geral inicial é denominada *"reação de alarme"* que mesmo implicando numa ativação exacerbada e numa descarga mais intensa de hormônios, é considerada normal, pois é um alerta em busca de uma adaptação para o organismo, o alarme para o organismo acionar suas defesas em busca do equilíbrio, para retornar em seguida à sua homeostase. Contudo, se o estado de alerta perdurar, impedindo o retorno à fase de repouso e reposição de energias, o organismo busca adaptar-se, não só alterando os índices normais de atividade orgânica, como concentrando o processo de reação interna num determinado órgão. Nessa fase, a Síndrome de Adaptação Geral – SAG se transforma numa Síndrome de Adaptação Local – SAL. Essa fase é chamada de resistência. Se houver continuidade da ameaça, exigindo do organismo um estado permanente de mobilização, ele poderá ter como conseqüência um colapso do órgão, o desenvolvimento de uma patologia ou até a morte súbita. Essa é a fase de exaustão. (Seyle, 1956, *apud* Regis, 1996, p. 5)

Arantes em seu estudo "Estresse, desamparo e angústia" (Arantes; Vieira, 2003) traz uma contribuição preciosa, aproximando estresse do campo da psicanálise, o que ainda é bem pouco comum. Neste trabalho, faz um paralelo entre estresse e angústia e também com a psicossomática psicanalítica.

Gostaríamos de ressaltar o paralelo entre o conceito de estresse e o conceito de equilíbrio psicossomático da teoria psicossomática psicanalítica (Marty, 1993). O conceito de equilíbrio psicossomático pressupõe que o afluxo excessivo ou abrupto de excitações, com a vivência de uma situação traumática, exige descarga do excesso de excitação pulsional, dela decorrente. Essa descarga, buscando alívio da tensão gerada pela excitação excessiva, pode ocorrer em três planos: psíquico, comportamental e somático. A descarga ocorrerá no plano psíquico por meio dos processos de elaboração psíquica, o que pressupõe vida representativa com recursos simbólicos. No plano comportamental, ocorrerá mediante ações tais como atos violentos, o comer compulsivo, o abuso de álcool, o uso de drogas... Uma outra possibilidade de descarga é por meio de um transbordamento para o soma, com a doença somática.

Assim, parece possível fazer uma transposição do conceito de equilíbrio psicossomático para o modelo da síndrome geral de adaptação. Nesse paralelo, estímulo estressor e trauma se equivalem. Podemos entender que as doenças somáticas da fase de exaustão do estresse poderiam estar associadas a um transbordamento para o soma de um montante de excitação pulsional, gerado pelo estímulo estressor. Não houve a possibilidade de descarga deste excesso de tensão pela elaboração psíquica ou pela ação, que, poderíamos dizer, são um paralelo da fase de alerta e resistência do estresse.

Estresse: um grito do sujeito na medicina contemporânea

As evidências de que o estresse esteja associado a várias doenças somáticas, às principais causas de mortalidade no final do século XX e de que seja fator de risco para o desenvolvimento, entre outras, de uma doença grave e potencialmente fatal e crônica como a aterosclerose e seu evento agudo, o infarto agudo do miocárdio, e os estudos mais recentes que detectam a presença de transtorno de estresse pós-traumático no pós-infarto agudo do miocárdio e sua associação com reincidência da doença e maior mortalidade, levaram a problemática do estresse para a clínica médica .

O doente estressado desafia a conduta médica, à medida que o estresse não se reduz seguindo-se a recomendação médica de se evitá-lo, ou de afastar-se do trabalho, ou de fazer uma viagem ou de relaxar. Ainda mais difícil é, por exemplo, o doente conseguir deixar de fumar ou comer compulsivamente quando está estressado ou controlar o estresse para manter a diabetes compensada, como preconiza o tratamento médico. Esse fenômeno gera um impasse para o paciente que não consegue aderir ao tratamento e estancar a evolução da sua doença, e também para o médico que fica impotente frente à falta de recursos terapêuticos, para os que arcam com o alto custo financeiro do tratamento (que acaba sendo ineficaz) desses doentes.

Adaptando-se a análise que Birman (2010) faz com relação à histeria, ao tratar da relação entre o discurso freudiano e a medicina, a problemática do estresse evidencia a *resistência dos enfermos ao poder médico,* à medida que teria colocado impasses de ordem etiológica, diagnóstica e terapêutica ao discurso da clínica médica.

Como vimos anteriormente, estresse pressupõe um encontro com um fator estressor e o desencadeamento de uma determinada experiência subjetiva. Um fator se configura como estressor a partir da percepção *subjetiva* dele como tal, embora a tendência, tanto no discurso científico como no discurso popular da atualidade, seja entendê-lo como *objetivamente* estressor. Sendo uma experiência decorrente de uma percepção subjetiva, o exame do corpo do paciente não é suficiente para estabelecer o diagnóstico, nem a prescrição do tratamento.

Birman (2010) ao analisar, na história da medicina, o impacto decisivo que teve o modelo neurológico para a desestabilização do modelo anatomoclínico (então dominante na tradição da medicina científica), uma vez que "para examinar devidamente o registro *involuntário* do reflexo seria necessária a participação *voluntária* do paciente" (p. 30), faz uma citação de Foucault (2003) em que este diz que:

> no modelo anatomoclínico, o exame do doente não implicava a participação *ativa* desse no ato médico. Com efeito, o enfermo oferecia seu cor-

Psicanálise e Medicina - 177

> po, de maneira eminentemente *passiva*, para ser examinado pelo médico, que o palpava, o auscultava e examinava ainda os dados laboratoriais, assim como fazia a autópsia de seu cadáver após sua morte. Enfim, a única atividade do enfermo no ato médico era a sua *queixa*, isto é, aquilo que teria conduzido à consulta e ao exame.

Podemos pensar que a realidade da falta de resultado no controle do estresse que se apresenta na clínica médica, da exigência de sentido que a experiência inescapável da fase de exaustão de estresse coloca ao doente estressado e suas dificuldades com o tratamento da doença relacionada ao estresse, caracterizam a expressão da subjetividade e seu irrompimento no campo da medicina contemporânea. Uma saída para esse impasse compreende escutar o sujeito, considerar a dimensão do discurso e do diálogo. Alguns médicos convocaram o psicólogo e o psicanalista para essa tarefa e abriram as portas do hospital para esses profissionais.

Considerando o impacto da teoria do estresse nos mais variados campos do saber, particularmente na medicina e no discurso popular, podemos pensar que pode se lhe atribuir ter o mérito de ter aberto uma possibilidade de ressubjetivar o "ser" da enfermidade, objetivado pelos estudos epidemiológicos, uma via de entrada da subjetividade na concepção de doença da medicina.

Talvez possamos considerar o estresse , com suas características de ser algo no limiar entre o psíquico e o somático, palavra do discurso popular e do discurso científico, com sua inespecificidade e com suas contradições, como um produto que a medicina oferece à psicanálise contemporânea, assim como ofereceu a histeria nos tempos de Freud.

REFERÊNCIAS BIBLIOGRÁFICAS

ALASTALO, H. *et al.* Cardiovascular morbidity and mortality in Finnish men and women separated temporarily from their parents in childhood – a life course study. *Psychosom Med.* 2012 Jul;74(6): 583-7. Epub 2012 Jun 28.

AMERICAN PSYCHIATRIC ASSOCIATION. *DSM-IV-TR- Manual Diagnóstico e Estatítico de Transtonos Mentais*. 4. ed.Texto revisado. Porto Alegre: Artmed, 2002.

ARANTES, M. A. A. C.; VIEIRA, M. J. F. 2. ed. *Estresse*. São Paulo: Casa do Psicólogo, 2003.

BAUMAN, Z. Diálogos com Zygmunt Bauman. Disponível em: www.cpfl-cultura.com.br/2011/08/16/dialogos-com-zygmunt-bauman/. Acessado em 10/05/2012.

BIRMAN, J.; FORTES, I.; PERELSON, S. *Um novo lance de dados:* psicanálise e medicina na contemporaneidade. Rio de Janeiro: Cia de Freud, 2010.

CANNON, W. B. *Bodily changes in pain, hunger, fear and rage*. New York: Branford, 1929 *apud* ARANTES, M. A. A. C.; VIEIRA, M. J. F. *Estresse*. 2. ed. São Paulo: Casa do Psicólogo, 2003.

COSTA, J. F. *O vestígio e a aura:* corpo e consumismo na moral do espetáculo. Rio de Janeiro: Casa do Psicólogo, 2004.

EISDORF, C. *Report of committee to study research on stress in health and disease of the National Research Council*. Washington , DC: National Academic Press, 1981 *apud* VINER, R. Putting stress in life: Hans Selye and the making of stress theory. *Social Studies of Science*, 1999; 29(3) 391-410.

GUILLEMIN, R. A personal reminescence of Hans Selye. *Experientia*, 1985: 41(5) 560-561 *apud* VINER, R. Putting stress in life: Hans Selye and the making of stress theory. *Social Studies of Science*, 1999; 29(3) 391-410.

GURFINKEL, D. *Adicções*. São Paulo: Casa do Psicólogo, 2011.

MASON, J. W. A re-evaluation of the concept of "non-specificity" in Stress Theory. *Journal of Psychiatry Research* 1971; 8(3/4): 323-33 p 323 *apud* VINER, R. Putting stress in life: Hans Selye and the making of stress theory. *Social Studies of Science*, 1999; 29(3) 391-410.

MARTY, P. *Psicossomática do adulto*. Porto Alegre: Artes Médicas, 1993.

MILLAN, M. P. B. *Tempo e subjetividade no Mundo Contemporâneo:* Ressonâncias na clínica psicanalítica. São Paulo: Casa do Psicólogo, 2002.

MOHR, A. C. et al. A randomized trial of stress management for the prevention of new brain lesions in MS. *Neurology WNL.0b013e3182616ff9; published ahead of print July 11, 2012.*

PELBART, P. P. O tempo não reconciliado. In: KATZ, C. S. (Ed.) *Temporalidade e Psicanálise*. Petrópolis: Editora Vozes, 1996 apud MILLAN, M. P. B. *Tempo e subjetividade no Mundo Contemporâneo*: Ressonâncias na clínica psicanalítica. São Paulo: Casa do Psicólogo, 2002.

REGIS, L. M. O. O *stress* ocupacional no executivo: relação entre os causadores de *stress* na vida profissional e estado de saúde. Dissertação apresentada ao Instituto de Psicologia, da Universidade de São Paulo, como parte dos requisitos para obtenção do grau de Mestre em Psicologia. Área de Concentração Psicologia Social e do Trabalho. São Paulo, 1996.

RIISE, T. *et al*. Stress and the risk of multiple sclerosis. *Neurology,* May 31, 2011 76:1866-1871.

SELYE, H. *The stress of life*. New York & London: Longmans, Green & Co., 1956.

SILVA JÚNIOR, N. O corpo-identidade numa cultura sem destino. In: VOLICH, R. M.; FERRAZ, F. C.; RANÑA, W. *Psicossoma IV:* Corpo, história, pensamento. São Paulo: Casa do Psicólogo, 2008.

VIEIRA, M. J. F. O corpo no trabalho: estresse profissional. In: VOLICH, R. M., FERRAZ, F. C.; RANÑA, W. *Psicossoma IV:* Corpo, história, pensamento. São Paulo: Casa do Psicólogo, 2008.

VIEIRA, W. C.; CASTRO, L. R. F. C. *Estudos de Psicossomática*. São Paulo: Vetor Editora. 2010.

VINER, R. Putting stress in life: Hans Selye and the making of stress theory. *Social Studies of Science*, 1999; 29(3) 391-410.

VOLICH, R. M. *Psicossomática*. São Paulo: Casa do Psicólogo, 2000.

ZANASTRA Y. J.; JOHNSTON, D. W. Cardiovascular reactivity in real life settings: Measurement, mechanisms and meaning. *Biological Psychology*, 2011; 86 (2) 98-105.

A PRESENÇA DO DISPOSITIVO ANALÍTICO NO CAMPO DAS AVALIAÇÕES DE CANDIDATOS A PROCEDIMENTOS MÉDICOS[1]

Valéria de Araujo Elias

Este trabalho consiste em abordar as vicissitudes da práxis psicanalítica em um hospital público, no campo das avaliações de candidatos, visando a um procedimento médico. Essa nova modalidade de atendimento, legitimada pelo discurso médico, traz questionamentos sobre o uso da psicanálise e sobre o desejo do analista frente a essas novas demandas. Como sustentar os princípios da psicanálise sem ceder ao discurso hegemônico no hospital e como manejar os dispositivos institucionais oferecidos, sem prescindir da ética que sustenta essa práxis?

Esta prática tornou-se possível a partir dos protocolos de avaliação de candidatos a determinados procedimentos médicos ditados pelo Conselho Federal de Medicina, no âmbito do Sistema Único de Saúde – SUS, diante das novas ofertas tecnológicas, antes só presentes nas clínicas e hospitais particulares e que, cada vez mais, são oferecidas em instituições públicas. Dentre elas, a cirurgia bariátrica para os obesos mórbidos; a laqueadura com fins de planejamento familiar; os candidatos a certos tipos de transplante e, mais recentemente, a cirurgia de redesignação sexual ou transgenitalização, que

---

[1] Este artigo baseia-se em uma tese de doutorado em psicologia, sob orientação do Prof. Abílio da Costa-Rosa (UNESP), ainda em andamento, que busca formalizar a experiência de um psicólogo/psicanalista no campo das decisões médicas.

se insere em um processo mais amplo, regulamentado pelo Ministério da Saúde e que se chama Processo Transexualizador.

É importante salientar que a medicina inicialmente nada pede ao psicanalista. O pedido se dirige ao psicólogo, função que somos chamados a ocupar diante do panorama das novas resoluções que determinam a criação de equipes multiprofissionais para avaliar casos clínicos em nome de um tratamento, da prevenção e do risco do que poderia ser um equívoco e, se assim for, contaminar a assepsia de um procedimento puramente técnico em um corpo supostamente dessubjetivado.

Ansermet (2003) observa que há hoje dois usos opostos da ciência na medicina. Um se engancha aos universais produzidos pela ciência, até rejeitar o sujeito em todas as suas manifestações, e o outro repousa, ao contrário, no fato de que os mecanismos universais definidos pela ciência convergem sobre a evidência do sujeito como exceção ao universal, fonte de uma diversidade fundamental, conduzindo o médico, finalmente, a se situar, primeiramente, sobre o particular.

Presenciamos hoje algumas especialidades médicas buscando o apelo da psicanálise. Esta última começa a se tornar um recurso necessário, o lugar de endereçamento daquilo que escapa à medicina, "da parte indomável que ela encontra no ponto o mais extremo de suas estratégias de domínio, quando suas predições são colocadas em falta devido à característica do sujeito que está submetido às suas intervenções". (ANSERMET, 2003, p. 3-4)

Essa observação vai ao encontro do que Lacan, em 1975, em uma conferência na Universidade de Yale, enunciou de que seria possível que algum dia a psicanálise se tornasse o prolongamento da medicina, o lugar onde ela poderia encontrar refúgio, "a última flor da medicina".

Lacan (1966/2001), porém, marca esse lugar da psicanálise na medicina como marginal, que ele define como extraterritorial. Para ele, a medicina está subjugada às demandas aceleradas do mundo científico na vida comum, fazendo da saúde objeto de organização social, e aponta a psicanálise como a única que interroga a obediência da medicina a essa demanda.

A psicanálise, em seus encontros e desencontros com as especialidades presentes na cena hospitalar, não está isenta dos efeitos subjetivos dessa atuação. E é sua responsabilidade poder responder ao que emerge desta prática na qual está imersa. Trata-se de uma posição ética o questionamento sobre a incidência que nela promovem os reais da nossa época e a legitimidade sobre a qual se funda o ato analítico nesse contexto.

Laurent (1999) critica a posição de intelectual ocupada por muitos analistas e revela que estes são analistas sem ideais que tendem a se apagar frente ao mal-estar e transformações da sociedade. Ele propõe um psicanalista engajado diante da *polis* e das questões políticas e institucionais da atualidade. Torna-se necessária a passagem do analista como especialista da "desidentificação" ao mundo externo à de "analista cidadão" (p. 13). Há que se passar do analista fechado em sua reserva (em consultório particular, *standard*), a um analista que participa, um analista sensível às formas de segregação, que seja capaz de entender qual foi a sua função e qual a que lhe corresponde agora.

Diante desse chamado médico, qual poderia ser a resposta do analista, quando e a de onde deve responder? Pensar sobre isso tem a intenção de possibilitar que esse trabalho aconteça sem que haja um extravio do nosso lugar em direção às possíveis indicações protocolares objetivadas que se mostram muito distantes de nossa práxis e sem que nos percamos diante das ressonâncias dos outros discursos que prevalecem nesse espaço.

Para tratarmos desses aspectos, é necessário primeiramente retomar as considerações de Freud e Lacan sobre as condições nas quais a psicanálise pode ser colocada em prática numa instituição pública.

A clínica psicanalítica em hospitais públicos não é uma reprodução do que acontece nos consultórios particulares; trata-se de uma atuação que torna público o privado. E público aqui significa, por um lado, o fato de oferecer um atendimento gratuito aos que demandam uma escuta e, por outro lado, a publicação de um trabalho, a transparência de uma clínica cujos efeitos nem sempre são eficazes. Assim, leva os psicanalistas que ali se inserem a arriscar-se em situações em que veem seu trabalho exposto a questionamentos e impasses que só conseguem ser sustentados pelo desejo do analista.

Reconhecendo o reduzido âmbito de atuação da prática psicanalítica, Freud (1919/1976) assinalou a necessidade da expansão da psicanálise para além dos consultórios privados. Diante da constatação da existência de uma imensa "miséria neurótica" no mundo, que "ameaça a saúde pública tanto quanto as doenças orgânicas", ele considerava necessária uma ação do psicanalista que pudesse atender essa população.

Mesmo propondo a revisão da técnica, para adequá-la às novas condições e demandas, a orientação de Freud se fez visando sustentar a ética da psicanálise sem relaxar o seu rigor. Em 1933/1976, ele diz: "a atividade psicanalítica é árdua e exigente; não pode ser manejada como um par de óculos que se põe para ler e se tira para sair a caminhar [...] os que empregam a psicanálise ocasionalmente não se situam em chão analítico firme, não aceitaram toda a análise". (p.185) Não significa, portanto, afastar-nos da ética que nos é própria, nem trocar o "ouro" da regra fundamental – a associação livre – pelo "cobre" da sugestão direta (FREUD, 1919/1976, p. 211).

Mesmo com as diferenças que esse atendimento apresenta em relação ao *setting* analítico tradicional, com seus padrões de ordenação do tempo e do espaço e o risco da gratuidade dos tratamentos, a psicanálise no hospital opera sem se valer de sua ética, e a transferência produz eficácia, aliviando sofrimentos.

Embora não se trate de uma análise propriamente dita, não podemos dizer que este espaço, com suas singularidades e limites, excluem a possibilidade de o psicanalista nele intervir em função de sua presença no real e fazendo valer a sua ética pautada num ato analítico que se distingue das outras práticas que ali acontecem. Portanto, são diferenças de ordem técnica e não ética.

Lacan, assim como Freud, também se preocupou com a transmissão da psicanálise e sua extensão para além do consultório. Para ele, a função de um psicanalista não deve ser limitada à intimidade do exercício clínico com cada analisante, deve estar presente também no debate acerca dos impasses vivenciados no cotidiano da clínica.

Lacan (1964/2003) diferencia psicanálise pura e aplicada em que a segunda constitui a prática analítica fora do campo estrito do dispositivo analítico. No campo da psicanálise aplicada, pode-se afirmar que há um analista, mas não há análise propriamente dita. Para Lacan, para que um psicanalista sustente sua posição no campo da psicanálise aplicada, necessariamente ele deve ter passado pela psicanálise pura, única forma possível de preservar os princípios que norteiam sua práxis sem se deixar contaminar pelos outros discursos.

Visando contribuir ainda mais para o entendimento do que é feito com a psicanálise nas instituições, Lacan, em 1967, faz a distinção entre psicanálise em "intensão" e psicanálise em "extensão", apontando para o vínculo indissociável entre elas: a intensão de quem pratica a psicanálise na clínica com a extensão desta prática no mundo: "é no próprio horizonte da psicanálise em extensão que se ata o círculo interior que traçamos como hiância da psicanálise em intensão" (LACAN, 1967/2003, p.261).

Para Lacan, a psicanálise em extensão está amarrada ao que ocorre na psicanálise em intensão, sustentada pelo desejo de analista no tratamento oferecido a cada sujeito e no encontro com outros discursos que sustentam diferentes práticas no campo institucional.

Miller (*apud* ABREU, 2007) nomeia esta que seria a prática da psicanálise na instituição, ou, por assim dizer, a psicanálise aplicada à terapêutica na instituição e sua interlocução com a clínica médica, de uma "prática entre vários" para se referir a uma clínica que aposta no sujeito, na capacidade de produção de discurso, atrelada à posição da equipe que pode colaborar nesta direção. Para ele, a prática da psicanálise nas instituições tem sua especificidade na necessária conversação com outros dispositivos presentes neste domínio, tais como a medicina, a psiquiatria, o serviço social, a psicologia, o judiciário entre outros. A função da prática entre vários e da psicanálise aplicada em instituições reproduz uma pragmática clínica que permite abrir uma via que se opõe à psicoterapia.

Em "Variantes do tratamento padrão", Lacan lembra que a psicanálise não é uma terapêutica como as outras, sustentando que as variações de seu uso não implicam variação em sua ética, fazendo valer a orientação de Freud (1912) sobre o risco dos *furores curandis,* definindo o analista a partir de seu ato (LACAN, 1955/1998). Ele diz que uma prática não precisa ser esclarecida para operar (LACAN, 1974/1993). É o modo de resposta do profissional, seu modo de operar, que decide, a *posteriori,* se há ou não a verdadeira psicanálise em seu ato.

> Não se sabe por antecipação de onde virá, nem o que será, o que poderá ter o alcance de um ato analítico. Mas, com certeza, ele é necessário para renovar a clínica e manter um desejo de saber, inexistente no que diz respeito ao que vale para todos. (KUSNIEREK, 2003/2007, p.166)

Lacan (1964/2003, p.241) assim oferece ao praticante a chance de assumir seu próprio risco a cada vez que se deparar com um meio de utilizar a psicanálise. Com o nome de psicanálise aplicada, em extensão ou prática entre vários, o que conta é a particularidade com que cada situação acontece, tornando a experiência singular, tendo em comum os seus fundamentos.

Mattos (2003) avança nessa linha de pensamento para falar da "disponibilidade do analista" (p.52) que ele define como uma presença que permite que a operação analítica aconteça de uma maneira pura e/ou aplicada, uma via que promova a abertura para que advenha o sujeito do inconsciente. E o inconsciente está onde o sujeito estiver desde que haja alguém disponível para escutá-lo.

Os temas tratados até aqui nos introduzem no problema que pretendo abordar, relativo ao lugar do psicanalista junto aos demais profissionais que compõem uma tarefa de avaliar pacientes para determinados procedimentos médicos.

O Ministério da Saúde, cada vez mais, convoca os psicólogos a dar seus pareceres por meio de avaliação das pessoas que são indicadas do ponto de vista clínico a realizar certo tipo de intervenção. Muito embora a participação do psicanalista no hospital em equipes de avaliação seja ampla, irei ater-me ao processo transexualizador, que pude acompanhar de modo mais próximo. No entanto, entendo que a partir desta experiência podemos estender o questionamento às outras.

Um psicanalista no campo da avaliação de candidatos ao processo transexualizador

Lacan (1966/2001) dizia que a partir da oferta se cria a demanda. A história da cirurgia de transgenitalização data de 1953[2], quando o médico Harry Benjamin, sensibilizado com a situação de um soldado americano, realizou nele a modificação corporal que possibilitou seu reconhecimento como a mulher que sentia ser. A partir desta oferta, nos Estados Unidos houve uma enxurrada de pedidos, e assim a ciência passa a produzir conhecimentos principalmente no campo da endocrinologia e da psiquiatria.

Benjamin (1953) estabeleceu os parâmetros para os "transexuais verdadeiros" e universalizou o tratamento para esses casos como sendo a hormonização e a cirurgia com o seguinte argumento: *já que não podemos modificar suas mentes, que modifiquemos seus corpos*, revelando que o discurso da ciência opera em nome de uma conformação ortopédica da demanda.

Meu encontro com essa clínica foi contingente; ocorreu em 2000, a partir de um convite para compor uma Comissão Multidisciplinar de Estudos sobre Casos de Transtornos de Identidade Sexual,

---

[2] Na realidade, essas modificações corporais aconteceram muitos anos antes, porém somente nesta data é que foram divulgadas nos meios científicos e formalmente realizadas.

pautada na Resolução do Conselho Federal de Medicina, que havia autorizado a cirurgia de transgenitalização, com fins experimentais, desde que realizada em hospitais-escola.

Atualmente, no Brasil, ela acontece gratuitamente em alguns hospitais públicos e universitários, cadastrados para essa intervenção, já que, na clínica privada, já existe informalmente há muito mais tempo. Essas instituições, no entanto, não têm dado conta de acolher a enorme demanda que se criou diante dessa oferta nos hospitais públicos, havendo lista de espera que possivelmente levará muitos anos para ser atendida.

Podemos, então, constatar que o fenômeno transexual contemporâneo é um efeito do discurso da ciência à medida que esta promete a possibilidade artificial de mudar de sexo por meio do dispositivo da cirurgia e assim supostamente livrar-se de um tormento.

Quando falamos aqui de contemporaneidade, é necessário lembrar o que a psicanálise nos ensina que "aquilo que se costuma chamar de atualidade tem sempre a ver com as coordenadas do discurso de uma época" (FERRARI, 2004). Assim, entendemos que a transexualidade não é um fato novo, mas novas são suas formas de manifestação neste mundo regido pelo que Lacan (1969/1992) chamou de discurso do capitalista, tecendo, em sua teorização, uma crítica dos efeitos que os discursos totalitários e unificantes têm sobre o sujeito.

As diretrizes para a assistência ao indivíduo com indicação para a realização do processo transexualizador[3] no Brasil se pauta nos critérios diagnósticos constantes no CID10 - Classificação Estatística Internacional de Doenças e Problemas Relacionados à Saúde que define Transexualismo – em seu capítulo F64.0 sobre Transtornos da Identidade Sexual – como um desejo de viver e ser aceito como pessoa do sexo oposto. Este desejo se acompanha em geral de um sentimento de mal-estar ou de inadaptação por referência ao seu

---

[3] Segundo a Regulamentação ditada pelo Ministério da Saúde em 2008, em acordo com a Resolução n° 1.652/2002 do Conselho Federal de Medicina.

sexo anatômico e do desejo de submeter-se a uma intervenção cirúrgica ou a um tratamento hormonal a fim de tornar seu corpo tão conforme quanto possível ao sexo desejado. [4]

O Conselho Federal de Medicina (2002), reconhecendo que esta situação é determinante para um processo de sofrimento e de adoecimento e a necessidade de distinguir transexualismo dos demais transtornos da identidade sexual, para evitar "erros incorrigíveis no atendimento", estabeleceu diretrizes, as quais buscam garantir a equidade do acesso e orientar as "boas práticas assistenciais".

A unidade de saúde credenciada/especializada no processo transexualizador constitui-se na referência para o tratamento de transexuais e deve garantir o acesso e assegurar a qualidade do processo diagnóstico, terapêutico, clínico e cirúrgico, visando alcançar melhor qualidade de vida do usuário transexual. Nessa portaria, orienta-se que seja seguido um protocolo que direciona, de certo modo, os aspectos a serem avaliados, baseando-se nas definições prévias do que seria um transexual, com fins de viabilização ou não do processo.

Recomenda-se que todo candidato se submeta ao acompanhamento por, no mínimo, dois anos ou até que este seja suficiente para que não pairem dúvidas na equipe quanto ao diagnóstico, devendo haver uma avaliação multidisciplinar que decida se a pessoa está pronta para a irreversibilidade do processo.

Apesar de as propostas constantes nessas resoluções ainda privilegiarem a burocratização e de nelas conviverem diferentes referenciais teóricos, pode-se considerar um grande avanço a possibilidade de que psicólogos praticantes da psicanálise façam valer a sua ética e seu referencial de trabalho, que não se pauta pelos critérios médicos e psiquiátricos para acompanhar um transexual.

---

[4] Classificação Estatística Internacional de Doenças e Problemas Relacionados à Saúde, disponível em: http://www.datasus.gov.br/cid10/v2008/cid10.htm. Acessado em 23/06/2012.

A consideração estrita a esses protocolos levaria nosso trabalho para o oposto do que seria um tratamento pela psicanálise. Por outro lado, não se trata de simplesmente desconsiderá-los, pois é necessário conhecê-los para que possamos inseri-los dentro de nosso campo de trabalho sem relaxarmos em nosso rigor metodológico. Essa me parece ser uma posição política ocupada pelo psicanalista diante dessas novas demandas que nos chegam.

Sabemos que os instrumentos de avaliação, sustentados no discurso médico e positivista, não são aplicáveis à práxis psicanalítica à medida que promovem o apagamento do sujeito. A psicanálise vai na contramão do discurso capitalista dominante, que busca o apagamento das singularidades em prol do ideal científico da universalização, da globalização.

Os dados estatísticos, as tabelas comparativas, os questionários previamente estruturados sugeridos nesses protocolos de avaliação são formas de tomar o sintoma como o particular a ser inserido em um universal. E toda universalização vai à contramão da singularização que uma escuta analítica promove.

"Transexualismo não tem cura, mas tem tratamento". Sob a égide deste discurso e alienadas por esta prescrição médica, as pessoas que se identificam com a descrição do que é ser transexual veem esse processo como a salvação para os impasses vividos diante de uma anatomia em não conformidade com seu sentimento de identidade sexual.

O discurso reducionista e biologizante da psiquiatria, fundado no binômio: verdade científica versus eficiência prevalece na instituição, na medida em que responde aos anseios de uma cultura fundada no discurso capitalista, que procura eliminar, a qualquer preço e no menor tempo possível, o sofrimento psíquico como marca do sujeito.

O efeito dessa operação do discurso científico sobre a relação da medicina com o corpo foi nomeada por Lacan (1966/2001) como falha epistemo-somática. A construção do saber científico sobre o corpo apresenta uma lacuna, pois não consegue apreender uma dimensão do corpo que a clínica evidencia: a dimensão do gozo. Lacan define gozo como "algo que o corpo experimenta, é sempre da ordem da tensão, do forçamento, do gasto, até mesmo da proeza" (1966/2001, p. 12). O gozo, então, é algo que se evidencia na experiência clínica, porém, é excluído da compreensão que o discurso científico tem sobre o corpo.

Hartmann (2012) questiona se a cirurgia estética é ou não uma nova modalidade de gozo no Brasil. O discurso da ciência torna possível esse tipo de solução em face dos impasses vividos que o mundo hoje coloca diante do sujeito, o que nos leva a pensar em uma nova relação do sujeito com seu corpo ante as inúmeras possibilidades de modificar, transformar o corpo mediante uma intervenção cirúrgica.

A cirurgia estética não é uma escritura, ela não faz um discurso. Existe um discurso antes, certamente, mas a cirurgia não é um discurso, ela não se endereça a ninguém e não espera uma interpretação. Ela é, de preferência, um ato que vem no lugar de uma falta de simbolização. Ela é mesmo uma revolta contra a divisão do sujeito. É preciso fazer um trabalho na análise que possibilite passar da passagem ao ato à enunciação, quer dizer, que o sujeito possa falar do que fala nele, que ele possa se reconhecer como sujeito dividido. (HARTMANN, 2012)

A psicologia nos hospitais tem sido cada vez mais convocada a opinar dentro dos protocolos médicos justamente porque algo da ordem subjetiva sempre escapa nesta tentativa de objetivação. Não basta, no entanto, fazer a indicação e com isso validar o procedimento médico. O que parece ser o ponto fundamental é pensarmos como o protocolo médico, nesse caso, pode desorientar o nosso lugar de psicanalista. Se direcionarmos nossa escuta visando sanar a dúvida quanto à realização da cirurgia ou não, corremos o risco de perder a nossa direção no tratamento, isto é, a aposta no sintoma como modo de tratamento do real.

Fui convidada a participar desta comissão, e a expectativa em relação ao meu trabalho era garantir que essas pessoas estivessem certas do que reivindicavam ao cirurgião. Em parceria com a psiquiatria, era preciso avaliar se havia alguma "comorbidade" associada: se havia "distúrbios mentais", em que o grau de desorganização revelasse descontrole emocional ou o investimento erótico no órgão sexual recusado. Ou seja, riscos em que a ausência de capacidade de decidir por si mesmos fizesse com que a cirurgia pudesse ser um equívoco de quem a solicitou e de quem a indicou. Nos casos em que a pessoa apresentava delírios ou alucinações, a certeza estrutural tornava-se mais evidente, fazendo com que não fossem incluídas, no processo, nem mesmo para as entrevistas iniciais.

É certo que os transexuais de nosso tempo não se apresentam com o que poderíamos chamar uma versão clássica da neurose ou da psicose e escapam das fórmulas clássicas estruturais. Não encontramos quadros delirantes ou mesmo relatos fora da ordem da realidade. Todo o tormento do sujeito está circunscrito ao sentimento de uma certeza de que a identidade sexual contradiz seu sexo anatômico.

A proposta desse protocolo era de que todas as candidatas[5] deveriam ser acompanhadas sistematicamente pela psicologia a fim de diagnosticar o "verdadeiro transexualismo" e "garantir que elas não mudariam de ideia", durante os dois anos sugeridos, para que imaginariamente (onipotentemente) se escapasse do engano ou de um arrependimento.

Esse lugar que me ofereceram para ocupar e que eu entendia como um desconhecimento em relação ao meu trabalho, fez-me relembrar Freud (1905/1976) quando, ao referir-se à expectativa de um colega sobre as vantagens da técnica da psicanálise, supôs que talvez ele estivesse esperando que o paciente o presenteasse com seus segredos, ou talvez estivesse buscando a cura em alguma espécie de confissão ou confidência. "Não me surpreenderia que um paciente assim tratado extraísse disso muito mais prejuízos do que

---

[5] Na época, como a oferta cirúrgica se limitava à redesignação sexual do masculino para o feminino, somente as transexuais femininas foram acompanhadas.

benefícios, pois o instrumento anímico não é assim tão fácil de tocar" (FREUD, 1905/1976, p.271).

Era preciso refletir sobre esse lugar, sobre a natureza da demanda e como responder a ela. Havia uma expectativa da equipe de que eu soubesse "mais" sobre as pacientes e por isso pudesse dar garantias dessa indicação cirúrgica, já que estaria mais próxima delas, nas sessões clínicas semanais. De fato, esses encontros possibilitariam que eu as escutasse mais sobre o que elas sabiam sobre si mesmas, ou então que elas pudessem saber mais a partir desses encontros.

A garantia possível de ser considerada tratava da capacidade de a pessoa antecipar psiquicamente algo, saber sobre as consequências físicas e psíquicas dessa decisão. Referia-se a avaliar se o sujeito podia se responsabilizar pelas consequências, a partir de uma escuta que o levasse a pensar sobre o depois.

Era preciso pensar na posição de operada, de alguém que teria um pênis extirpado de seu corpo, mas que conviveria com a ausência dele presentificada em uma fenda denominada cientificamente neovagina, justamente porque não se trataria de um órgão igual ao que a ciência definiu como feminino. Ao construir a vagina com o próprio pênis, este permaneceria ali, como o resto, como o órgão fantasma, ainda presente em seu corpo. Pensar sobre isso não tinha a função de impossibilitar o ato, mas evitar um equívoco percebido posteriormente. (ELIAS, 2007)

Por mais que se almejasse essa garantia, ela não era possível, sendo necessário levar cada candidata a se responsabilizar justamente pela falta dela. Essa oferta cirúrgica, embora tivesse o efeito de uma promessa de felicidade, de resolução de conflitos também no âmbito social, onde sofrem o preconceito e a homofobia (ou transfobia), era preciso pensar que poderia não ser suficiente para cumprir as expectativas ligadas a ela, acompanhando-as nesse processo, no antes e no depois.

Era importante perguntar à candidata: para que a cirurgia? Pois uma coisa é tomar um hormônio e submeter-se a uma cirurgia, esperando que essas intervenções sejam a solução aos impasses de seu desejo; outra, é esperar que esta a constitua como um ser feminino.

Em muitos casos, não havia inicialmente saber a ser produzido; o saber se mostrava pronto, pautado na descrição científica do que é ser transexual, e o que pediam era uma testemunha para o que consideravam ser sua certeza. Não buscavam um sujeito suposto saber. Desse modo, o dispositivo analítico se mostrava inapropriado já que a posição do analista não é a de ser cúmplice de suas significações já construídas e sim de dirigi-lo a um saber a partir de um questionamento sobre o que movia sua demanda e suas identificações imaginárias. (ELIAS, 2007)

Um psicanalista deve permanecer em relação ao sintoma apresentado pelo paciente em uma posição diferenciada daquela estabelecida pelos critérios científicos. Desvencilhar-se do discurso médico que vai à contramão da verdade sobre o sujeito, já que se trata de um saber antecipado, prévio a cada sujeito, é a única saída para livrar o candidato de sua posição alienante. Entender a transexualidade como uma manifestação subjetiva, concordando com Quinet (2000), significa acolhê-lo para que possa ser desdobrado e decifrado, fazendo aí emergir o sujeito.

Ciaccia (2007), ao indicar a importância de posicionar o sujeito em sua demanda, lembra que não avaliamos a possibilidade de um tratamento a partir de um sintoma, mas estimamos a possibilidade do tratamento a partir da relação do sujeito com o significante. "Na realidade, nossa bússola é a demanda do sujeito e sua posição de desejo decidido em relação ao tratamento" (p.74). Seguindo essas orientações, é necessário então mudar o enquadre institucional em função da receptividade do sujeito quanto à fala e em função de sua implicação em seu dizer.

Lacan (1954/1994, p. 317) utiliza o termo ignorância douta ao se referir ao lugar do analista que deve manter uma posição de ignorância formal e que pode ser, para o sujeito, formadora, já que se trata de uma posição de prudência, de quem conhece os limites em oposição ao pretenso saber totalitário, sem falhas. Mais tarde, Lacan adverte que "não se trata de um saber que nada sabe, pois o que se trata é do que ele tem de saber". (LACAN, 1967/2003, p. 254)

Essa lógica do "sentir-se outro de si mesmo" no que tange à identificação sexual, aproxima-se da função do semblante proposto por Lacan (1971/2009), no qual o ser sexuado se configura conforme um dos modos de gozar sexualmente. O semblante, segundo ele, refere-se a um arranjo entre ser e parecer, que, ao aproximar o registro da verdade ao da aparência, promove um impedimento de que este seja assimilado integralmente ao ilusório e ao engodo.

O semblante, que de nenhum modo se confunde com uma miragem, é um efeito do modo de gozo sexual. Conforme Lacan (1971/2009), entre parecer e ser há uma hiância. A presença do gozo transexual, segundo ele, testemunha que o sujeito padece de um "erro comum" ao querer forçar o discurso sexual pela cirurgia, ao supor que, eliminando o órgão em si, o gozo do corpo deixaria de ser transexual e se tornaria feminino. (TEIXEIRA, 2006)

Portanto, esse dispositivo não pode ser entendido como um "tratamento" do gozo transexual ou como uma "prevenção". Esse último termo não é encontrado em Lacan, pois a psicanálise é um método clínico de apreensão dos efeitos de sujeito, e isso não se previne. É preciso contar com o imprevisível, com as falhas, com as surpresas, com o impossível, essa é a nossa práxis e o que nos diferencia das práticas psicoterápicas.

O impasse existe enquanto o sujeito não consegue se localizar em sua demanda, enquanto não consegue responder por si mesmo. Somos chamados, normalmente, neste momento de impasse. Se nos propusermos a trabalhar não somente com os candidatos, mas também com os que se encarregam deles, este pode ser um momento privilegiado de transmissão do que se trata a operação clínica da psicanálise.

Essa experiência, articulada com contribuições de alguns psicanalistas, permitiram concluir que, longe de exercer a função de autorizar ou não um ato, que por si só não oferece garantias, o dispositivo psicanalítico, a partir do discurso produzido pelo sujeito, só pode oferecer condições para que este possa responsabilizar-se (ele mesmo) por aquilo que diz de seu desejo. E se ele não puder se responsabilizar pelo que reivindica ao cirurgião, o psicanalista também não. (ELIAS, 2010)

Atualmente, no ambulatório em que me encontro inserida, neste trabalho com os transexuais, alguns profissionais da equipe se aposentaram, ou por outras razões deixaram a instituição e, por uma dificuldade institucional de contratação, não foram substituídos, encerrando nossa atuação como uma equipe formal constituída para esse fim. No entanto, essa clientela não cessou de nos procurar e, mesmo com uma atuação multiprofissional bastante reduzida, permanecemos como referência (por falta de outra na região) para o encaminhamento das pessoas que se inscrevem nesse signo da transexualidade e que demandam esse atendimento.

Por uma questão ética e institucional, antes de qualquer reencaminhamento, acolho e escuto essas pessoas, justamente porque as encontro perdidas diante de seus impasses subjetivos. O que vem acontecendo é que, ao saberem da inexistência da possibilidade de um "tratamento transexualizador" em nosso hospital, muitas permanecem e fazem desse espaço de escuta analítica a possibilidade de ressignificação daquilo que, num primeiro momento, dizia somente tratar-se de algo inscrito em um corpo que deveria ser retificado.

Desse modo, meu trabalho serve de referência e como ponto de intersecção com as outras especialidades possíveis de acompanhá-los, seja em nossa instituição ou em outra da região: cirurgião, assistente social, endocrinologista, psiquiatra, advogado etc., com a diferença de que, parte da pessoa esta busca, não mais atrelada, automaticamente, a uma oferta tecnológica condicionada a essas consultas.

Diferente do panorama inicial, em que as pessoas acompanhadas eram somente as transexuais femininas (justificado pelo critério de atendimento somente para candidatas à cirurgia de redesignação sexual masculino para feminino), atualmente estendeu-se para uma população também de transexuais masculinos, já que o encontro não visa especificamente à avaliação para uma intervenção médico-cirúrgica, embora possa desembocar nisso.

O que parece importante salientar é que esse trabalho amplia a possibilidade de acolhimento dessas queixas, não mais condicionada à ideia de que apenas os profissionais e hospitais credenciados nos grandes centros (onde a lista de espera é enorme) podem acolher esta demanda, confinando as pessoas que não têm acesso a esses lugares a permanecer sem o atendimento público.

Ressalto também que não se trata com essa proposta de, nos moldes de uma psicoterapia, buscar a eficácia da clínica em tentar remover esse mal-estar, seja abolindo a transexualidade ou indicando a transformação do corpo para adequá-lo ao que sentem ser, tornando-a uma clínica especializada em transexuais. Trata-se, sim, de procurar estratégias, para tentar responder a esses chamados que se interpõem entre a nossa práxis e a atualidade de nossa época.

Lacan (1974-1993), ao diferenciar a psicanálise da psicoterapia, assinalou que a segunda situa-se na dimensão da compreensão, do enunciado e não da enunciação, pautando-se pela sugestão e pela extravagância do excesso de sentido que pode conduzir ao pior. Elia (2006) explica que o risco a que Lacan se refere é o que acontece quando o Outro, colocando-se como legítimo destinatário da demanda, "se põe a respondê-la de modo provedor." (p. 53). Ao ocupar essa posição, impede, de forma definitiva, o acesso do sujeito a seu desejo e sua implicação com o seu sintoma, ambos tributários da castração. "Se nos abstemos de fazer o melhor pelo sujeito, podemos, por isso mesmo, abster-nos de levá-lo ao pior". (ELIA, 2006, p. 53).

Se há uma entrada para a psicanálise nesse campo, é aquela que pode nos assegurar um lugar para o indomável, lá onde tudo se organiza a partir do dominável, do determinado, do pré-programado, já que é próprio do sujeito escapar a toda predição. Esta pode ser a resposta da psicanálise ao chamado médico. Mas é preciso lembrar que essa resposta, ao contrário da promessa de prevenir ou garantir alguma coisa, é impossível de predizer, imprevisível na sua emergência. "Ela faz ir em direção a um mundo diferente, novo, outro. Ela se torna possível se se ousa entrar numa prática da contingência, numa clínica que conserva uma relação ao incerto, mesmo num campo saturado de determinações objetivas". (ANSERMET, 2003)

Somente com nossa presença nas instituições públicas, desenvolvendo políticas de atenção e acolhimento dessas novas formas de mal-estar, mesmo quando estas não se dirigem inicalmente a nós, é que uma resposta a esse chamado é possível.

O desejo do analista faz funcionar os dispositivos da psicanálise em extensão. E é sua responsabilidade não abrir mão dos recursos de sua técnica para subverter o determinismo alienante, para incidir sobre uma modalidade de discurso que aprisiona o sujeito e para restituir a este sua dimensão subjetiva.

Como psicanalistas, não devemos recuar. Isso implicaria deixar o caminho livre para o avanço de práticas que possam responder, em consonância com o mandamento dos protocolos de inserir o particular no universal, correndo o risco de enformá-los e conformá-los em um destino artificial com a promessa de felicidade ao colocar um objeto em substituição.

Se colocamos um objeto no lugar de um discurso, esperamos que este objeto fale sozinho sem utilizar uma língua. Este é o caso da indicação cirúrgica quando desejamos que ela fale no lugar do sujeito. Porém, um corpo não fala se não houver quem o enuncie, é preciso a linguagem. É necessário escutar o discurso além do sujeito que é seu efeito. Existe sempre outro discurso que foi proferido, que tem como referência outros discursos que mantêm a cadeia discursiva. (HARTMANN, 2012)

É isso que a clínica psicanalítica propõe ao sujeito: saber alguma coisa de seu mal-estar fundamental, servindo-se, para tanto, somente de sua palavra como instrumento para responder ao que ele ignora e para interpretar sua queixa em seu estatuto de sintoma particular, diferentemente do seu tratamento, enquanto um sintoma médico ou social.

REFERÊNCIAS BIBLIOGRÁFICAS

ABREU, D. N. A prática entre vários: a psicanálise na instituição de saúde mental. *Revista Estudos e Pesquisas em Psicologia da UERJ*, Rio de Janeiro, on-line, ano 8, n. 1, p. 74-82, 2008.

ANSERMET, F. Da psicanálise aplicada às biotecnologias, e retorno. *Latusa digital,* ano 0, n. 1, agosto de 2003.

BENJAMIN, H. Transvestism and transsexualism. *International Journal of Sexology*, 1953, v.7, n.1.

BRASIL. Ministério da Saúde. *Portaria n. 457/SAS, de 19 de agosto de 2008.* Regulamenta o Processo Transexualizador no SUS. *Diário Oficial da União,* Brasília, DF, 20 de agosto de 2008.

CONSELHO FEDERAL DE MEDICINA. *Resolução CFM nº 1.652 de 06 de novembro de 2002.* Sobre a Cirurgia de transgenitalismo. Brasília, DF, 6 nov. 2002. Disponível em: http//: portalmedico. org.br/resolucoes/2002/1652. html. Acessado em 06/12/2002.

CIACCIA, A. Di. Inventar a psicanálise na instituição. In: MILLER *et al. Pertinências da psicanálise aplicada.* Trabalhos da Escola da Causa Freudiana reunidos pela Associação do Campo Freudiano. Rio de Janeiro: Forense Universitária, 2007. p. 69-75.

ELIA, L. O começo da análise não pode fazer com que a neurose comece a cessar. In: ALBERTI, S.; FIGUEIREDO, A. C. (Orgs.). *Psicanálise e saúde mental:* uma aposta. Rio de Janeiro: Companhia de Freud, 2006. p. 47-54.

ELIAS, V. *Para além do que se vê:* das transexualidades às singularidades na busca pela alteração corporal. Dissertação de mestrado. Universidade Estadual Paulista, 2007.

_____. A demanda transexual na cena hospitalar: o lugar do psicanalista. *Revista SBPH.* v.13. Rio de Janeiro, jun 2010.

FERRARI, I. F. Anorexia: forma de dizer que o desejo é o motor da vida. *Pulsional: Revista de Psicanálise,* ano XVII, n. 177, p. 102-110, mar. 2004.

FREUD, S. Sobre a Psicoterapia (1905). Rio de Janeiro: Imago, 1976. (ESB, 7).

____. (1912) Recomendações aos médicos que exercem a psicanálise. Rio de Janeiro: Imago, 1976. (ESB, 12)

____.(1919, 1918) Linhas de Progresso na Terapia Psicanalítica. Rio de Janeiro: Imago,1976. (ESB, 17).

____. (1933) Novas conferências introdutórias sobre psicanálise. Conferência XXXIV: Explicações, Aplicações e Orientações Rio de Janeiro: Imago, 1976. (ESB, 22).

HARTMANN, F. A cirurgia estética participa de uma nova modalidade de gozo? *Association Lacanienne Internationale.* Disponível em: http// www. lacan-brasil.com/lectura.php. Acessado em: 20/06/2012.

KUSNIEREK, M. Pertinências e limites da prática entre vários. In: MILLER *et al. Pertinências da psicanálise.* Associação do Campo Freudiano. Rio de Janeiro: Forense Universitária, 2007. p. 161-166.

LACAN, J. Função e o campo da fala e da linguagem em psicanálise. In: ____. (1953) *Escritos.* Rio de Janeiro: Jorge Zahar, 1998. p. 238-324.

____. A direção do tratamento e os princípios de seu poder. In: ____. (1953) *Escritos.* Rio de Janeiro: Jorge Zahar, 1998.

____. Variantes do tratamento padrão. In:____. (1955) *Escritos.* Rio de Janeiro: Jorge Zahar, 1998.

____. (1954) *O Seminário - Livro* 01: os escritos técnicos de Freud. Rio de Janeiro: Zahar, 1979.

____. Ato de fundação. In: _____. (1964) *Outros Escritos.* Rio de Janeiro: Jorge Zahar, 2003. p. 235-264.

____. Proposição de 9 de outubro de 1967 sobre o psicanalista da Escola. In: ____. *Outros Escritos.* Rio de Janeiro: Jorge Zahar, 2003. p. 248-264.

____. O lugar da psicanálise na medicina. *Opção Lacaniana,* São Paulo, n. 32, 2001, 1966. p. 8-14

____. *O Seminário: Livro* 17. O avesso da psicanálise. (1969). Rio de Janeiro: Jorge Zahar, 1992.

____. (1971) *O Seminário: Livro* 18 - De Um Discurso Que Não Fosse Semblante. Rio de Janeiro: Zahar, 2009.

____. (1974) *Televisão.* Rio de Janeiro: Jorge Zahar, 1993.

_____. Conférences et entretiens dans les universités nord-américaines. Yale University, Kanzer Seminar, 24 novembro 1975, *Scilicet* 6/7; Seuil, Paris, 1976, p. 18.

LAURENT, E. O analista cidadão. *Curinga Psicanálise e saúde mental,* Escola Brasileira de Psicanálise, Minas Gerais, n. 13, 1999. p. 12-19.

MATTOS, S. A disponibilidade do analista. E.B.P. *Escola Brasileira de Psicanálise,* Belo Horizonte, p. 52-59, 2003.

QUINET, A. *A descoberta do inconsciente*: do desejo ao sintoma. Rio de Janeiro: Jorge Zahar, 2000.

TEIXEIRA, M. C. Mudar de sexo: uma prerrogativa transexualista. *Psicologia em Revista,* Belo Horizonte, v. 12, n. 19, p. 66-79, jun. 2006.

SENTENÇA OU RENOVAÇÃO

Stael de Toledo Moura

Originariamente, tragédia – palavra grega – denotava apenas o sentido ritualístico-religioso; hoje, tragédia não se refere apenas a um gênero literário. O nome tomou gosto no português coloquial e é usado em situações que aludem à própria realidade.

Não há dúvidas de que a tragédia chama a atenção para a conduta de ao menos uma personagem principal, que luta com todas as suas forças até o fim, seja este qual for. Eis o herói trágico. Antígona – na mitologia grega – descumpre as ordens do Rei e é condenada a ser enterrada viva. Os pacientes recebem o diagnóstico de câncer, sentem-se condenados à morte em vida.

Falaremos aqui do incomunicável, do horror diante do diagnóstico de neoplasia maligna – câncer. Genericamente, no senso comum, o câncer é visto como uma tragédia que leva fatalmente à morte.

Apesar dos enormes progressos da medicina nas últimas décadas em relação ao tratamento do câncer, como procedimentos cirúrgicos, farmacológicos e radioterápicos, ainda assim ele carrega o estigma de doença fatal e nos remete à nossa vulnerabilidade no mundo.

O anúncio da doença confunde-se com o anúncio da morte: morte biológica e morte do ponto de vista das identificações. Trata-se de perdas reais: perde-se peso, cabelos, ganham-se sintomas advindos das terapêuticas. Perde-se lugar social: "o chefe", "aquele que resolve tudo", "o forte", "o mais animado", "o nosso líder". É a autonomia interditada.

O homem, geralmente, expressa em símbolos as ameaças à vida. O câncer suscita a ideia de um "caranguejo – animal que vive em profundidade, invisível e se desloca mal coordenado e imprevisível; é agressivo, apodera-se de suas presas e as tortura até a morte", assim explica um paciente.

O medo e a angústia norteados pela incerteza de recidivas ou ainda pelo controle da doença colocam o paciente como expectador, alienado no discurso médico. A medicina impõe seus protocolos, e a psicanálise tenta resgatar este sujeito imerso nos determinantes clínicos.

"Por que agora?" "Por que comigo?" "Eu nunca tive nada"

Para essas perguntas não existem respostas objetivas. Escutar é a resposta do analista. Quando se escuta um paciente, está marcado para ele que ele existe, que o que diz importa a alguém. Mas e quando o paciente não consegue se expressar verbalmente? Entubado, com lesões na traqueia ou ainda com mucosite, o paciente se vale do olhar do analista, um olhar que o veja vivo, que aposte que há um sujeito no doente, como apresentou Miller.

> Paulo tinha diagnósitco de câncer no pulmão e foi levado ao CTI por pneumonia. A família solicitou o acompanhamento psicológico. Era uma famíla organizada, dois filhos bem investidos no tratamento e na continuidade dos projetos do pai lá fora. A esposa relatava que ele estava deprimido, cansado e desanimado. "Nós temos medo que ele desista". Acompanhei o paciente e sua família por 04 meses. A unidade de terapia intensiva do hospital é constituída em forma de um quadrado. Assim, quando o paciente recebe alta, ele atravessa uma ala e meia para sair da unidade. No dia da alta de Paulo, os auxiliares de enfermagem posicionaram-se frente a cada box para despedir-se com salva de palmas. Cena emocionante e comovente.

Dias depois, pergunto para ele o que foram as palmas, ele responde:

> Eu não era um fracassado, quando essa doença chegou. Eu estava trabalhando, fazendo dinheiro, dono do meu negócio, era o ídolo dos meus filhos. Ninguém tem câncer porque fracassou, ninguém vai para o CTI porque fracassou; todo mundo que está aqui tem sua história, merece respeito. As pessoas viram que eu fiz força para viver.

Neste processo, ressalto a dor como experiência de percepção da integridade física ameaçada ou comprometida, mas também da autoimagem – um ideal ferido. Dessa forma, a pessoa experimenta um luto sobre si mesma: a morte de suas identificações ressignificadas por significantes da nova realidade: quimioterapia, zoladex, mucosite, dor, ferida, exame, agulha, catéter, cansaço...

Escuto de outro paciente, 52 anos, afastado do trabalho para fazer o tratamento em Belo Horizonte para contar com o apoio da família. Ele recebe ligação de uma amiga que pergunta: "Mas e o seu trabalho?" E ele responde: "Desculpa, mas e eu? Será que ela acha que o que eu tenho não dói?"

Essa dor tem a ver com o preço que se paga por uma vida feliz, por ser amado e por amar, por lembranças valiosas. Tem a ver com o medo das perdas que o paciente percebe como irreversíveis e reconhece o tumulto interno que isso causará. A queixa da dor é para além da dor física. Dói por ele não acreditar que possa ter algum controle, permuta ou mudança. Tudo isso além do seu alcance.

A resposta do paciente ao significante enfermidade é que está em questão. Tomar a doença como sentença (condenação) tem a ver com a experiência subjetiva do adoecer para aquele paciente. Conforme a submissão do paciente à doença, maior a desorganização subjetiva. A intervenção analítica é para tratar as embrulhadas do real que não passaram pelo tratamento do simbólico. Ou seja, o analista acolhe a dor inassimilável do paciente e no espaço da transferência pode auxiliar a transformá-la em dor simbolizada, passível de ser dita e ouvida. No espaço transferencial, é possível que o paciente seja capaz de nomear o incômodo.

Neste meio onde o paciente está sentenciado a agendas clínicas e rotinas terapêuticas, proporcionar-lhe um espaço para a apreciação da palavra torna-se fundamental. É desse lugar privilegiado, onde se zela pela palavra, é que podemos pensar em renovação como propõe o título. A partir da nomeação e da definição de seus prejuízos, o sujeito cria condições para considerar a ruptura, a descontinuidade para haver continuidade. Ferido, mas inteiro, melhor dizendo, íntegro e digno. O tratamento inicialmente imposto pela cultura do "tem de tratar" é acordado com o médico apenas. Na condição de renovação, a cultura do desejo, que inclui a nova ação sobre o tratamento, é traduzida em "quero tratar" – um compromisso do paciente consigo mesmo. É, então a renovação dos votos que o paciente fez com o médico, levando em consideração sua autoimplicação, portanto, um posicionamento ativo do paciente.

A outra paciente com tumor cerebral recidivado propuseram mais uma cirurgia – maior que a primeira e com ressecção também mais ampla. Riscos calculados, e a paciente diz que quer fazer. Quer porque ainda quer "voltar ao Tibet com a filha e o esposo". Diz que é para lá que está olhando, sente que assim vai segura para a cirurgia. Então analista e médico clínico se viram diante de mais uma pergunta: Para quê? Todos esses investimentos para quê? Parece ser importante traçar um sentido para tamanha luta. Nem que esse sentido seja chegar "Até amanhã", pois os espaços cronológicos e lógicos para esses pacientes superam todas as expectativas que possamos vislumbrar.

E é assim que gostaria de encerrar esta pontuação. Com algo que me comove, sempre que encerro um atendimento e escuto como despedida: "Até Amanhã!". É também o que me faz voltar.

REFERÊNCIAS BIBLIOGRÁFICAS

NASIO, J. D. *O livro da dor e do amor*. Rio de Janeiro: Ed. Zahar, 1997.

PARKERS, Colin Murray. *Luto*. Estudos sobre a perda na vida adulta. São Paulo: Summus Editorial, 1998.

MILLER, Jacques Alain. *A lógica na direção da cura*. Elaborações sobre o Seminário IV de Jacques Lacan, A Relação de Objeto. Belo Horizonte: Escola Brasileira de Psicanálise, 1995.

SURPRESA E ACONTECIMENTO - PRIMÓRDIOS

Rosely Gazire Melgaço

> *Não sei como desenhar o menino. Sei que é*
> *impossível desenhá-lo a carvão, pois até o bico de pena*
> *mancha o papel para além da finíssima linha de*
> *extrema atualidade em que ele vive.*
>
> *Menino a bico de pena,* Clarice Lispector

A escrita que aqui apresento parte de considerações da clínica com bebês e raízes da constituição psíquica[1] e coloca em marcha algumas articulações entre o conceito de Narcisismo e o Acontecimento de uma doença.

São reflexões psicanalíticas que podem contribuir para clarear aspectos enodados na clínica da doença grave, considerando que, nesse tempo de sofrimento para o sujeito e de evidente sobressalto psíquico, independente da idade, há uma emergência de condições particulares que remetem aos primórdios da estruturação psíquica.

Constituição psíquica

Pensar no primeiro espaço da relação da criança com um outro leva-nos à epígrafe com as palavras de Clarice Lispector, que coincidem com as dificuldades, impasses e limites que observamos do encontro Real com uma criança, até mesmo antes de seu nascimento.

---

[1] Algumas pontuações do Curso *Um bebê! E agora?*, coordenado pela autora do presente artigo, no V Fórum Internacional Psicanálise e Medicina, no Hospital Mater Dei.

Tal encontro é surpresa e acontecimento!

E é surpresa e acontecimento enfrentar a situação de doença grave de uma criança, não somente para ela, mas de forma em geral avassaladora, para os pais, família, e, por vezes, para profissionais envolvidos.

A criança, desde o projeto e o anúncio de sua existência, remete os pais ao que vou nomear um "sobressalto psíquico". É natural essa experiência diante do novo. Mas, por vezes, provoca intenso sofrimento e, se desapercebida, no silêncio, pode acarretar sérias consequências.

Do latim *infantìa, ae* chegamos ao significado não falar, como, também, infância, e ainda, o que é novo, novidade; o latim *infans, ántis* dirige-nos a *que não fala, criança*.

De início, algo se constata: a chegada de uma criança nem sempre é sinal de total felicidade. As relações dos adultos com as crianças tomam formas e modalidades diferentes e específicas, mas também há algo universal: essa relação é fundamentalmente contraditória e ambivalente. Cada um vai ter algo particular a dizer sobre o que é o bebê.

A Ciência pode ser colocada pela família como a mãe potente e onipotente, aquela que tudo sabe, tudo pode e tudo tem para dar a um bebê, contrariamente àquela mãe real que ali se apresenta com todas suas inúmeras fragilidades e inexperiências.

Esse encontro com a criança, com o real, pode, assim, produzir-se e se revelar maciçamente traumático, seja para um dos pais, seja para um profissional. E, como sabemos, um trauma pode não cessar de se repetir, retornar *a posteriori*.

O ser humano nasce em total dependência de um outro: "aquele ou aquela aos cuidados de quem a criança deve sua sobrevivência. E, com o leite, a criança bebe desde o começo o significante: incorporação significante que o inscreve no campo da linguagem".[2]

---

[2] SAURET, Marie-Jean, 1997.

Mas, importante frisar que, da linguagem, sempre resta algo inassimilável e inominável pela vida afora, sendo assim, por estrutura, impossível de articulação total.

Uma história ali inicia seus traços, banhada nesse campo do outro, com sulcos da herança, da transmissão, do desejo, dos segredos, do caos, do sonho e ilusão, do ideal, da angústia e das falhas. Todo o entorno em que o bebê nasce (família, circunstâncias, cultura) tem uma função específica para o desenvolvimento das suas relações. Quando a mãe (ou seu substituto) cuida do seu bebê, ela lhe transmite os signos culturais e familiares da sua história, ou seja, as marcas inconscientes maternas fazem parte dos registros que irá usar para cuidar do seu bebê.

Por outro lado, pais, cuidadores, profissionais, os que estão ao redor, ao lidar com o bebê, vivem um confronto com o Infantil de si mesmos.

O conceito de Freud – O Infantil – revela a marca da prematuridade, incompletude e da finitude humana decorrente dessa condição estrutural de desamparo do ser falante. Ao questionar o trauma do nascimento tratado por alguns autores, Freud coloca o trauma, não no nascimento, mas no ângulo do Infantil, nessa condição primeira de desamparo. Tal elaboração encadeia-se com o que, posteriormente, Lacan vai tratar com o conceito Real.

Vamos retomar com a sensibilidade de Clarice Lispector o ponto do desconhecimento diante de uma criança. Ela escreve:

> ... Lá está ele, um ponto no infinito. Ninguém conhecerá o hoje dele. Nem ele próprio. Quanto a mim, olho e é inútil: não consigo entender coisa apenas atual, totalmente atual. O que conheço dele é a situação: o menino é aquele em quem acabaram de nascer os primeiros dentes e é o mesmo que será médico ou carpinteiro...[3]

---

[3] LISPECTOR , C., 1998, p 136.

O acontecimento "surgiu um bebê" remete-nos ao *Estranho Familiar*, teoria proposta por Freud (1919). Ele nos apontou este termo em seus estudos sobre o *Unheimliche*, traduzido como *Estranho Familiar* – tudo aquilo que é familiar, mas ao mesmo tempo causa estranheza.

Quando Freud teoriza sobre o *Estranho*, traz férteis pontuações sobre o que precisamente retrata o assustador, que provoca medo e horror, mas que, ao mesmo tempo, remete ao conhecido, velho, e há muito familiar. O estranho é uma manifestação do Real, é o nome de tudo o que deveria ter permanecido oculto, mas que se revela.

Poderíamos dizer que desde a gestação de uma criança – chegada desse "estrangeiro" ou ainda "familiar estranho" – instala-se esse fenômeno *Estranho familiar* – fenômeno que irá manifestar-se no futuro em várias outras situações da vida – e, assim, nesse confronto do Real que se apresenta, verificamos uma série de desdobramentos na direção do elaborar esse desassossego.

Como Ana Portugal bem indica:

> O estranho surge no levantar das cortinas, numa dimensão de expansão, que constitui a ação dramática. É o enquadramento da angústia, primeiro recurso ao mais além da *Hilflosigkeit*, do desamparo e da solidão. O estranho está lá sob o vidro, deixando inquieto aquele que escreve o livro do desassossego.[4]

Retomando, temos que a concepção de um filho inicia-se bem antes de ser gerado, porquanto ele já está presente nas fantasias conscientes e inconscientes de uma mãe e de um pai, antes mesmo de eles se encontrarem. Na gravidez, essas fantasias vão se modulando numa imagem que vão construindo daquele bebê. Esse bebê imaginário, construção fundamental, vai sendo investido de desejo,

---

[4] PORTUGAL, A., 2002, p. 158.

e essa imagem será confrontada e organizada, posteriormente, com o bebê da realidade. Na relação como o Outro, o sujeito se constitui psiquicamente.

O sujeito "nasce mal entendido", diz Lacan. Isso abre a possibilidade de ele não se constituir um ser colado ao desejo do outro, de não responder e preencher o que traçaram para ele e, assim, poder sair do risco de não existir na sua singularidade, instaurar a condição de se constituir sujeito e fazer suas próprias escolhas.

A Psicanálise com bebês enfatiza a importância da linguagem e da palavra. Isso é fundamental e estruturante! O bebê não compreende o sentido das palavras que lhe são ditas, mas compreende que elas lhe são dirigidas. Nesse momento revelam-se na fala dos pais, e o que é operante nesse diálogo é um efeito que se produz de designação de um lugar dado ao bebê, uma marca de existência.

Na Conferência em Genebra sobre o sintoma, Lacan ressalta a importância para um sujeito, da maneira com que foi desejado:

> Os pais modelam o sujeito nessa função que intitulei como simbolismo. O que quer dizer, estritamente, não que a criança seja o princípio de um símbolo, mas que a maneira em que lhe tenha sido colocado um modo de falar não pode senão levar a marca do modo sob o qual o aceitaram os pais... O homem pensa com a ajuda das palavras. E é no encontro entre essas palavras e seu corpo que algo se esboça. [5]

O corpo do bebê fala, quando algo não vai bem. O que vem do campo do Outro incide e marca seu corpo. E ele responde com o corpo, denunciando a dependência vital nos primeiros tempos "de leite e de palavras". Seja um bebê que chora sem cessar, um bebê que recusa alimentação – recusa o que o outro tem para lhe dar – ou, ainda, um bebê que não responde ao olhar do outro, recusa o

---

[5] LACAN, J., 1988, p. 124.

laço, ou ainda tantos outros casos que gritam por uma escuta, temos aqui a questão: Quem é essa criança?

As intervenções psicanalíticas com bebês e seu entorno seguem, portanto, a direção do abrir espaço para a palavra. O ser falante precisa de palavras para viver, e o psicanalista tem como função operante o: "Fale"! "Qualquer coisa!" Daí os efeitos - equivocadamente parecem mágicos a um olhar leigo - que se constatam do estar com um bebê num espaço de escuta psicanalítica, de conversar com ele, de ele ouvir os pais falando, de as palavras circularem.

Há uma ação operadora da palavra, e o psicanalista pode escutar como aquele *infans* está sendo falado, os impasses dos cuidados, do olhar e investimento dirigidos à criança e as contradições trazidas da presença/ausência. O espaço para a palavra abre a possibilidade de os pais separarem o que é da própria história e o que é do filho, desconstruindo fantasias e desnodando um imaginário aprisionante. O lugar do filho pode ser recolocado, e a função do pai e a função da mãe podem ser elaboradas.

Ainda Clarice Lispector para nos trazer, com sua escrita poética, a dialética da presença/ausência:

> E para seu terror vê apenas isto: o vazio quente e claro do ar, sem mãe. O que ele pensa estoura em choro pela casa toda. Enquanto chora, vai se reconhecendo, transformando-se naquele que a mãe reconhecerá.. Quase desfalece em soluços, com urgência ele tem que se transformar numa coisa que pode ser vista e ouvida senão ele ficará só, tem que se transformar em compreensível senão ninguém o compreenderá, senão ninguém irá para o seu silêncio, ninguém o conhece se ele não disser e contar, farei tudo o que for necessário, para que eu seja dos outros e os outros sejam meus, pularei por cima de minha felicidade real que só me traria abandono, e serei popular, faço a barganha de ser

amado, é inteiramente mágico chorar para ter em troca: mãe.

Até que o ruído familiar entra pela porta e o menino, mudo de interesse pelo que o poder de um menino provoca, pára de chorar: mãe. Mãe é: não morrer.[6]

Como ressaltamos, a criança nasce em condição de dependência, está submetida a alguém que assegure sua sobrevivência e que lhe possibilite a entrada na cultura. É preciso alguém "experiente", um "interlocutor viável" para marcar um lugar para o filhote humano, para situá-lo simbolicamente. Alguém que aceite fazer lugar-tenente de Outro, que empreste seu olhar e voz para fazer suporte, que escute o grito do bebê para transformá-lo em apelo. A mãe, em geral, encarna esse Outro primordial. Mas essa função pode ser ocupada pelo pai, pela avó, pelo tio, pela tia, pela babá. Sem esse laço, nenhum sujeito pode advir.

Na teoria lacaniana, o *Outro* – grande outro – (A) é uma instância, um sistema simbólico –presente desde antes do nascimento de uma criança – de linguagem, fora do qual nenhum ser humano poderia existir. E o *outro* – pequeno outro – (a) é uma pessoa, um semelhante, que encarna esse sistema simbólico para o bebê, transmitindo-o. Todo esse entorno do bebê é chamado *"campo do Outro"*. Cabe enfatizar que o *"campo do Outro"* não é representado apenas pelos pais da criança e seu entorno familiar imediato, mas também por todos aqueles que dela se ocuparam ou se ocupam, como os educadores, médicos ou cuidadores. O ponto crucial para entender as relações do bebê com o *Outro* e o *outro* é conceber as funções materna e paterna, para além das pessoas que as encarnam na realidade. São funções que qualquer pessoa importante para o bebê pode, em algum momento, ocupar.

---

[6] *Op. cit.*, p. 139.

Sabemos hoje, por inúmeras pesquisas, que o interesse do bebê pela voz já se anuncia antes do nascimento: uma apetência a gostar dos sons da voz humana.

É preciso que a criança a tenha recebido do outro, de alguém que terá respondido ao seu grito, e que o terá interpretado como uma demanda. Por meio da voz do outro, ela se escuta. Voz é diferente de fala, por conter uma conotação afetiva.

Assim também o Olhar não é Visão, como podemos testemunhar em bebês cegos que respondem ao olhar da mãe. Trata-se de uma forma particular de investimento libidinal, lugar onde se inscreve o desejo. É uma presença, é uma escuta, pode ser uma voz.

O diálogo pelo olhar permite à mãe escutar, nos balbucios do bebê, mensagens significantes. Funda a possibilidade da constituição da imagem do corpo e da relação com o semelhante. Lembremo-nos que a relação mãe-bebê comporta ainda o desamparo da mãe e o desejo de ser olhada e reconhecida por aquela criança, "saída dela mesma".

O olhar é um dos objetos privilegiados de troca com a mãe. O olhar da mãe é o olhar do Outro primordial que vai intermediar a relação com o bebê e, a partir daí, dele com o mundo.

Lacan desenvolveu um conceito valioso nessa direção: o Estádio do Espelho, numa comunicação em Zurique em 1949. Por meio do olhar da mãe, metáfora do espelho, o encontro do bebê com sua própria imagem, uma imagem especular, que vem unificar seu corpo ainda fragmentado. O *infans* encontra no semelhante a *gestalt* do corpo próprio integrado, não só um contorno da forma do corpo, mas uma nominação simbólica desse corpo. É o tempo de reconhecimento pelo Outro da imagem especular de si mesmo, um suporte identificatório, tempo fundamental da constituição psíquica, da constituição do sujeito. Trata-se essencialmente de localizar os efeitos do Imaginário sobre a constituição do Eu, do corpo, da relação com o semelhante. Noutras palavras, o espelho vem a representar o papel do olhar fundador do Outro na constituição do aparelho psíquico do sujeito: uma operação simbólica que, se vier a faltar, tem graves consequências.

Investimento, narcisismo e doença

Considerar a constituição do olhar e da imagem do corpo, remete-nos a uma importante teorização de Freud, quando discorre sobre o tema Narcisismo.[7]

O termo Narcisismo designa, em referência à mitologia grega, o amor a si próprio.

Na proposta da sua teoria sobre o narcisismo, Freud considera que o estudo das parafrenias – esquizofrenia e demência precoce – é o principal acesso à psicologia do eu. Salienta, nesses quadros, o abandono do interesse pelo mundo externo, lembrando que os neuróticos também o fazem, até onde vai sua doença, abandonam a relação com a realidade, mas sem suspender a relação erótica com pessoas e coisas: essa relação é mantida na fantasia.

Freud traz a ideia de um originário investimento libidinal do Eu, que depois é cedido para outros objetos de investimento. Assim, as pulsões autoeróticas, estágio inicial da libido, são primordiais.

No livro *O Eu na teoria de Freud e na técnica da psicanálise,* Lacan coloca[8]: "Por detrás do narcisismo vocês têm o auto-erotismo, isto é, uma massa investida de libido, no interior do organismo, do qual direi que as relações internas nos escapam tanto quanto a entropia".

Sobre o narcisismo, Freud o considera um complemento libidinal do egoísmo do instinto de autoconservação, do qual justificadamente atribuímos uma porção a cada ser vivo.

> É do conhecimento de todos, e eu o aceito como coisa natural, que uma pessoa atormentada por dor e mal-estar orgânico deixa de se interessar pe-

---

[7] FREUD,S. (1914) 1974.
[8] LACAN, 1985, p. 125.

las coisas do mundo externo, na medida em que não dizem respeito a seu sofrimento... Devemos então dizer : o homem enfermo retira suas catexias libidinais de volta para seu próprio Eu, e as põe para fora novamente quando se recupera. 'Concentrada está a sua alma', diz Wilhelm Busch a respeito do poeta que sofre de dor de dentes, ' no estreito orifício do seu molar'.[9]

Libido e interesse do Eu se destinam à autopreservação e têm aí o mesmo destino. Trata-se da volta narcísica do amor de si mesmo, revelando-se no conhecido egoísmo dos doentes. Como indica Freud: "Um egoísmo forte constitui uma proteção contra o adoecer, mas, num último recurso, devemos começar a amar a fim de não adoecermos, e estamos destinados a cair doentes se, em consequência da frustração, formos incapazes de amar."[10]

O autor lembra dos versos do quadro que Heine traça sobre a psicogênese da criação do mundo[11]:

'A doença foi sem dúvida
A causa final de todo anseio de criação.
Criando, pude recuperar-me;
Criando, tornei-me saudável.'

Freud articula aqui a doença, razão da criação, e seu inverso, a criação como cura. O egoísmo dos doentes os protege contra o adoecimento, mas, ao mesmo tempo, é preciso fazer voltar a energia para os outros, para não adoecer. Uma báscula que movimenta o psiquismo num compasso, no qual o momento particular do sujeito é determinante.

---

[9] FREUD, (1914) 1974, p. 98.
[10] Idem, p. 101.
[11] Idem, p. 102.

Estamos percorrendo diversas nuances do tema Narcisismo, e vamos seguir com mais uma delas, cuja contribuição ao tema é de grande valor.

Quando Freud aponta o narcisismo primário que supomos na criança, ressalta um ponto do que foi apreendido por observação direta. Reconhece, na atitude terna de muitos pais para com os filhos, a revivescência e reprodução do seu próprio narcisismo há muito abandonado. A nítida marca da superestimação, presente na escolha de objeto que apreciamos como estigma narcísico, domina essa relação afetiva. Os pais atribuem às crianças todas as perfeições, ocultam e esquecem todos os defeitos, um processo de negação que, por vezes, envolve a negação da sexualidade infantil.

Verifica-se a tendência a suspender as conquistas culturais que o seu próprio narcisismo foi obrigado a reconhecer, e renovar na criança as exigências de privilégios há muito renunciados. Tudo deve ser melhor para a criança do que foi para os pais. Doença, morte, renúncia ao gozo, limites, restrições não devem vigorar para a criança. Tanto as leis da natureza como as da sociedade serão revogadas para ela.

> "*His Magesty the Baby*, como outrora nós mesmos nos imaginávamos. A criança concretizará os sonhos dourados que os pais jamais realizaram... No ponto mais sensível do sistema narcisista, a imortalidade do Eu, tão oprimida pela realidade, a segurança é alcançada por meio do refúgio na criança...O amor dos pais, tão comovedor e no fundo tão infantil, nada mais é senão o narcisismo dos pais renascido, o qual, transformado em amor objetal, inequivocadamente revela sua natureza anterior."[12]

---

[12] Idem, p. 108.

Com tudo isso, o Narcisismo aparece deslocado para um novo Eu Ideal que, como o Infantil que descrevemos inicialmente, acha-se de posse de toda preciosa perfeição narcísica de sua infância, revelando-se incapaz de renunciar a toda satisfação já desfrutada.

Surpresa e Acontecimento

Vinicius de Moraes, o poeta, diz no seu escrito nomeado Acontecimento[13]:

> Haverá na face de todos um profundo assombro
> E na face de alguns risos sutis cheios de reserva
> Muitos se reunirão em lugares desertos
> E falarão em voz baixa em novos possíveis milagres...
> Será belo e será ridículo
> Haverá quem mude como os ventos
> E haverá quem permaneça na pureza dos rochedos...

A noção de Acontecimento, apresentada pelo filósofo Alain Badiou, traz-nos elementos importantes para trabalhar, quando se considera a irrupção do Real, na situação de uma doença grave, com seus parâmetros de descontinuidade e imprevisibilidade. É uma ruptura real, imanente, que obriga a decidir, inventar uma nova maneira de ser e de agir. Badiou aponta que os acontecimentos são singularidades irredutíveis que funcionam como situações "fora da lei".

Deve haver ato novo, "nascimento novo", uma nova série, revela, assim, esse autor. Também salienta o "procedimento da verdade", pois entende a verdade como sendo sempre ruptura numa dada situação, portadora de um novo, radical em relação ao que existia, de uma carga subjetiva excepcional. Toca a realidade sob a forma de um corte, indizível e irrepresentável.

---

[13] Vinicius de Moraes escreveu esse poema nos anos 1940; permaneceu inédito mesmo após sua morte em 1981. Foi publicado na *Veja* especial, 25 *anos Reflexões para o futuro*.

Tomando tais indicações, torna-se mais claro o lugar de Acontecimento que a irrupção de uma doença grave ocupa na vida das pessoas envolvidas. E, também, que a fragilidade psíquica inerente a essa situação abre campo para se reatualizarem movimentos psíquicos.

Frente ao Acontecimento, o sujeito busca recursos em seu psiquismo, em suas representações construídas anteriormente. Como marcamos no início do texto, uma experiência de surpresa e acontecimento descortina o desamparo estrutural, mobiliza o Infantil que permanece em cada um, evidencia o Narcisismo que deflagra o natural egoísmo que volta toda a energia sobre si mesmo, retirando-a do mundo externo, e provoca o fenômeno do *Estranho Familiar* que irrompe com seus paradigmas conhecidos, mas, ao mesmo tempo, apreensivos, que causam horror e medo.

Badiou lembra uma passagem do livro *O Inominável* de Samuel Beckett: "É preciso continuar. Eu não posso continuar, eu vou continuar". Articula que finalmente o sujeito humano só tem um imperativo: continuar. Continuar a ser o sujeito que ele se tornou e por meio disso mesmo continuar a fazer advir uma verdade.

A criança e seus pais são forçados – uma escolha forçada – a lidar com esse grande "mal-entendido" que é a doença grave, bem distante do que imaginaram para a própria vida, e a recolocar tudo aquilo que sai do lugar, e irrompe sem aviso prévio, nesse sobressalto psíquico.

Na travessia real da surpresa e acontecimento, a psicanálise aposta na ação operadora da palavra, para construir uma saída para o sofrimento e mal-estar, na abertura do horizonte de elaborações simbólicas.

REFERÊNCIAS BIBLIOGRÁFICAS

BADIOU, A. *Para uma nova teoria do sujeito*. Trad. Emerson Xavier da Silva, Gilda Sodré. Rio de Janeiro: Relume-Dumará, 1994

FREUD, S. (1914) *Sobre o narcisismo*: uma introdução. Rio de Janeiro: Imago, 1974. (ESB, 14)

_____. (1919) *O Estranho*. Trad. Jayme Salomão. Rio de Janeiro: Imago, 1976. (ESB, 17)

LACAN, J. *O Seminário*. Livro 2. Rio de Janeiro: Jorge Zahar Ed., 1985. p. 125.

_____. Conferencia en Genebra sobre el sintoma. *In*: LACAN, J. *Intervenciones Y Textos* 2. Buenos Aires: Manantial, 1988.

_____. O estádio do espelho como formador da função do eu. *In*: LACAN, J. *Escritos*. Trad. Vera Ribeiro. Rio de Janeiro: Jorge Zahar Ed., 1998.

LISPECTOR, Clarice. Menino a bico de pena. LISPECTOR, CLARICE. *Felicidade clandestina*. Rio de Janeiro: Rocco, 1998.

PORTUGAL, Ana Maria. *O vidro da palavra*. Belo Horizonte: Autêntica, 2006.

UM INDICADOR PARA A CLÍNICA DO PAI NA UTI NEONATAL: A IM(POSSIBILIDADE) DE RENEGOCIAR COM A MÃE[1]

Maria de Lourdes de Melo Baêta

> Do Hiperônio Sol, de homem por homem / Os ouvidos entupo; ao mastro em cordas / Atam-me pés e mãos, e aos remos tornam. / Eis, a alcance de um grito, elas, que atentam / O impelido baixel, canoro entoam: /'Tem-te, honra dos Aqueus, famoso Ulisses; / Nenhum passa daqui, sem que das bocas / Nos ouça a melodia, e com deleite / E instruído se vai. Consta-nos quanto / O céu vos molestou na larga Troia, / Quanto se faz nos consta n'alma terra'. / Destarte consonavam: da harmonia / Encantado acenei que me soltassem; / Mas curvam-se remando, e com mais cordas / Perímedes e Euríloco me arrocham.
>
> Homero

Introdução a uma proposta

Este artigo se fez na esteira dos resultados encontrados na pesquisa efetuada com pais que tinham seus bebês internados numa UTI neonatal[1] sobre a função paterna neste contexto (Baêta, 2009) e tem o propósito de deles extrair implicações para a clínica com os pais, fo-

---

[1] Registramos um agradecimento especial à diretoria do Grupo Neocenter por nos ter permitido colher os dados da pesquisa em uma de suas unidades quando fomos autorizados a efetivá-la pelo Comitê de Ética em Pesquisa da UFMG – COEP.

calizando o problema que é para nós, psicanalistas, o estabelecimento de indicadores clínicos. Indicadores insistentemente solicitados nos programas de pós-graduação da Faculdade de Medicina, no âmbito da interdisciplinaridade, para subsidiar a organização das instituições e os profissionais da saúde no atendimento aos pacientes.

De início, é importante esclarecer que estaremos sempre falando de sujeitos para os quais a função paterna se coloca no contexto edipiano, contexto no qual se situam os pais que pesquisamos e onde a mulher ocupa o lugar de argumento para a função materna. Outras situações podem acontecer, e sabemos disso.

Nosso interesse em ouvir os pais veio do exercício da clínica psicanalítica com famílias de bebês numa UTI neonatal que levou à formulação de uma questão: *o pai teria uma função específica a desempenhar nesse momento precoce da vida da criança?*

O homem que se torna pai hoje se encontra desamparado de apoio social e de referências subjetivas estáveis. Em situações de agravo à saúde da criança, como é o caso nos nascimentos pré-termo, as dificuldades tornam-se maiores devido à internação necessária, à instabilidade do quadro clínico e aos riscos para a vida da criança – modificações no curso dos acontecimentos que implicam exigências psíquicas severas feitas aos pais. Mas a paternidade tem sido considerada de forma lateral também nas questões relativas aos domínios da reprodução humana onde a mãe continua sendo a protagonista quase exclusiva.

Ao lado disso, entretanto, é fato já estabelecido que o pai está cada vez mais implicado com os acontecimentos da paternidade e tem outro acesso a eles, nos seus diferentes momentos. Assim é que, desde o pré-natal, passando pelos períodos da perinatalidade, ele é convocado a participar dos acontecimentos – tanto pela família, a mulher, sobretudo, quanto pelos profissionais da saúde. Não existe, contudo, o contraponto de uma preocupação sistemática em promover sua integração nos diferentes contextos, e ele se vê na contingência de encontrar, por si só, seus novos caminhos. Trata-se, então – é importante destacar isso –, de uma implicação e uma cobrança que não consideram o pai na relação com seu desejo.

Indaga-se ainda sobre a participação responsável das instituições hospitalares em relação aos pais uma vez que, dentre as transformações mais evidentes na estrutura de poder e ascendência nas famílias – nas quais a autoridade do pai se encontra em declínio, mas não, obrigatoriamente, a sua função –, está o crescente domínio da ciência pelo controle cada vez maior dos profissionais sobre a relação mãe/criança. Segundo a historiadora Knibiehler (1996), hoje, paralelamente a esse declínio da função paterna, a invasão dos poderes públicos na vida privada é um elemento decisivo na definição de papéis. A mãe e a criança estão cada vez menos sob a autoridade paterna, mas passaram para o controle dos trabalhadores sociais, dos médicos, dos psicólogos, dos juízes, dos educadores. São os "novos pais" que contam mais, às vezes, que os pais nas famílias. A ciência teria contribuído para essas transformações na medida em que o saber 'herdado'/intuído dos pais sobre a educação dos filhos tem sido substituído pelo saber legitimado da ciência que toma, cada vez mais, a família e suas relações internas e externas como objeto de estudo e controle.

A afirmação importante, então, é que a paternidade não é autoengendrada, mas uma ficção construída e transmitida pelo movimento simbólico que caracteriza a civilização. Neste movimento, uma organização social verticalizada, apoiada na autoridade simbolicamente estabelecida em torno do pai, parece ter dado lugar a uma horizontalidade, com a autoridade estabelecida por protocolos médicos, jurídicos e outros. Em outros termos, a sua dispersão[2].

Em suma, estamos diante de um neocenário familiar que implica novas responsabilidades a serem estabelecidas e competências a serem inventadas – e isso tanto para os pais quanto para os *novos pais*, os profissionais, que precisam estar preparados. Esse lugar de

---

[2] Este parágrafo foi construído em parceria com Jeferson M. Pinto, co-orientador da dissertação de mestrado que originou este artigo.

novos pais acresce a responsabilidade dos profissionais da saúde e é um forte argumento para nos empenharmos em estabelecer indicadores clínicos que os norteiem em relação à dimensão subjetiva em questão no exercício da função paterna na UTI neonatal.

As observações de Lefort e Discour (2003, p. 54-55) são esclarecedoras em relação ao que acabamos de colocar. Referindo-se às mudanças atribuídas ao lugar do pai – que se relacionam, sobretudo, à integração das mulheres no mercado de trabalho e à imagem de um pai implicado de forma diferenciada na vida familiar –, as autoras reconhecem que

> **nas unidades de reanimação neonatal**, a implicação do pai nos cuidados de puericultura implicou, globalmente, resultados largamente positivos sobre a evolução da criança... (sendo) muito importante reforçar nossas ações aumentando a participação do pai nos cuidados de *nursing*. (p. 54) (Grifos nossos.)

Efetivamente, esse aspecto vem sendo cada vez mais difundido nas UTIs neonatais, onde os pais já são introduzidos no trato com as fraldas, com os banhos, com o pai canguru. Entretanto – e é isso que nos interessa particularmente –, as autoras também assinalam que

> ... os pais esperam uma ajuda sobre **outras dimensões psicológicas, de maior alcance,** que não são verdadeiramente exploradas hoje. A comunicação e a escuta são, eu penso, um meio a ser mais desenvolvido para que os pais possam nos conduzir sobre **vias de pesquisa relativas à relação pai- -criança, como aquelas que foram feitas para a relação mãe-criança.** (p. 55) (Grifos nossos.)

É justamente onde nos inserimos: ouvir os pais, como se fez com as mães, para identificar *dimensões psicológicas de maior alcance.*

Numa visão geral e resumida, a pesquisa nos permitiu identificar – por meio da convergência de elementos simbólicos na fala dos pais –, as coordenadas edipianas dos ideais com que se referenciam nessa função e que os remetem à experiência vivida da paternidade como filhos – ter tido um pai –, uma vez que não experimentam, como a mãe, o *a* mais da gestação do filho no próprio corpo. (Re) edições do "Romance Familiar" (Freud, 1908/1976) foi como nomeamos as construções simbólicas suscitadas pelo (re)encontro com a paternidade – agora no lugar do pai – alicerçadas nos destroços deixados pelo naufrágio do Complexo de Édipo no embate com a castração materna.

Mas a pesquisa revelou, sobretudo, o tropeço do pai naquilo que faz obstáculo aos ideais no encontro traumático com o desmanche da função materna por ocasião do parto prematuro e a internação da criança na UTI neonatal com suas decorrências. Diante desse encontro também prematuro com a paternidade – gerador de forte tensão psíquica, conforme atestam os depoimentos –, os pais experimentam, inconscientemente, o que chamamos de um empuxo à mãe que neles mobiliza uma defesa no sentido da sua evitação[3]. Assim, numa reafirmação da posição sexuada masculina com a qual se identificam, dividem mãe e mulher e definem sua função principal na UTI como a de dar um *apoio* incondicional às suas mulheres, a criança ficando mais particularmente sob os cuidados da mãe. Nesse lugar, tomam para si a tarefa de *segurar a onda*, que os leva a fazer semblante e *transparecer* que estão bem, ou *não deixar transparecer* que estão mal. A expressão *tem que,* dominante em suas falas, exprime o caráter de incondicionalidade desse propósito. Contudo, fato essencial, trata-se de uma posição que contém uma fragilidade intrínseca por se acharem, eles mesmos, também fortemente atingidos e fragilizados e serem impulsionados a agir açodados pela an-

---

[3] A evitação se coloca em oposição à repetição e à convergência significantes, fórmulas elementares de redução simbólica. Contudo, são estas que propiciam aquela. O que se evita é o real, inapreensível e traumático que escapa à possibilidade de ser enunciado. Repetição e convergência nos levam até às bordas do real, dele fazendo litoral onde se demarca uma fronteira com o que deve ser evitado. Do real, que não é evidente, pode-se dizer que ele se regula/modula pela evitação.

gústia. Tanto mais quanto maior a gravidade do quadro e maior o tempo de internação da criança, obrigando-os a sustentar uma situação quase sempre extremamente difícil.

Assim, ouvimos de um pai:

> *Ah, é péssimo! Muito ruim... cada dia é um dia... você recebe uma notícia... por exemplo, quando ela chegou aqui... ela... tava no respirador... aí depois foi para o cipapi... e logo, logo tirou o cipapi. Então a gente tem aquela... oh beleza! vai melhorar... tudo* tá ficando bom... De repente, volta para o respirador. Aí ocê dá aquele baque. O que está acontecendo? Então *ocê fica meio preocupado... Você fala... puxa vida, será que ... ocê vê os casos que... não é... muitos casos! "Ah, também era assim!" O outro num... num agüentou... Então ocê fica sempre... ocê fica sempre preocupado com a situação. Igual ontem eu recebi uma notícia que ela... que ela tava recebendo um... um diurético... e eu falei... pô, mas pra que é isso? Então ocê fica... fica muito apreensivo... fica tenso... não descansa direito... É uma experiência muito... muito complicada... muito ruim. É... que que eu ia falar? Esqueci... Nó! (ri) É isso! (ri de novo. (pausa bem longa) Eu acho que é mais... é isso mesmo. É... (pausa) complicado! E... e é um negócio que muitas vezes ocê não pode transparecer, né? Porque muitas vezes quando você chora, quando você... é... quando você desabafa... você dá um alívio, né?* Mas ocê não pode. Às vezes você tem que segurar a onda porque... se *ocê... desaba ... então aí a mulher, a mãe, que eu acho que...*

Baque, preocupação, apreensão, cansaço, tensão... sem poder desabar.

Achamos importante ressaltar as dimensões da angústia e do ato aí em questão.

Com Lacan, diremos que esse é o momento em que *"a resistência do sujeito* se torna repetição em ato"[4] (1964/1985, p. 53), havendo de entender essa *resistência* no sentido em que o sujeito, enquanto "se constitui pelos efeitos do significante" (idem, p. 122) – no caso, os ideais edipianos e a tentativa de reescrever o romance familiar na situação atual –, não consegue simbolizar/ligar o real traumático – a contingência do parto prematuro – e é impelido ao ato pela angústia. Concluindo, um ato não é um comportamento qualquer, e, sim, "um verdadeiro ato tem sempre uma parte de estrutura, por dizer respeito a um real que não é evidente" (idem, p. 62) e que exige, segundo Lacan, um franqueamento da dimensão significante para a tomada de uma decisão que se constitui numa aposta (Lacan, 1967–68)[5]. Anteriormente (1962– 63/2005, p. 88), a propósito de se tomar a ação como referencial da certeza, ele havia acrescentado que a angústia – afeto que sinaliza o real, "certeza assustadora" –, estaria no lugar da causa, na origem do ato: "... talvez seja da angústia que a ação retira a sua certeza. Agir é arrancar da angústia a própria certeza. Agir é efetuar uma transferência de angústia".

Estamos assim confrontados com a evidência de que esse tropeço com o real no exercício da função paterna na UTI neonatal torna o pai – no lugar que lhe é próprio – objeto de cuidados particulares que dizem respeito à sua função específica e não intercambiável com a função materna. A compreensão dessa diferença nos lugares

---

[4] *mise-en-acte* – colocação em ato –, é o termo utilizado por Lacan no Seminário 11. Termo também associado ao *agieren* freudiano, introduzido como forma de resistência na transferência quando a rememoração do recalcado não acontece. Um limite para a simbolização, portanto.

[5] Lacan usa o termo franqueamento que significa, no sentido mais amplo, tornar franco ou livre. Ou seja, no caso, desembaraçar-se das trilhas simbólicas que implicam nos constrangimentos e limites da rede significante para apostar numa decisão sem garantias.

não é alcançada por muitos, havendo uma tendência para "resolver" o trauma por meio de uma "homeostase subjetivante" orientada pelo princípio do prazer, conforme alerta Lacan (1964/1985, p. 57). O real, que não é evidente, passa por baixo, e a angústia, nem sempre manifesta, pode atropelar o sujeito se não for reconhecida, acolhida e trabalhada pela via de um manejo adequado – um *acting-out* ou uma passagem ao ato são possibilidades sempre presentes.

Vamos agora caminhar em direção ao nosso objetivo, num desdobramento desses resultados.

O pai prematuro e o empuxo à mãe

A análise das falas dos pais – transcrita literalmente da gravação pelo pesquisador –, quando indagados sobre a paternidade e a relação com a mulher depois da gravidez, convergiu para o que se apresentou como estando no núcleo da sua questão na UTI neonatal: uma dimensão regressiva que se fazia ouvir à revelia do sujeito, irrompendo nas aberturas do inconsciente. Assim, pudemos ouvir:

> *Porque... eu dividiria meu amor com outra criança também. Não só... Num, num... num, num... num tem exclusividade de ser com as minhas filhas. Se aparecer outras crianças eu trato com amor também. Toda vida gostei muito de criança. Não é que* **a mater... a... paternidade** *mudou (enfatiza o mudou) a minha vida! Ela encaminhou para melhor, melhorar a minha vida.*

> *A bolsa dela tinha rebentado. A criança estava sem líquido nenhum, nenhum, nenhum, nenhum (enfático), mas... o útero dela continuava fechado do mesmo jeito.* **E isso a Marcela**[6] *(a filha)* **já estava com três meses de gravidez.** *(corrigindo:) Ela já tava com três meses de vida. De gestação.*

---

[6] Todos os nomes utilizados são, obviamente, fictícios.

> *... a nossa vida sexual diminuiu um pouco... assim... por causa que era... por causa... o fato dela tá grávida. E às vezes eu acho que ela confundia as coisas... Às vezes ela acha que... por ela tá grávida... que às vezes eu não tava gostando mais dela... que às vezes eu tava achando ela feia... porque ele tava barriguda... Mas não é. É questão mais de cautela, mesmo, né, de ser mais cauteloso, de ser mais... é... eu tinha esse cuidado e acho que ela confundia... [Me fala, então, da sua parte]. **Eu sentia ela** mais sensível, sabe, **eu sentia ela** mais sensível assim, eu acho que agora já tinha que tomar mais cuidado com ela, acho que... as coisa não podia ser mais igual a gente tava... é... se ela não tava grávida nem nada... então acho que tinha que ser mais... Ah...mais moderado, mais... né... como é que seria a palavra, né... ah, vamos dizer, nem tudo na relação num dava prá gente fazer. Pelo fato que ela já tava grávida né. com barrigão. (Grifos nossos.)*

Nesses *flashes* do inconsciente, podemos ler uma ambiguidade que sugere um registro psíquico no qual a diferença dos lugares não é questionada pelo sujeito. Os personagens – homem/mulher, pai/mãe, mãe/criança, mãe/mulher –, estabelecem uma relação onde se refletem, espelham-se reciprocamente e passam do lugar de um para o do outro sem obstáculos, como se fossem lugares intercambiáveis. Para isso, utilizam como veículo o equívoco na linguagem – o único que permite esta circulação sem estar louco.

Desde Freud (1905/1976), sabemos que o "desenvolvimento" da sexualidade se dá pela convergência da corrente afetiva – vinda da infância e relativa, sobretudo, à escolha do objeto amoroso – com a corrente sexual – quando o real do sexo irrompe na puberdade. Assim a experiência da paternidade – novo marco na vida sexual do homem que a implica na dimensão da transgeracionalidade – encontra suas raízes no aparelho de memória que é o nosso psiquismo, nos resíduos das primeiras inscrições, agora reativados.

É importante esclarecer que não se trata de reprodução, mas de uma nova edição, construída com restos e fragmentos de experiências passadas, às quais se dá uma composição diferente para seguir em frente com a própria história, desembaraçando-se, até onde e como for possível, da tutela parental. Esse é o caminho porque, em definitivo, não podemos fazer desaparecer as marcas que recebemos do Outro. A marca, diz Vidal (2008, p. 175), "pode ser transferida, esquecida, desfigurada, revestida, mas, enquanto marca, é indestrutível". Ou seja, podemos fazer muitas coisas com elas, "melhores" ou "piores", mas não podemos fazê-las desaparecer. Garcia (2008, p. 62), por sua vez, traz uma fala esclarecedora desse processo onde estaria "implicado não uma evolução, mas um reordenamento de traços, ou seja, a passagem de um tempo a outro é descontínua e dependente da leitura que um sujeito realiza". A observação relativa à leitura do sujeito é essencial porque é aí que ele pode se posicionar, mas sempre em contraponto ao que lhe veio do Outro. Já Ansermet e Magistretti (2004, p. 11-12) trazem dados relacionados à plasticidade neuronal, também pertinentes:

> [...] a experiência deixa um traço. Esta constatação encontrou uma confirmação através das aquisições recentes da neurobiologia, que demonstram uma plasticidade da malha neuronal, permitindo a inscrição da experiência. Esta plasticidade é considerada hoje como sendo a base dos mecanismos da memória e da aprendizagem [...] **os elementos mais finos do processo de transferência de informação entre os neurônios, isto é, as sinapses, são remodelados permanentemente em função da experiência vivida.** (Grifos nossos.)

A respeito dessa repetição que não repete, Lacan (1956-57/1995, p. 13) vai dizer que

> É claro que uma discordância é instaurada pelo simples fato dessa repetição. Uma nostalgia liga o sujeito ao objeto perdido, através da qual se exerce todo o esforço da busca. (mas) Ela marca a redescoberta do signo de uma repetição impossível, já que precisamente, este não é o mesmo objeto, não poderia sê-lo... (e) é encontrado e apreendido noutra parte que não no ponto onde se procura.

Feito o esclarecimento, retomamos para dizer que compreendemos essas manifestações que chamamos de regressivas como decorrência de uma exacerbação do registro imaginário, acordado que foi pelo vivido real da paternidade e mais solicitado ainda pela severa limitação do simbólico diante do encontro traumático com o nascimento prematuro/internação/reanimação neonatal da criança. Regressivas também por trazerem o selo do modo transitivista de funcionamento, mais próprio da infância. É a estrutura se manifestando com os recursos do imaginário, mas sempre sustentada nos processos de antecipação/retroação inerentes ao funcionamento do registro simbólico.

Qual tensão se faz presente nessa borda imaginária entre o simbólico e o real?

A análise dos resultados evidenciou que *o trauma para os pais – o real na sua contingência –, estaria configurado no encontro com o desmanche da função materna, ou uma interferência violenta na mesma, cedo demais* (Baêta, 2009, p.82)

Entendemos que a função, materna nesse primeiro tempo da constituição do sujeito, ocupa-se em promover na criança a incorporação da linguagem. Por meio dos cuidados *ditos* maternos – porque exercidos no corpo a corpo impregnado de desejo da mãe com a criança –, é que se fixam os representantes da pulsão. A função paterna se instaura no espaço aberto pelas ausências da mãe, quando a criança, já capaz de se indagar pelo desejo aí em questão, nele instaura o significante falo – significante do desejo – e o pai como sendo aquele que o tem para a mãe. Essa função não se cumprindo – no caso por um efeito de suspensão nos acontecimentos –, estamos diante de uma descontinuidade nas funções parentais e uma hiância se abre. Nessas circunstâncias, nem a mãe nem a criança estando "prontas" para recebê-lo, podemos falar do pai como um pai prematuro.

Este furo no contexto, assim o compreendemos, reanima o *empuxo à mãe* oriundo de quando, nem menino nem menina, se ocupava um lugar complementar, ou imaginariamente complementar, ao desejo da mãe, lugar do seu falo imaginário. Período que antecede, portanto, o estabelecimento da diferença sexual para a criança: pré-edipiano, com Freud (1933/1976) e primeiro tempo do Édipo, estágio do espelho, na leitura de Lacan (1957-58/1999). Anseio de fazer Um com A Mãe, num apelo à completude narcísica nas identificações imaginárias com a mãe e com o bebê.

Falando com Soler (2005, p. 88–92), o gozo – impossível de atingir, mas também impossível de reduzir –, tem na mãe seu primeiro objeto. Assim, ela carrega o peso desse paradoxo tornando-se para o sujeito "uma imagem de suas primeiras angústias, lugar de um enigma insondável e de uma ameaça obscura". Daí que cada um traga, no mais íntimo de si, a marca desse "Outro primordial", no qual o verbo encarnado fez sentir o seu poder na regulação do gozo "uma vez que ela é quem introduz o filho na demanda articulada ao impor a oferta em que ele se aliena: a dupla oferta da língua em que demandar, bem como a resposta que vem do Outro". Lembramos Lacan: "o dito primeiro decreta, legifera, sentencia, é oráculo, confere ao outro real sua obscura autoridade" (1960/1998, p. 822).

O *empuxo à mãe* está relacionado, portanto, ao gozo da mãe, um gozo que teria sido, no futuro do pretérito, assinalando um limiar do gozo jamais atingido, mas sempre forçando o princípio do prazer nos limites toleráveis de excitação.

Já o pai, diz Lacan (1957–1958/1999: 193), "antes de mais nada, interdita a mãe". E a cada vez, para cada sujeito, é preciso reassegurar que esta função separadora se cumpra, que o *empuxo à mãe* seja ultrapassado. E o pai pode fazê-lo se tem na mulher o objeto do seu desejo. Se assim for, ele a divide diante da criança para que ela possa ser mãe sem deixar de ser mulher (Lacan, 1974-1975). É assim que ele garante uma dimensão de alteridade subjetiva para o bebê – por mais incipiente que seja, como é o caso numa UTI neonatal. Mas ele não o consegue sem que as vivências de fascinação e temor diante da onipotência desse Outro primordial sejam "reanimadas" nele mesmo, exigindo a sua travessia.

Vivendo a paternidade, agora como protagonista, o pai, uma outra vez, encontra-se diante dessa encruzilhada entre o puxão de gozo e a castração da mãe – agora a mãe do seu filho – e tem de se haver com isso nas condições adversas da UTI neonatal. É sob esse forçamento psíquico que o vimos intervir na função de separação entre a mãe e a criança (separação lógica, pois não se trata de afastá-las uma da outra), inserindo-se na falta materna e tomando para si a responsabilidade de se haver com a castração e mantê-la vigente – isso que está sujeito a muitas vicissitudes e acontece sob as formas diferenciadas e peculiares pelas quais cada sujeito ocupa seu lugar na estrutura.

Assim, retornamos ao pai de cuja angústia falamos no início:

> *Bom, é uma experiência muito... muito complicada também, né? Assim... Como eu, é... estou um pouco mais afastado daqui e ela está mais presente... então eu acho até que é uma situação que eu... ah, que eu, que eu... sabe... eu tenho, eu tenho que tentar segurar isso aí. Ela tá muito mais aqui. Então... ela fica o dia inteiro aqui...então ela está respirando isso aqui. E eu estou... assim... eu estou fora. Então, eu distraio. Acaba que eu distraio. Eu me distraio e tal. Então eu... acho que... acho que isso é legal! Eu tentar segurar a onda, pra... né... tentar... pra ter esse equilíbrio.*

A mãe *respira* a maternidade que a implica, inclusive, no real do seu corpo. O pai pode, e precisa, se *distrair* dela para desempenhar a função paterna. Ele não pode se confundir com a mãe, deixando o imaginário tomar conta dele.

> *Porque querendo ou não... quando ocê tá em depressão... sei lá... Todo mundo já perdeu uma namorada, né... então a pior coisa é quando você fica sozinho, não é? Então quando você tá trabalhando, ocê tá fazendo uma atividade... cê tá fazendo alguma coisa... cê acaba esquecendo aquele problema ali. Pelo menos por... um pouco... Quando cê fica concentrado naquilo ali, cê não vai esquecer. Só vai ficar pensando naquilo. Então acaba que ocê desvia um pouco... [Então você acha que isso sobrecarrega mais... no caso, a Luísa... e você...] Com certeza, ela fica bem mais sobrecarregada... [E você seria aí quem...] vai dar o apoio, né. Acho que é isso. E não só isso. Tem um outro lado também... que eu acho... se eu tivesse aqui 24 horas... eu acho que... eu me sentiria na obrigação de... de segurar a... a... a situação, tentar controlar... tentar... né, assim... Tem esses dois...*

Ele pode até se identificar com ela, e com certeza se identifica, mas como quem *já perdeu uma namorada*, porque é do lugar do homem que ele fala, de quem tem na mulher o objeto que causa o seu desejo. Ele não *respira* a maternidade. Se *tivesse lá* 24 *horas por dia...* mas não está. Não é o seu lugar.

Os pais, então, se voltam para a mãe onde se localiza o ponto de *fratura* na continuidade das funções parentais (Jerusalinsky, 2002) e é com elas que, sobretudo, passam a se ocupar, mesmo quando ressaltam o interesse da criança.

Um deles diz:

> *No começo ela... sofreu muito... psicologicamen-*

te... Mas muito, muito mesmo. Não tava nem acei-
tando! Eu... (pausa) o que que eu vou fazer?! O
*que que eu tenho que fazer?! **Vou ter que** fazer*
tudo para controlar... (pausa) ela, no caso... por-
*que senão... atrapalharia tudo. **Tem que** ter paci-*
ência. (Grifos nossos.)

A pausa e a explicação sobre quem controlar, deixa claro que não fala só dela – foi uma *escolha forçada*. Vale o paradoxo.

Por outro lado, eles se tornam carentes do interesse da mulher, agora absorvido pela criança. As referências ao esperado término do resguardo – explicitamente citado ou implícito nas frequentes queixas ou comentários sobre a retomada da vida sexual e sobre o desinteresse das mulheres/mães pelo sexo – evidenciam este homem desejoso da sua mulher, mesmo se fortemente implicado e angustiado como pai.

Um pediatra francês, Benoît (2003), em seu artigo "Paroles d'hommes" – onde registra sua experiência de trabalho com um grupo especificamente reservado aos futuros pais e onde uma das regras do jogo é que nenhuma mulher participe desse encontro –, relata que a discussão da retomada das relações sexuais após o parto ocupa um tempo significativo das reuniões. Questões sobre a dor, o ciúme, a 'deformação', as suturas, o prazer tem seu lugar ao lado de palavras de respeito e de amor, ele diz. A palavra dos que já são pais é então recebida como se fora a palavra do 'ancião'

E o que dizem nossos pais?

Uma sequência de falas a respeito:

— Essa questão da sexualidade... Você, em algum
momento, conversou sobre isso com a Cássia?
Como é que está sendo para você... enfim... colo-
car a questão?

— Não, não. Só mesmo... Não, não. Só mesmo...
Mais ou menos, rolou uma conversa mais ou me-
nos, mas foi bem tipo assim... é... Negócio duns

> *quatro ou cinco dias fez um... a Angela fez um mês, né. Aí ela falou assim, não, eu tô de resguardo, e tal... vamos esperar mais um pouquinho e tal. Eu falei assim, então vamos esperar (muda completamente a entonação da voz, indicando fazer o que, né?). Mas... conversar mesmo tipo pô, isso* **tá me fazendo falta... tá, tá, tal... eu sou homem,** *e tal... Isso aí não chegou a ter esse diálogo não.* [Grifos nossos.]

A queixa também pode ser por tabela. Quando o bebê é uma menina, após um filho homem...

> *A Beatriz às vezes chega chateada em casa... reclama... chora... porque a menina não tá com ela, né, que ela não tá com ela... Eeee... às vezes eu... me deparo... Eu falo assim... Nossa! Eu poderia tá ... Nossa! Mas ela tá reclamando demais... a menina tá bem. Nasceu antes da épo... da hora, mas vai dar certo. Eu acho que assim eu... tenho ficado... calado... ouvindo ela... saber ouvir... eee... em hipótese alguma questionar... qualquer... é... pensamento que ela venha a colocar pra fora... No momento que ela estiver mais calma, assim, chegar prá ela e colocar a realidade.*

> *[...] Eu acho que... no meu lado... eu, eu* **como pai, como esposo** *da Beatriz... tenho meu outro filho... que a gente não pode esquecer dele igual tava dando as atenções todas prá Cecília...* [Grifos nossos.]

O pai, então, sustenta, para dizer com Lacan ((1957-58/1999), uma presença velada no que diz respeito à criança – mesmo quando integrado nos cuidados possíveis com ela na UTI. Ele considera sua função principal dentro da dinâmica parental na UTI neonatal aquela de apoiar a mãe incondicionalmente, mas o faz resguardando a mulher – que ela seja mãe, mas não-toda.

O *empuxo à mãe* não é o feminino

O tema que estamos tratando não é alheio às publicações com um referencial psicanalítico voltadas para o contexto da saúde no cenário da perinatalidade. Encontramos menção a esta dimensão regressiva identificada no comportamento dos pais nas situações da clínica e o que aí se discute é a oportunidade dessa forma de implicação. Exemplificamos:

Marciano (2003, p. 13-14) vai dizer que

> Na realidade, como ajudar os pais neste universo quase exclusivamente feminino, quando, nesta relação com as mulheres e com suas crianças constatamos, frequentemente, **uma certa inclinação regressiva?** Quando notamos também uma certa tendência a ver **a parte feminina da sua personalidade** se inflar, convindo, então, às equipes, mostrar-se mais atentas para não transformar esse pai em um arremedo da mãe (*mére bis*) ou em uma mãe acessória? [...] Assim, é de grande valor constatar que por ocasião do estudo dos laços interativos entre pais-criança, o lugar do homem e do pai é examinado, sobretudo, com um novo rigor e uma nova precisão. **As equipes de perinatalidade mostram-se mais atentas às emoções do pai, evitando este excesso de feminização** que veio, um tempo, contrabalançar a imagem do homem forte e todo-poderoso, para chegar, parece, numa posição mediana. (Grifos nossos.)

Mas ele aconselha não fazer do pai um arremedo da mãe (*mére bis*).

Em Lefort & Discours (2003, p. 44), encontramos:

> Nós sabemos que, para tornar-se um homem, o pai teve que aprender a se diferenciar da sua mãe e a recalcar, para o mais profundo de si mesmo, essa passividade deliciosa onde ele não faz senão um com ela. Nós sabemos também que no nascimento de sua criança as primeiras relações que ele teve com sua mãe são reativadas. **A relação de intimidade com seu bebê terá uma qualidade tanto melhor quanto mais ele se deixar ser ultrapassado por sua feminilidade primária.** (Grifos nossos.)

E elas ainda citam Brazelton e Cramer (1991), em *Les premiers liens*, quando dizem que "o temor dos bebês alardeado por tantos homens é de fato a expressão da angústia permanente de recair na feminilidade primária".

Os autores, de alguma forma, referem-se ao que chamamos de *empuxo à mãe* nessa "inclinação regressiva", embora avaliem de forma diferente, eles mesmos, as implicações disso nas situações da clínica. O elemento claramente em desacordo com nossos achados é a associação dessa regressão a uma dimensão feminina no homem, relacionada à sua *parte feminina* ou a uma situação original de *feminização primária*. Ou seja, o feminino e não a posição de falo imaginário da mãe – não sexuada por parte da criança –, seria o antecedente ao posicionamento sexuado. Não foi o que encontramos na pesquisa e não pensamos assim uma vez que esse posicionamento exige a passagem pela castração da mãe com suas consequências sobre a identificação sexual.

Nossos dados mostraram ser importante fazer a distinção fundamental entre uma fragilidade que se deve à forte tensão psíquica ocasionada pelo *empuxo à mãe* experimentado pelos pais – tensão a ser sustentada, às vezes, por um longo tempo, quando se agrava a situação da criança –, e uma suposta feminização primária. Assim, o empuxo à mãe não é o feminino. É o chamado a um Outro primordial e onipotente que implicaria, isto sim, o abandono da posição sexuada – tanto por parte do homem como da mulher. Esse mal entendido, em nosso entendimento, muda a direção da clínica e pode ser danoso para os pais, para suas companheiras e, por extensão, para a criança.

Tal como Ulisses, o pai trava um combate radical para não se deixar levar pelo canto/encanto d'A mãe sereia.

A renegociação com a mãe: um indicador para a clínica do pai na UTI neonatal

Ibañez (2003, p. 21-23), referindo-se ao que chama de tragédias do ser humano, tais como aquelas com as quais convivemos numa UTI neonatal – "a esterilidade, a morte de um filho, a dificuldade de ter uma descendência sadia" –, destaca aí a dimensão relativa ao pai.

> Não podemos deixar de nos perguntar: **não se interessar pelas disponibilidades psíquicas do pai** e pelo fato de que ele não demanda nossa atenção, não seria uma maneira de não interromper sua atividade 'representacional' – que o leva com vantagem a perseguir sua trajetória própria –, para se ligar a um bebê de futuro incerto? Claro que fazemos referência a uma atividade representacional da parte do homem e não a **uma passagem ao ato desta representação. Entretanto, nos casos problemáticos, é muito freqüente assistir a uma grave crise do casal e mesmo a uma ruptura, quando do nascimento de uma criança com algum impedimento; é pertinente, então, pensar que as representações permanecem latentes durante a crise que supõe um nascimento com risco médico**. (Grifos nossos.)

E traz, como exemplo, a possibilidade de o homem "repudiar" a mulher se ela não puder lhe dar descendentes.

A clínica na UTI neonatal e nas UTIs pediátricas – que dão continuidade ao atendimento às crianças com sequelas mais graves –, permite identificar estes *casos problemáticos* onde tudo faz crer que alguns pais se afastam de suas mulheres devido à dramaticidade da situação e à sua incapacidade de conviver com ela. São casos que merecem ser acompanhados e pesquisados porque nos alertam, de forma especial, para a importância de não deixarmos os pais entregues a si mesmos e à sua, digamos assim, boa vontade.

Isso faz valer, acreditamos, o alerta feito por nós quando tratamos do apoio incondicional às suas mulheres como a função principal que os pais se atribuem numa UTI neonatal e ressaltamos que, sob essa forma necessária, ele se sobrepõe aos afetos e conflitos que os próprios pais estão vivenciando. Para dizer com Freud, a ponta de um *iceberg*: uma formulação final consciente à qual subjaz a base inconsciente que viemos de apontar. Na base desse "socorro", haveria sempre um ônus devido ao sofrimento – ou pânico mesmo –, que eles experimentam e não podem deixar *transparecer*. Alguns percebem melhor as próprias dificuldades e as têm mais bem elaboradas, mas existem aqueles que assumem esta função como um mandato, um imperativo que não está sujeito a nenhuma consideração. Logo, é importante sempre considerar a fragilidade básica desse apoio. Sobretudo quando acontece sob as condições de uma tensão contínua e prolongada devido à evolução imprevisível, quando não manifestamente ruim, das crianças, exigindo cada vez mais dos pais. Nesses casos, eles podem ser levados a agir premidos pela angústia e em função de uma exigência superegoica diante da qual se curvam ou se rebelam de forma compulsiva.

Encontramos em Lefort et Discour (2003,p. 48) observações que caminham na mesma direção das nossas constatações. A propósito do papel de mediador junto à mulher, que se atribui ao pai nos primeiros dias após o parto – com o hospital e com o bebê –, elas dizem que isso acontece quando ele "ainda está dividido entre sua própria angústia e a necessidade de reassegurá-la" (cf B. This, Père: presence symbolique). Também relatam que os pais "frequentemente lhes dizem não serem apoiados; nem por aqueles que o cercam nem pela equipe. Eles dizem que lhes pedem notícias do bebê e da mãe, mas raramente perguntam pelo seu estado de saúde".

Os pais que ouvimos também mostram essa divisão e o conflito que ela os faz experimentar:

> *Não podia acompanhar ... não sei porque... é... acho que é parto de risco... num, num deixaram. E eu fiquei meio puto. Aí... depois cheguei aqui em cima e vi ela toda entubada (a criança) ... e tal.. Aí falei, nossa! E* **fui pra casa todo arrasado! Pra casa não, né, voltei para o quarto,** *mas... não podia demonstrar isso para a Cássia (a mãe), né, e tal.* (Grifos nossos.)

Benoît (2003) diz que as discussões do seu grupo de pais – quando estes se sentem ameaçados ou levados para campos perturbadores psiquicamente –, derivam muito rápido para os automóveis e as vantagens respectivas de duas ou quatro portas. Nós nos deparamos com o trânsito:

> *Eu num... gosto de ficar... falando, ah, o neném tá assim, o neném tá... Todo dia era isso... ficar... ter que tá dando uma... explicação. Aí... é... eu... vou falar com você, é... parece que* **aaa ... bateu** *minha tranqüilidade mesmo, sabe... porque eu sou um cara até tranquilo. Se fosse mais perto até num falaria não, sabe. Você pega o trânsito... pesado aí, de BH, cê tem que... no horário assim de... de trânsito tá mais pesado... todo dia cê vai e volta, né. É! Acho que é Deus mesmo que dá força. Mais é Deus mesmo.*
>
> *Olha, isso fica um pouco é... um pouco de emoção, certo? É emocionante. É um pouco apreensivo também, certo? Eu, eu... eu fiquei muito nervoso... na rua... Com o trânsito (!). Então isso me traz ... quando eu chego aqui eu já tô... quebrado! En-*

tendeu? Hoje foi um dia que eu num tava muito bem. (Grifos nossos.)

A mudança no tema se mostra tão brusca e repentina quanto a situação traumática. Do desgaste com a situação "saltam" para o desgaste com o *trânsito* e é disso que passam a reclamar.

Essa fragilidade escondida – porque é preciso *parecer* bem, *segurar a onda* – é indício de uma angústia quase sempre ignorada, mas que os achados da pesquisa demonstraram existir, evidenciando a necessidade de uma escuta que lhe favoreça a expressão para evitar, quem sabe – pois não se trata de previsão –, consequências futuras da ordem do *acting-out* ou da passagem ao ato.

Chegamos assim à questão/proposta que formulamos no início desse trabalho e em direção à qual viemos desdobrando nossos argumentos: aquela de estabelecer indicadores para a clínica do pai na UTI neonatal, visando subsidiar a organização das instituições e os profissionais da saúde no atendimento aos pais que lá se encontram. Indicadores de um possível desdobramento, entre acontecimento e consequência (Jerusalinsky, *apud* Kupfer e Volotolini, 2005), no qual a função paterna – abalada na sua estrutura de base pela fratura na função materna e suas decorrências traumáticas –, poderia falhar mais adiante, sobretudo nos casos mais graves, quando os pais veem esboroar os ideais relativos à paternidade que trazem consigo e nos quais se referenciam.

Destacamos aqui os aspectos essenciais relativos à dimensão estrutural que dá suporte ao estabelecimento de indicadores clínicos porque delineia o quadro no qual o sujeito se movimenta. De um lado, o acontecimento traumático, a contingência do real que *cessou de não se inscrever* com o nascimento prematuro/internação da criança e sua incidência nas funções parentais Quadro que pode sofrer agravamento progressivo quando a evolução clínica da criança se complica, tendendo para sequelas definitivas ou mesmo para a morte. De outro, a elaboração desse trauma pelo sujeito – nos termos freudianos, a ligação da energia que ele deixa livre (1920).

Disso nos deram indicações os próprios pais quando os ouvimos em pleno processo de encontrar seu lugar nessas circunstâncias.

O *empuxo à mãe,* experiência "regressiva" da paternidade associada ao acontecimento traumático do nascimento prematuro da criança e suas decorrências, deixou os pais, eles também, prematuros e desamparados, mas eles encontraram seu lugar na sustentação das posições sexuadas. Identificando-se com a posição masculina, reivindicam a mulher como objeto do seu desejo – assim reassegurando o estatuto da castração materna – e se propõem prestar-lhes assistência incondicional como mães. Posição difícil de ser sustentada, uma vez que a mulher/mãe – profundamente ferida no seu narcisismo e em processo de lidar, precisamente, com a falicização comprometida do seu bebê –, frequentemente se volta para a criança de forma quase absoluta nessas situações extremas, deixando o homem/pai muito só com o próprio desamparo.

Os pais, então, encontram dificuldades para sustentar a confirmação desse lugar junto à mulher/mãe, dificuldades que podem levá-lo até um abandono da sua função, nem sempre elaborada psiquicamente. Cabe relevar aqui a forma pela qual cada um vai se haver com essa situação, ou seja, como irá inscrever-se nela. Contudo, se o pai abre mão de renegociar seus termos de "adesão" com a mãe que sua mulher se tornou, as possibilidades da paternidade, dimensão transgeracional da sexualidade, integrarem-se à sexualidade masculina se reduzem drasticamente – pelo menos com essa criança.

Citamos Diamantis (2002, p. 67), cujas colocações nos confirmaram em nossos achados e de quem extraímos a expressão *renegociação com a mãe* que nos pareceu lapidar.

> Assim é que não há efetuação da função do Nome do Pai sem essa etapa de tornar-se novamente "o objeto dos cuidados maternos", isto é, de voltar a um estado anterior que ameaça (no sentido lógico) a um remanejamento das possibilidades de inscrição, de reinscrição. Por isso é que se assiste à

possibilidade de sideração, de horror ou de superinvestimento da mulher grávida para um homem – quando este está em condições de fazer ressurgir a maneira como terá vivido seus próprios estados de gozo com sua mãe, maneira que se acha assim reativada e recolocada em jogo. **'Ser pai' inaugura-se aqui ao fazer surgir uma renegociação com a mãe.** (Grifos nossos.)

E, com certeza, também reencontramos Lacan (1975):

Père-version, única garantia de sua função de pai a qual é a função do sintoma ... [...] Pouco importa que ele tenha sintomas se ele a isso acrescenta o da *père-version* paterna, isto é, que a causa disso seja uma mulher que lhe é proporcionada para dar-lhe filhos e que com estes ele tenha cuidado paterno ... Isto é, o justo meio-deus.

Acreditamos ter trazido os elementos estruturais relativos ao estabelecimento de um indicador para a clínica do pai na UTI neonatal. Ou seja, a pesquisa nos mostrou como os sujeitos em questão, em suas particularidades, necessitam se inscrever na dimensão estrutural presente no acontecimento da paternidade nesse contexto. A partir daí, permitimo-nos propor *a im(possibilidade) de renegociação com a mãe como um indicador para a clínica do pai na UTI neonatal – e sua sequência nas UTIs pediátricas.* As manifestações de dificuldades e mesmo de descaso até o abandono nessa renegociação seriam indícios de um possível fracasso na relação posterior do casal com as consequências também possíveis na constituição do sujeito por vir, a criança que disso "pesca os resultados" (Lacan, 1957–58/1999, p. 198).

Dizemos possível e possíveis porque, segundo a psicanálise, aquilo que faz marca para um sujeito pode não fazer para outro. Freud (1939/1976) assinala o caráter retroativo do efeito traumático e com isso o relativiza. Ou seja, o trauma produz seus efeitos na ressignificação posterior que ele ganha no quadro das fantasias do sujeito cujos conflitos anteriores se atualizam e interagem com a situação atual. Nessa direção, Jerusalinsky (*apud* Kupfer e Voltolini, 2005) distingue a causa do acontecimento e explica que este carrega "uma significação subjetiva que o conceito de causa não possui. E a substituição do termo efeito pelo termo conseqüência implica que se determina, nesse ponto, a abertura de uma nova experiência para o sujeito em questão", sem, contudo, determiná-la. Por isso, falamos de uma clínica *do pai* – para nos referirmos à estrutura –, mas voltada *aos pais* – ao um a um dos sujeitos e à singularidade dos seus posicionamentos na estrutura. Daí a importância de eles iniciarem a elaboração da situação traumática já no contexto da UTI neonatal e serem estimulados a prosseguir esse trabalho, evitando a cristalização de uma posição defensiva.

Pensamos ter conseguido estabelecer uma articulação de elementos cuja dinâmica apontaria para uma tendência – uma lógica *dinâmico-tendencial* distinta da relação de causa e efeito utilizada na medicina (Hanns, 2000, *apud* Kupfer e Voltolini, 2005) – que permitiu formular indicações para a clínica do pai e facilitar a escuta dos profissionais da saúde sobre a necessidade de encaminhá-los a um atendimento no qual "o psíquico não aparecesse por eliminação, como de hábito... mas que um eventual encaminhamento... pudesse ser propositivo" – como também apontam os referidos autores.

Se usados de forma conveniente – o que ainda é uma grande questão que não privilegiamos neste artigo –, esses indicadores serão particularmente oportunos naquelas clínicas que devem ser viabilizadas o mais cedo possível para delas se obterem resultados efetivos. E as instituições de saúde são o melhor local para conseguir esse acesso precoce devido ao lugar que a ciência – a medicina particularmente –, ocupa na vida das famílias nos dias de hoje. É um desafio. O dia a dia da clínica, assim pensamos, no contraponto entre os discursos atravessados pela dimensão de gozo que implicam, irá construindo essa possibilidade.

Concluímos com Benoît (2003: 61) que se diz mais intervencionista na sua condução sempre que surgem questões a respeito do lugar do pai no período perinatal. Nessa circunstância, ele diz ter a preocupação de "passar uma mensagem que lhe parece capital: é preciso que estes homens se sintam homens ao longo de toda essa aventura de mulheres".

REFERÊNCIAS BIBLIOGRÁFICAS

ANSERMET, F.; MAGISTRETTI, P. À *chacun son cerveau:* plasticité neuronale et insconscient. Paris: Odile Jacob, 2004.

BAÊTA, M. L. M. *A paternidade na UTI neonatal*: o pai prematuro. Área de concentração: Saúde da Criança e do Adolescente. Dissertação (mestrado) – Universidade Federal de Minas Gerais, Faculdade de Medicina, 2009.

BENOÎT, A. *Paroles d'hommes:* expérience d'um groupe de paroles pour hommes associé à la preparation à la naissance. In: MARCIANO, P. (Dir.). *Le père, l'homme et le masculin en périnatlité*. Ramonville Saint-Agne: Erès, 2003. p. 57-63.

BRAZELTON, T. B.; CRAMER, B. *Les premiers liens.* Paris, Stock, 1991 *apud* LEFORT, M. C.; DISCOUR, A. *La place d'un père durant les trois premiers jours après la naissance de l'enfant premature*. In: MARCIANO, P. (Dir.). *Le père, l'homme et le masculin en périnatlité*. Ramonville Saint-Agne: Erès, 2003.

DIAMANTIS, I. Não um sem o outro, ou: o gozo que não era necessário. In: MOINGT, J. *et al. Litoral*: Do pai. Rio de Janeiro: Campo Matêmico, 2002. p. 57-69.

FERREIRA, A. B. H. *Novo Aurélio século XXI*: o dicionário da língua portu-guesa. Rio de Janeiro: Nova Fronteira; Lexikon Informática, 1999. dicioná-rio eletrônico 1 CD-ROM.

FREUD, S. Três ensaios sobre a teoria da sexualidade (1905). In: _____. Rio de Janeiro: Imago, 1976. (ESB, 7)

_____. Romances familiares (1908). In: _____. Rio de Janeiro: Imago, 1976. (ESB, 9)

_____. Além do princípio do prazer (1920). In: _____. Rio de Janeiro: Ima-go, 1976. (ESB, 18)

_____. Novas conferências introdutórias sobre a psicanálise (1933), conferência XXXIII: feminilidade. In: _____. Rio de Janeiro: Imago, 1976. (ESB, 22)

_____. Moisés e a religião monoteísta (1939). In: _____. Rio de Janeiro: Imago, 1976. Parte I, Nota preliminar II. (ESB, 23).

GARCIA, A. O Édipo no tempo do adolescer. Édipo, não tão complexo. *Revista da Escola Letra Freudiana*, Rio de Janeiro, v. 27, n. 39, p. 59-67, 2008.

HANNS, L. Psicoterapias sob suspeita: a psicanálise no século XXI. In: PACHECO FILHO, A.; COELHO JÚNIOR, N.; DEBIEUX, R. M. (Orgs.).*Ciência, pesquisa, representação e realidade em psicanálise.*São Paulo: Casa do Psicólogo, 2000. p. 175-204.

MEDINA, A. R. (Ed.). Homero. *Odisseia*. Trad. de Manuel Odorico Mendes. 3. ed. São Paulo: Ed. da Universidade de São Paulo, 2000.

IBAÑEZ, M. *Et le père aussi...* élements pour une dscussion à propos du père en périnatalité. In: MARCIANO, P. *Le père, l'homme et le masculin en périnatalité*. Ramonville Saint-Agne: Erès, 2003.

JERUSALINSKY, J. [1971] *Enquanto o futuro não vem*: a psicanálise na clínica interdisciplinar com bebês. Salvador: Ágalma, 2002.

KNIBIEHLER, Y. *Du pater familias au papa poule*: le père et le petit enfant depuis l'Antiquité. In: LE ROY, P. (Dir.). *Lè père dans la périnatalité*. Ramonville Saint-Agne: Erès, 1996. p. 13-23.

KUPFER, M. C. M.; VOLTOLINI, R. *Uso de indicadores clínicos em pesquisa e orientação psicanalítica:* um debate conceitual. *Psicologia: teoria e clínica*, set-dez de 2005, v. 21, n. 3, p 359-364. Disponível em http://www.proceedings.scielo.br/scielo.php script=sci_arttext&pid=MSC0000000072005000100001&lng=en&nrm=iso. Acessado em 20/07/2011.

LACAN, J. *O seminário*: livro 4: a relação de objeto (1956-57). Rio de Janeiro: J. Zahar, 1995.

_____. *O seminário*: livro 5: as formações do inconsciente (1957-58). Rio de Janeiro: J. Zahar, 1999.

_____. Subversão do sujeito e dialética do desejo no inconsciente freudiano (1960). In: _____. *Escritos*. Rio de Janeiro: J. Zahar, 1998 p.793-842.

_____. *O seminário*: livro 10: a angústia (1962-63). Rio de Janeiro: J. Zahar, 2005.

_____. *O seminário*: livro 11: os quatro conceitos fundamentais da psicanálise (1964). Rio de Janeiro: J. Zahar, 1985.

_____. *O seminário*: livro 15, *O ato psicanalítico* (1967– 68). Inédito. Lição de 15/11/1967.

_____. *O seminário*: livro 22: RSI (1974 – 75) Inédito. Lição de 21/01/1975.

LEFORT, M. C.; DISCOUR, A. La place d'un père durant les trois premiers jours après la naissance de l'enfant premature. In: MARCIANO, P. (Dir.). *Le père, l'homme et le masculin en périnatlité*. Ramonville Saint-Agne: Erès, 2003. p. 39 -56.

MARCIANO, P. (Dir.). *Le père, l'homme et le masculine en périnatalité*. Ramonville Saint-Agne: Érès, 2003. p 11-16. Introduction.

SOLER, C. *O que Lacan dizia das mulheres*. Rio de Janeiro: J. Zahar, 2005.

VIDAL, E. A. Notas sobre o ideal. Édipo, não tão complexo. *Revista da Escola Letra Freudiana*, Rio de Janeiro, v. 27, n. 39, p. 175-180, 2008.

DOENÇA GRAVE NA INFÂNCIA, UMA REALIDADE HUMANA

Alexandra de Oliveira Martins

Escrever sobre o assunto em questão, "a oncologia", não seria meu objeto de estudo, a princípio. Não obstante, a partir da prática e da demanda por escrever, como negar a oportunidade de teorizá-lo na clínica com crianças? Lacan (1963) enfatiza que a angústia não é sem objeto. Como não há angústia sem objeto, prossigo.

A clínica com crianças acometidas por malformação congênita cardíaca e neurológica em tratamento médico-cirúrgico em hospital geral é uma realidade em minha vida profissional como psicóloga há alguns anos. A onco-hematologia parecia ser uma realidade à parte; longe dos meus olhos, quase imperceptíveis, eram poucas as crianças diante do número extenso de atendimentos às crianças da cardiologia.

O encontro com a criança, independente do lugar em que ela esteja, clínica- instituição em que se encontra no momento, é sempre marcado por sua particularidade, sua incapacidade como ser humano ainda em formação e desenvolvimento, o meio em que ela vive, a subjetividade apontada pelo imaginário, a função da linguagem em sua constituição, seus pais, seu sintoma e seu enigma.

Vorcaro (2004) aponta que a clínica psicanalítica com crianças constitui-se tardiamente, mesmo que seja possível supor que o pensamento freudiano tenha sido virulentamente atravessado pelas incógnitas manifestações da criança.

São as manifestações da criança, os pedidos de interconsulta médica, que possibilitaram o encontro entre o analista e a criança nesse contexto.

Descrevo um pequeno fragmento desses encontros com a criança a quem chamarei de Lia, menina de 10 anos, com inúmeras internações na instituição em que trabalho com diagnóstico de LMA (*Leucemia Mieloide Aguda*)

> Tudo começou quando fui ao meu pediatra verificar algumas manchas roxas em meu corpo. Pensei que seria uma coisa simples. Ele iria receitar uma pomada e tudo acabaria bem... mas eu estava com LMA (Leucemia Mieloide Aguda). Passei por várias internações difíceis, sentia muito medo e não sabia quando esse pesadelo iria acabar. Conheci outras crianças com a mesma doença, e o medo diminuiu, pois percebi que não sou a única.

Surpreendida, essa criança busca uma explicação lógica para seu destino. Primeiro um sinal no corpo, que remete aos coadjuvantes dessa cena, uma dúvida no imaginário de uma doença simples da primeira infância. Depois, a descoberta da doença grave que obriga a criança e sua família a mudanças imediatas e muitas vezes drásticas em suas vidas: afastar-se por um longo período da escola e dos amigos, visitas diárias a médicos, além de internações prolongadas e procedimentos médicos invasivos. A Leucemia Mieloide Aguda exige da criança um tratamento longo, doloroso e rigoroso, mas inevitavelmente necessário na luta pela vida.

Dolto (2004, p.5) afirma que:

> O esquema corporal é uma realidade de fato, sendo de certa forma nosso viver carnal no contato com o mundo físico. Nossas experiências de nossa realidade dependem da integridade do organismo, ou de suas lesões transitórias ou indeléveis, neurológicas, musculares, ósseas, e também de nossas sensações fisiológicas viscerais, circulatórias – também chamadas de cinestésicas. Sem dúvida, golpes orgânicos precoces podem provocar, per-

turbações do esquema corporal, e estas, por falta ou interrupção das relações "linguageiras", podem conduzir a modificações passageiras ou duráveis, por toda a vida, da imagem do corpo.

Na configuração delineada pela urgência de sustentação da vida nesse contexto, a fragilidade e a sensibilidade que compõem o psiquismo em formação da criança em seu desenvolvimento, a relação paternal, a partir das situações estressantes com implicações psicológicas bastante evidentes, surgem questões: O que fica em suspensão no psiquismo da criança em situação de risco de vida, submetida a tratamentos médicos dolorosos por longo período? E a presença do analista nesse contexto?

Diante das surpresas e acontecimento na clínica em questão e das constatações significativas, surgem elementos para uma investigação sobre os limites terapêuticos em psicanálise com crianças acometidas por uma doença grave:

> Quaisquer que sejam esses arranjos defensivos, a vida pulsional e fantasmática das crianças atingidas por doença grave e crônica pode se organizar em torno da realidade traumática, sobretudo se o ambiente familiar, por sua angústia, sua solicitação excessiva ou repetidas proibições vier reforçar as limitações existentes. (Marcelli, 1998, p. 341)

A criança busca a compreensão da sua doença, da sua dor, da revolta, das suas reações e do seu comportamento; busca no outro algo que responda à sua inquietude. Sem saber ao certo, grita a necessidade de uma organização para seu corpo, sua psique, o conhecimento pela palavra necessária para a ordem da linguagem. O silêncio, o olhar desviado, as perguntas não respondidas, as reivindicações ignoradas podem fazer sofrer mais que a própria doença no corpo, podem ser um desorganizador na estruturação e constituição subjetiva dessa criança. Lacan (1998) nos mostra que o sujeito, articulando a cadeia significante, traz à tona a falta de ser com o apelo de receber o complemento do Outro, se o Outro, lugar de fala, é também lugar desta falta.

Não há como dimensionar o sofrimento da criança, mas apenas tentativas de colocar em palavras o que a faz sofrer, escutar para além do real da doença grave, direcionar o tratamento. O analista, na dimensão da ética da psicanálise, não ignora a subjetividade, a experiência dessa criança, seus pais, seus conhecimentos, a diversidade de seus conteúdos psíquicos, a problemática do desejo e a escuta da dimensão inconsciente dos pedidos de ajuda ou recusa aos temores, a ambiguidade ou superdeterminação diante da vida ou da morte.

Brun (1996, p. 21) afirma que:

> A criança que colocamos no mundo e que está ameaçada nas suas promessas de vida perde a sua especificidade de criança. Na dupla função que desempenha para o outro, a de criança real e a de criança fantasmática, ela suscita reações nas quais o sagrado se mistura com o sacrílego. A partir de então, recorrer à dimensão ética como instrumento de pensamento para enfrentar os paradoxos da situação supõe que em tal conjuntura as fontes da tensão interna não se esgotam, nem se apagam com o desaparecimento do perigo exterior. Se curar é uma necessidade vital, a satisfação dessa necessidade de modo algum diminui a tensão pulsional que poderia passar despercebida durante todo o tempo em que se confundisse com o perigo real.

A criança se depara com seu próprio destino, uma realidade humana, a angústia nomeada. As marcas da doença grave e do tratamento serão vistas e vividas no próprio corpo da criança. Seja qual for o medo externo nesse contexto – a doença, o sofrimento, a dor, a separação, a família – tudo pode ser a angústia em sua expressão. Lacan (1963, p. 178) retrata a angústia como um sinal que avisa o sujeito do perigo externo. A angústia como um sinal do real que não engana, que permite que nos orientemos. "Do real, portanto, de uma forma irredutível sob a qual se apresenta na experiência, é disso que a angústia é sinal".

Nessa experiência do diagnóstico em onco-hematologia ao tratamento médico, os pais, personagens centrais na trama familiar, também são convocados a uma mudança imediata em sua dinâmica familiar para acompanhar seu filho na luta pela vida. São confrontados no tempo limite para compreensão e elaboração diante da realidade humana com que foram surpreendidos. Lacan (1962) refere-se à emoção em sua etimologia como movimento que desagrega, uma reação catastrófica que pode ter relação com a angústia e reforça: "o que é que não se relaciona com a angústia?" [(1962) 2005, p. 20].

Vorcaro (1999) sobre a criança e seus pais aponta:

> A criança, sujeito suposto saber para seus pais, surge no ponto de falha do saber, como produto. Sua perturbação manifesta o ponto de ruptura naquilo que não é mais transmissível ao grupo social, a um lugar terceiro, a fim de que sua mensagem chegue a um destino, a criança fala para os bastidores, fala a um personagem que não está em cena. Esse ponto de ruptura da transferência em relação aos pais ou a um dos pais é o ponto em que não se é mais bom entendedor, onde há uma falência, em que não se escuta a divisão do enunciado da mensagem a ele(s) endereçada com o lugar terceiro a que tal mensagem é destinada, e de onde pode retornar ao sujeito. (1999, p. 73)

Nesse lugar, no tratamento à criança, os pais, esse Outro primordial, devem falar, e o analista, instituído na transferência como suposto saber dos pais, suportar a transferência e direcionar o tratamento. Vorcaro (1999) coloca que o analista está no lugar de suportar a transferência dos dois lados.

É a partir da palavra, na ética da psicanálise, que o psicanalista possibilita a transferência na clínica com a criança, que o sentido imaginário onde transita o campo do possível não seja ignorado, para talvez localizar uma posição de enfrentamento e orientação desse sujeito e seus coadjuvantes ao real da doença grave. Brun (1996) afirma que o problema mais importante não é saber se continua sendo psicanalista mas saber se ele o é. Cabe a cada um encontrar a sua maneira. A clínica com criança nos coloca à prova primeiramente a possibilidade da transferência dessa "maneira" que a teoria, a análise pessoal e a supervisão nos possibilitam. Tort (1987) pontua:

> alienação do psicólogo a serviço do empreendimento médico-psicológico (...) com seu corolário, a submissão do sujeito, na ausência quase total da referência, à transferência e à contra-transferência (...) – para concluir: o verdadeiro problema é sempre saber em que medida a demanda institucional (as exigências 'médicas' sociais nas instituições psicológicas) deixa lugar (ou não) a um trabalho analítico. Podemos também – acrescenta – inversamente formular as coisas de uma maneira pouco diversa, dizendo que todo o problema está em saber se e como o analista continua sendo analista num quadro desses. (1987, p. 299, 311)

No consultório, as pessoas estão em busca de análise por estarem recobertas por um sentimento de angústia. No hospital há a angústia, mas é o analista que vai ao encontro dessa criança, desse sujeito, por supor que nesse lugar há um sofrimento, sinal do real da doença que traz à tona a certeza da angústia.

No encontro com a criança, o analista é convocado a colocar em ato o seu desejo de estabelecer a melhor direção para cada tratamento, respeitando a particularidade do tempo da constituição da subjetividade, sem responder à demanda social, tampouco assumir a função dos pais.

Nessa clínica, colocar em ato esse desejo como analista foi mais que uma surpresa em minha vida, foi um acontecimento que se estabeleceu como início de um trabalho que mantenho. O que é necessário ao analista para o encontro e tratamento nessa clínica? Penso que seja a psicanálise em sua ética. *Sobre a Ética na Psicanálise*, Lacan (1997, p. 373-374) nos ensina que ela "consiste essencialmente num juízo sobre nossa ação" e mais, "se há uma ética da psicanálise é na medida em que, de alguma maneira, por menos que seja, a análise fornece algo que se coloca como medida de nossa ação – ou simplesmente pretende isso".

Além disso, imagino que seja sustentar também seu desejo como analista e manter viva a investigação e o tratamento na clínica com crianças.

REFERÊNCIAS BIBLIOGRÁFICAS

BRUN, D. (1996). *A criança dada por morta*. Riscos psíquicos da cura. São Paulo: Casa do Psicólogo, 1996.

LACAN, Jacques. (1901-1981). *Nomes do Pai*. Trad. André Telles. Rio de Janeiro: Jorge Zahar Ed, 2005.

_____. (1962-1963). *O Seminário, Livro* 10: A angústia Rio de Janeiro: Jorge Zahar Ed, 2005.

_____. (1901-1981). *Escritos*. Trad. Vera Ribeiro. Rio de Janeiro: Jorge Zahar Ed, 1998.p.585.

_____. *O seminário, livro* 7: a ética em psicanálise. Texto estabelecido por Jacques Alain-Miller. Rio de Janeiro: J. Zahar, 1997

MANNONI, Maud. (923-1998). *A criança, sua "doença" e os outros*. Trad. Monica Seincman. São Paulo: Via Lettera, 1999.

MARCELLI, D. *Manual de psicopatologia da infância de Ajuriaguerra*. 5. ed. Trad. Patrícia Chittoni Ramos. Porto Alegre: ArtMed, 1998.

MINATTI, Sueli P. A criança do campo psicanalítico na instituição. *Revista Latinoamericana de Psicopatologia Fundamental*, vol. VII, núm. 1, marzo, 2004, p. 20-39.

TORT, Michel. (1987) *apud* BRUN, Danièle. *A criança dada por morta*: os riscos psíquicos da cura. São Paulo: Casa do Psicólogo, 1996.

RESENDE, T. I. M. de; ARAÚJO, T. C. C. F. Relacionamento mãe-criança com câncer: A importância da díade afetiva. *Psico,* Porto Alegre, v. 30, n. 1, p. 51-65, 1999.

VORCARO, Angela. M. R. *A criança na clínica psicanalítica*. Rio de Janeiro: Companhia de Freud, 2004.

_____. *Crianças na psicanálise*: clínica, instituição, laço social. Rio de Janeiro: Companhia de Freud, 1999.

ENFERMAGEM E A
CLÍNICA DO LIMITE TERAPÊUTICO

Ana Amélia Prates Xavier

Como dissertar sobre o câncer sem nos remeter a lembranças ou associações negativistas? Ainda mais quando essa doença está associada à morte para a maioria das pessoas e no *ranking* mundial como uma das principais doenças que levam ao óbito. Entretanto, podemos mostrar o outro lado desta doença, mediante uma abordagem positivista, na qual podemos retratar as experiências, vivências e as próprias surpresas e novidades decorrentes da evolução positiva em diversas áreas complementares da Medicina como o diagnóstico precoce, a ampla variedade de tratamentos, as inovações tecnológicas, o conforto, a qualidade de vida e até mesmo a cura.

Ao longo da evolução humana, houve uma transição de conceitos e percepções referente ao diagnóstico do câncer; para o que antes era visto como um diagnóstico pessimista, hoje podemos ter uma visão mais otimista com o avanço das terapêuticas e introdução de novos medicamentos. Fato esse que vem modificando a atuação dos profissionais de saúde frente ao diagnóstico e tratamento do câncer junto ao paciente e seus familiares e em conjunto, modificando também a visão do próprio paciente e de seus entes queridos sobre o seu presente e futuro.

Como não ter esperanças e não criar expectativas frente ao desenvolvimento de novos tratamentos e aumento da possibilidade de cura? Esta é a realidade na qual os pacientes estão inseridos atualmente, mesmo sabendo da "fama" pertinente ao câncer. A Oncologia vem despontando, no cenário da pesquisa, com novos medicamentos, novas possibilidades diagnósticas e cirúrgicas. No entanto, como em todas as especialidades, ainda lidamos com as formas mais graves da doença, sem muitas alternativas de tratamento, e também com formas raras, ainda pouco conhecidas, com as quais nós, enfermeiros e profissionais de saúde, também não sabemos como lidar, frente a esse mundo de esperança e expectativa do paciente.

No contexto ainda negativista do câncer, como citado, nós nos deparamos com o limite terapêutico, quando o profissional de saúde, o paciente e seus familiares ainda não evoluíram e precisam aprender a lidar com um sentimento inerente à natureza humana, mas que não é bem aceito – a perda inevitável frente a uma doença com prognóstico ruim.

Durante minha formação em Enfermagem, pude entender o princípio básico da profissão – o ato de cuidar do paciente como objetivo central, de forma humanizada e holística, o que nos remete a um cuidado integral, em que o ser humano funciona sobre o equilíbrio de um corpo e mente sãos, onde, por algum fator externo ou interno, ocorre a quebra desse equilíbrio, levando ao adoecimento.

A mudança repentina entre o estar saudável e o adoecimento geram atitudes e sentimentos dos mais variados entre os pacientes, especialmente aqueles que se veem frente a um diagnóstico de câncer. O limite entre a vida e a morte, na maioria dos casos, remete a sentimentos de revolta, angústia, culpa, enfim, da busca pela causa desse acontecimento e a não aceitação da doença por parte dos pacientes e até mesmo de alguns familiares. Entretanto, observamos o outro extremo, em que a vivência dessa realidade traz uma demonstração de força, esperança, renovação, crescimento pessoal e emocional. Tais sentimentos antagônicos podem ser descobertos de forma simultânea, em intensidades diferentes ao longo da trajetória da doença.

Apesar de este ser um processo muito doloroso, podemos abordá-lo sob uma ótica mais positiva, em que todos os envolvidos, especialmente os familiares, poderão extrair muitos benefícios, aprendendo a conviver em grupo como ser humano e não apenas individualmente. É nesse momento que se forma o elo entre o profissional, o paciente e o familiar, e se estabelece uma relação de confiança, a formação de um vínculo que se perpetuará durante toda essa trajetória e, muitas vezes, por anos e anos.

Em minha vivência profissional, presenciei experiências extremas de alegrias e tristezas, esperanças e frustrações, e também situações limítrofes entre a vida e a morte. Foi atuando na área de Oncologia, convivendo com os pacientes e seus familiares dia a dia no ambulatório, visitando os que, por motivos inerentes ao tratamento ou mesmo pela evolução da doença, encontram-se internados, que consegui aprender e entender o processo de morte/morrer como parte da natureza do ser humano. E, em contrapartida a esse processo, aprendi a valorizar ainda mais os momentos de vida de cada um dos pacientes e que devemos oferecer o máximo de conforto e alívio ao sofrimento daqueles que estão passando pelo processo de morte.

No início, sentir que não conseguiria restabelecer a "vida" ao paciente, dizer a um familiar sobre a nossa limitação frente às opções de restabelecimento da saúde de seu ente querido, era motivo de frustração profissional, pois somos capacitados a buscar sempre o equilíbrio entre o corpo e mente a qualquer custo, e não conseguir alcançar esse objetivo nos levaria ao fracasso. Nada como o tempo e a vivência frente a diferentes situações de saúde e doença, com diferentes pacientes, para perceber que meu papel como profissional não se resumiria em apenas ter um olhar pela vida a qualquer custo, mas também proporcionar qualidade àquela vida que se finda e servir profissionalmente de forma diferente, sem usar materiais e medicamentos de última geração, e sim algo que todo ser humano pode oferecer: o apoio integral e incondicional àquele paciente e à sua família. Preocupar-se com o cuidado emocional, além do físico, é atuar visando a essa qualidade de vida, acompanhando os momentos de dor, de angústia, de sofrimento frente à realidade e à vida que se finda, valorizando os poucos momentos que restam nesse contexto da morte iminente.

Psicanálise e Medicina - 259

Muitas vezes, nossas palavras acabam perdendo o sentido para essas pessoas, o que nos faz acreditar que devemos valorizar mais os gestos e expressões de cada paciente e dos que o cercam e que cada um deles é um indivíduo único, com comportamento, sentimentos e expressões diferentes, mas que têm, em comum, a vivência do mesmo momento. É por essas diferenças que aprendemos que saber ouvir, muitas vezes, torna-se o melhor e mais eficaz instrumento de tratamento para aquele paciente. E àqueles para quem o silêncio é sua forma de reação ou expressão, devemos respeitar e nos calar.

Assim como em toda profissão, dados literários são muito utilizados como fontes enriquecedoras de referência para análise comparativa, probabilidades, sobrevida para as formas de apresentação da doença, porém não abordam as exceções que vivenciamos. Na prática diária, abordamos o paciente no seu primeiro dia de tratamento com avaliação da sua história sociocultural, núcleo familiar, história pregressa e atual da doença, quando analisamos as informações necessárias para conhecermos aquele indivíduo em todas suas esferas. A partir dessa avaliação e do tratamento proposto pelo médico, iniciamos a orientação do paciente e de seus familiares sobre cada etapa do tratamento, envolvendo possíveis efeitos desencadeados pela medicação e esclarecemos todas as dúvidas.

Nessa abordagem inicial, percebemos uma dificuldade de aproximação com alguns pacientes, especialmente com as mulheres, que apresentam dificuldade em falar sobre a doença, até em citar a palavra câncer. Porém, ao longo do tratamento, conseguimos criar vínculo com essas mulheres em algum momento que elas apresentam dúvidas ou mesmo vão se interessando mais pela doença e seu tratamento. Outra observação que podemos fazer, levantando o histórico dos pacientes acompanhados no ambulatório, é que as mulheres são mais solidárias com os homens doentes do que o contrário. Talvez essa incidência seja pelo próprio histórico da mulher de representar a força, o equilíbrio para sua família e ser a responsável pelo cuidado de todos, e, por isso mesmo, nesse momento crucial de suas vidas, elas não deixam essa imagem se perder e se sustentam a todo custo. Com o passar do tempo e ao longo do tratamento, as fragilidades começam a aparecer e como ocorre com todo ser humano, os sentimentos afloram, e as mulheres acabam se vendo na mesma situação de adoecimento e tratamento e passam a viver intensamente todos os momentos.

Lidar tão de perto com a morte faz com que todos percam a certeza de que são imunes ao câncer, de que as pessoas ao nosso redor também sejam imunes a esse diagnóstico, mas não nós mesmos e as pessoas a quem amamos. Acredito que as mudanças apresentadas por muitos pacientes e familiares, ao longo do tratamento, são resultado da reflexão de muitos deles diante da possibilidade do fim da vida. É como se estivessem recebendo uma chance de rever valores, de relembrar o que deixaram para trás, de recuperar os momentos perdidos, de renascer sentimentos antes escondidos... enfim, de refletir sobre o passado e, a partir daí, determinar seu presente e futuro!

Convivemos com tantas histórias interessantes e com cada uma podemos aprender uma lição diferente. Deparamo-nos com pais e mães aparentemente escondidos em uma fortaleza, mas frágeis a qualquer diálogo e demonstração de carinho junto a seus filhos, porém sem sucumbir à realidade; maridos e esposas que, ao considerarem a hipótese de perder seus companheiros, mudam de atitude, buscam recuperar o tempo perdido com futilidades e passam a demonstrar mais seus sentimentos; filhos que perdem o sentido, a direção e se desnorteiam diante da doença de um dos pais, seu exemplo de vida e força.

Todos os pacientes são especiais e nos oferecem experiências únicas, sendo elas boas ou ruins. Alguns marcaram de forma significativa minha trajetória na Oncologia e, em sua maioria, contribuíram para a minha própria revisão de valores e de postura diante a vida.

Lembro-me de uma paciente que lutava contra a doença há muitos anos e sabia que sua doença era grave, mas, independente disso, sempre chegava às sessões sorridente, contagiava com alegria todos os lugares por onde passava, os outros pacientes, e nem mesmo quando se encontrava nos momentos finais de vida deixou de demonstrar essa sua intensidade em viver.

Outra paciente, que tinha o diagnóstico de uma doença rara, também estava em tratamento há muitos anos e, por causa dos efeitos dos medicamentos, estava sempre careca e cada vez com um chapéu diferente, marca que lhe era peculiar. Era uma pessoa mais discreta, introvertida, já calejada pelos tratamentos, mas que, em nenhum momento, transparecia desesperança ou deixava de acreditar que podia prolongar mais e mais seu tempo de vida. Conversávamos sempre durante suas sessões; entretanto, por algumas circunstâncias, ela mudou de lugar de tratamento, e fomos nos reencontrar quando ela já estava em seu "limite terapêutico". Quando a vi, ela estava bastante sonolenta, sem conseguir conversar, nem reconhecer todas as pessoas. Fui visitá-la, passei um tempo próximo a ela, segurando sua mão e dizendo para ela continuar tranquila e forte. Ela não me reconheceu ao me olhar, mas percebi que sentiu minha presença por um aperto de mão. Logo que saí do quarto, fui chamada por uma acompanhante, dizendo que ela havia falado meu nome por três vezes, então voltei ao quarto e permaneci ao seu lado por mais um tempo, segurando sua mão. Ao mesmo tempo em que fiquei feliz em poder passar esse tempo ao seu lado, sentia um pouco de tristeza por saber que ela estava perto do fim.

Como não estamos imunes a nenhum acontecimento, já vivenciei o diagnóstico de câncer em meu núcleo familiar por algumas vezes, mas o último deles de forma mais marcante pelo fato de eu já atuar na área de saúde, mais precisamente na área de Oncologia. Vivi momentos de conflito entre o meu lado profissional e pessoal, pois é impossível ser imparcial e nos distanciar quando se trata de alguém tão próximo. Ao saber da suspeita da doença, eu já imaginava todos os possíveis diagnósticos, tratamentos e como seria toda a trajetória. No início, fiquei tranquila em saber que as notícias eram boas dentro dos possíveis diagnósticos, e por se tratar de uma pessoa que era modelo de força, luta, coragem e persistência, esse caminho seria menos árduo. Ele passou por um tratamento cirúrgico e soubemos que não seria necessário o tratamento de radioterapia nem de quimioterapia. Só que nem sempre acertamos em nossas previsões e, por mais tranquilo que fosse o caminho, ele apresentou obstáculos inesperados que desviaram todo o percurso principal. A doença, em si, já não representava mais o problema principal – o grande desafio estava na recuperação. Foi então que percebi que aquele homem forte, seguro de si, imponente, considerado arrimo de família e da estrutura familiar, era um ser humano com todas as limitações frente ao adoecimento, e estava indefeso, frágil, precisando de apoio e cuidado. Aí entendi que não só o doente adoece, e sim toda sua família, por isso tem de existir uma pessoa de referência, um companheiro, um verdadeiro porto seguro. Nesse momento, vimos sua esposa, acostumada a ter sua vida cuidada pelo marido, inverter o jogo e assumir as rédeas no pós-operatório. Transformou-se em uma pessoa forte, decidida, pronta para qualquer desafio e com a certeza de que lutaria até o fim. No início foram muitos mais sustos que alegrias e, como marinheiro de primeira viagem, errava-se por excesso de zelo até acertarmos a direção certa. Aprendi que, nesses momentos, devemos escolher viver o processo como parte da família e não como profissional, pois se não soubermos separar uma coisa da outra, podemos nos confundir e acabar prejudicando nosso ente querido.

Só tenho a agradecer a troca de experiências com cada paciente, com familiares, com profissionais de diversas áreas que reforçam que atuar em Oncologia se resume em surpresas frente às novas possibilidades e ao próprio limite terapêutico, que nos faz proporcionar qualidade à vida que resta. Ver "fortalezas" sucumbirem, outras se reestruturarem, a descoberta da cumplicidade, do companheirismo e até mesmo grandes amizades entre os pacientes e familiares – esse misto de emoções me fazem ter certeza da minha escolha: cuidar das pessoas em qualquer circunstância da vida, ou mesmo em seu processo final.

ABORDAGEM À FAMÍLIA E AO PACIENTE ONCOLÓGICO TERMINAL – RESPONSABILIDADES DO FISIOTERAPEUTA

Hélder Cassiano Gonçalves Mota

> Cuidar de alguém é dar a ele o nosso tempo, nossa atenção, nossa empatia e qualquer ajuda social que possamos prover para tornar a situação suportável e, se não suportável, pelo menos que não leve ao abandono. O cuidado deve sempre ter prioridade sobre a cura, pelas razões mais óbvias: nunca existe uma certeza de que nossas doenças possam ser curadas ou que nossa morte possa ser evitada. Eventualmente elas podem e devem triunfar. Nossas vitórias sobre a doença e a morte são sempre temporárias, mas nossa necessidade de apoio, de cuidado diante delas, são permanentes (PESSINI, 2001).

O paciente com uma doença terminal é definido como aquele que, por um processo, o esperado passa a ser o óbito. Independente da terapêutica utilizada, nesse momento, o nosso trabalho passa a ser voltado basicamente para dois tipos de cuidados: o paliativo sem a expectativa de cura e para a preservação de um potencial doador de órgãos, sendo este o de menor prevalência devido à própria magnitude da doença. Algumas instituições já normatizaram a definição em prontuário com a sigla DNR (*do not resucitate*) para aqueles fora de possibilidade de reanimação em caso de parada cardiorrespiratória.

Dentro deste conceito, pode-se citar o câncer como uma doença que, em sua evolução, em mais de 60% das vezes, será diagnosticada já em fase avançada e que, independente da terapêutica utilizada, levará à morte. Dessa forma, na maioria das vezes, esta doença será tratada com cuidados paliativos.

A OMS (Organização Mundial da Saúde) define os Cuidados Paliativos como: ... *medidas que aumentam a qualidade de vida de pacientes e seus familiares que enfrentam uma doença terminal, através da prevenção e alívio do sofrimento por meio de identificação precoce, avaliação correta e tratamento de dor e outros problemas físicos, psicossociais e espirituais.*

A abordagem multidisciplinar é importante para o paciente com câncer com cuidados paliativos porque implica demonstrar que nenhuma profissão consegue abranger todos os aspectos envolvidos em seu tratamento, o que faz destacar a significância do trabalho coletivo, permitindo a sinergia de habilidades para promover uma assistência completa.

É neste contexto que o fisioterapeuta pode atuar, de forma a complementar a abordagem paliativa a fim de obter, dentro de seu alcance profissional, o cuidado de que o paciente necessita.

Para cuidar do paciente com câncer terminal é preciso ter em mente a importância da prevenção dos graves efeitos psicológicos, sociais e físicos da patologia, incidentes tanto nos pacientes como nas suas famílias.

Neste contexto, a comunicação é essencial para o alívio do sofrimento e para ajudar o paciente a achar um senso de controle. A comunicação pode dissipar o sentimento de abandono, um dos principais desagrados enfrentados pelo paciente e familiares. Com a discussão do prognóstico e explicação do tratamento, o fisioterapeuta pode demonstrar sua atenção e mutualidade frente ao estado do paciente, respeitando as diferenças culturais, convencendo-o de que o crescimento pode ocorrer mesmo no fim da vida. A esperança é instintiva e benéfica no ser humano, auxiliando-o na busca de melhores condições e satisfação.

De acordo com relatos em entrevistas com familiares, o prolongamento da doença terminal é um processo doloroso, pela ocorrência de limitações progressivas na vida diária do enfermo. Percebe-se que uma boa relação de contato e afeto familiar promovem uma "estabilização" no tratamento, podendo até contribuir para a redução da angústia e o aumento da confiança na equipe.

Dessa maneira, é possível inferir que o ato de cuidar e de se preocupar com o paciente terminal é uma tarefa que deve romper algumas regras como horário de visitas, permanência de acompanhantes e canal aberto para comunicação com as pessoas das quais o paciente necessita, inclusive guias religiosos. A percepção de bem-estar e de bom atendimento é tão importante para o paciente e a família, quanto para os profissionais que atuam.

O cuidado básico oferecido pelo fisioterapeuta ao paciente terminal está fundamentado em alguns aspectos, a saber: percepção e acolhimento de suas queixas verbais e não verbais, respeito a sua autonomia e a sua capacidade de decidir desde que esteja plenamente consciente, direito à privacidade, ao sono, controle da dor e manutenção de sua dignidade.

Pouco conhecida do público em geral, a abordagem fisioterapêutica do paciente oncológico transcende alguns conceitos básicos correlacionados à atividade de base do fisioterapeuta que é de reabilitar, ou seja, devolver uma função perdida.

Isso pode ser comprovado inicialmente pela distinção da especialidade que prestará assistência nos casos classificados como de limitação de esforço terapêutico, nos quais o suporte às funções vitais básicas, como respirar, passa a ser prioridade. Essa será uma tarefa não mais pertinente ao fisioterapeuta especializado em oncologia, mas sim em assistência pneumofuncional que tem experiência em assistência hospitalar e/ou em terapia intensiva.

Dentre alguns dos benefícios a ser buscado pelo fisioterapeuta, está o de dar oportunidade, sempre que possível, para a independência funcional do paciente.

Assim, é necessário promover um sistema de suporte que ajude o paciente a viver mais ativamente possível e sentir-se satisfeito em suas atividades. Manter um caráter superprotetor ao atendimento, impedindo a atividade funcional do paciente ou prolongando a hospitalização, pode ser um fator desencadeante de complicações psicofísicas e diminuir o tempo junto aos familiares e amigos. A simples ideia de "fazer" em vez de "ser atendido" dá ao paciente a oportunidade de ser produtivo e facilita os cuidados dos profissionais envolvidos.

Quando o paciente se encontra institucionalizado na terapia intensiva, fica mais evidente o significado da necessidade de acolhimento, pois a busca de suporte à vida passa a ser compartilhada por várias pessoas; nessa realidade, encontram-se o próprio paciente e sua família, muitas vezes com anseio de busca incondicional para o alívio e até a cura de uma doença definida como intratável.

Mas a verdade é que não é a doença que precisa de atenção, e sim a vida de um portador de doença. Haja vista o reconhecimento de que a doença estará definida como incurável.

No âmbito das legislações que regem a profissão de fisioterapeuta, está bem claro que ... *é dever do fisioterapeuta respeitar a vida desde a sua concepção até a morte, jamais cooperando em ato que atente contra ela.*

Do ponto de vista moral, não é muito diferente, pois a atuação de todos os profissionais segue basicamente duas linhas: a da preservação da vida e do alívio do sofrimento.

Por outro lado, é reconhecido que *O profissional de saúde é proibido de executar tratamento quando desnecessário.*

O Ministério da Saúde cita algo além: - *O paciente tem o direito de ser tratado com dignidade e respeito mesmo após a sua morte.*

Poderíamos estar bem familiarizado com o fato de lidar com a morte devido ao fato de ser uma das fases da vida. Porém isso se torna um assunto complexo, porque ainda não há a convenção de aceitação de que ela é implacável e dará encerramento a toda forma de vida.

Dentre as matérias que compõem a grade curricular do fisioterapeuta está a psicologia. Essa é, portanto, uma oportunidade importante para que o profissional alcance uma visão abrangente para a compreensão do que se deve considerar nas relações que se estabelecem com o paciente, a família e outros profissionais de saúde.

Principalmente para o profissional experiente, compreender um quadro clínico, o diagnóstico e a determinação das condutas necessárias não é tão impreciso quando se compara com a capacidade de se relacionamento individual, seja com o paciente ou com os seus familiares. Isso se deve porque a dinâmica do psiquismo e o impacto da patologia levam ao aparecimento de manifestações imprecisas e, às vezes, até contraditórias.

Algumas reações podem ser esperadas e, portanto, podem ser consideradas "normais". O que se deve compreender é que cada ser humano tem sua individualidade, é único e singular.

Reconhecer aqueles que possuem psiquismo fragilizado é um aspecto que inicialmente pode ajudar a gerar melhor satisfação assistencial.

Atualmente, o conceito de humanização em CTI é bastante discutido. Fornecer o melhor tratamento não é o bastante. Aliás, a maioria dos elogios por parte de pacientes e familiares não está associada à quantidade de conhecimento especializado, mas sim à forma como o relacionamento se estabelece. No campo relacional, todas as pessoas são diferentes, portanto, saber se relacionar é uma arte subjetiva, mas que pode ser aprendida.

Dessa forma, além da necessidade de aprimoramento técnico, há uma demanda implícita no desenvolvimento do papel relacional.

Como membro de uma equipe e sem o papel fundamental de passar informações, o fisioterapeuta só começa a ser percebido e valorizado quando se cria um canal aberto e direto com o paciente e/ou familiar. Apresentar-se, por si só, eleva a percepção de que existe mais um profissional com quem se pode contar com a finalidade de encontrar suporte para as necessidades existentes.

Como e quando estabelecer este contato? Compreender o que está acontecendo, perceber necessidade de intervenção fisioterapêutica, passar segurança e aguardar o tempo da manifestação das aflições, aí sim fica mais evidente o que precisa ser sanado.

Dentro de um trabalho de equipe, uma sugestão interessante é que cada profissional "apadrinhe" seus pacientes e assim possa gerar uma identidade na assistência, o que traz maior satisfação principalmente aos familiares.

Outro recurso é o encontro entre os profissionais em reuniões diárias ou rotineiras nas quais pode se discutir cada caso individualmente e, assim, agregar informações coletadas por cada um, o que resulta em antecipação do reconhecimento das peculiaridades do paciente e do familiar. Esta é uma das propostas do *Guia da UTI segura*, sugeridas recentemente pela AMIB, Associação de Medicina Intensiva Brasileira.

O ambiente hospitalar implica uma organização que facilita a intermediação com a família. A própria equipe de psicologia pode fornecer uma assistência diferenciada. Em casos mais graves, como os de agressividade, há de se pensar até em acionamento do serviço de segurança, e para problemas de insatisfação em geral, do SAC, Serviço de Atendimento ao Consumidor.

Quando a ansiedade da família é grande, manifestada com lamúrias sobre os seus infortúnios e culpas, é necessário apenas ouvi-los pacientemente, pouco falando. Quando os pacientes nos pedem explicações, deveremos dá-las de uma forma que possam entendê-las claramente (linguagem) e sempre de maneira concisa. Quando os familiares perdem o seu ente querido, só podemos compartilhar a dor que sofrem e não sedá-los; ao contrário, devemos estimulá-los a extravasar as emoções de tristeza e desalento de que são possuídos.

É fato inquestionável que qualquer ação profissional deva ser pautada na atenção e respeito aos princípios bioéticos de beneficência, não maleficência, autonomia do paciente e justiça; além de ser coerente quanto à utilização de recursos na definição dos cuidados em saúde. As dúvidas sobre até que ponto investir no paciente persistem. Porém, na perspectiva da maioria dos profissionais de saúde, reanimar um paciente sem possibilidade de cura é visto como uma forma de prolongar o sofrimento deste e de sua família.

Entre verdades e dúvidas, uma das distorções na assistência hospitalar é a de que o paciente precisa de médico para prescrever e de enfermeiro para aplicar as drogas. A participação maior da família e dos demais profissionais de saúde, nisso incluindo o fisioterapeuta, mostra que a lacuna existente entre o doente a suas necessidades está sendo ocupada.

Oportuno lembrar que uma primazia na formação técnico-científica de qualquer profissional não é o suficiente para uma assistência satisfatória. Em situações-limites, como a lida com o paciente terminal com câncer, os aspectos humanistas devem ser valorizados. Esta é uma necessidade crescente, tendo em vista que há atualmente um aumento da sobrevida deste tipo de paciente.

Existem muitas abordagens e muitos profissionais que exprimem o que é necessário para um tratamento ideal. Nessa conjuntura, cabe ao fisioterapeuta o objetivo desafiador de agregar qualidade de vida e conforto ao paciente terminal oncológico e a sua principal referência, a família, mesmo ciente de que a morte física é um fator insuperável.

REFERÊNCIAS BIBLIOGRÁFICAS

PORTARIA DO MINISTÉRIO DA SAÚDE n°1286 de 26/10/93-Deveres e Direitos do Paciente: art.8° e n°74 de 04/05/94.

QUINTANA, A. M. *et al. Sentimentos e percepções da equipe de saúde frente ao paciente terminal*. São Paulo: Paideia, 2006.

PESSINI L. *Distanásia*: até quando prolongar a vida? São Paulo: Centro Universitário São Camilo; 2001.

SILVA R. C. F., HORTALE, V. A. Cuidados Paliativos oncológicos: elementos para o debate de diretrizes nesta área. *Cad. Saúde Pub.* [Internet]. 2006.

SAUNDERS, C. *Hospice and palliative care*: an interdisciplinary approach. London: Edward Arnold, 1991.

KNOBEL, M.; Silva, A. L. M. O paciente terminal: vale a pena investir no tratamento? Revista *Einstein*, 2(2): 133-4, 2004.

PEREIRA L. L.; DIAS, A. C. G. O familiar cuidador do paciente terminal: o processo de despedida no contexto hospitalar. Psico, v. 38., n. 1, 55-67, 2007.

KUBLER-ROSS, E. *Sobre a morte e o morrer*. 10. ed. São Paulo: Martins Fontes; 2001.

GUTIERREZ, P. L. O que é paciente terminal? *Rev. Ass. Méd. Brasil*, 2001, 47 (2): 85-109.

MCCOUGHLAN, M. A. Necessidade de cuidados paliativos. *Mundo Saúde*, 27 (1):6-14, 2003.

PESSINI, L. A filosofia dos cuidados paliativos: uma resposta diante da obstinação terapêutica. *Mundo Saúde* (1995), 27 (1): 15-32, 2003

ABRAHM, J. L. Update in palliative medicine and end-of-life care. *Ann. Rev. Med.*, 54:53-72, 2003.

MELO A. G. C. Os cuidados paliativos no Brasil. *Mundo Saúde*, 27:58-63, 2003.

CURTIS. J. R. *et al.* Patients' perspective on physician skill in end-of-life care. *Chest*, 2002;122:356-62.

BAILE, W. F. *et al.* SPIKES - a six-step protocol for delivering bad news: application to the patient with cancer. Oncologist, 5:302-11, 2000.

MEIER DE, E. C. A. *et al.* A national survey of physician-assisted suicide and euthanasia in the United States. *N Engl J Med.*, 338:1193-201, 1998.

RÉA-NETO, A. *et al. GUTIS*: Guia da UTI segura, São Paulo: AMIB, 2010.

SANTIAGO-PALMA, J.; PAYNE, R. Palliative care and rehabilitation. *Cancer*, 92 Suppl 4:1049-52, 2001.

CONSELHO FEDERAL DE FISIOTERAPIA E TERAPIA OCUPACIONAL. *Código de ética profissional de fisioterapia e terapia ocupacional*. Resolução no. 10, de 3 de julho de 1978.

INSTITUTO NACIONAL DE CÂNCER; Ministério da Saúde. *Cuidados paliativos oncológicos*: controle da dor. Rio de Janeiro (Brasil): INCA; 2001.

A CLÍNICA DO POSSÍVEL

Nazir Felippe Gomes

Com o desenvolvimento de técnicas diagnósticas e terapêuticas cada vez mais avançadas e eficazes, a taxa de sobrevida de pessoas com câncer tem aumentado consideravelmente. No entanto, é importante que essa sobrevivência seja plena, a saber, que a pessoa tenha acesso a uma completa reabilitação clínica, física, psicológica e social.

A fisioterapia participa desse processo podendo atuar nas três fases do tratamento oncológico: pré-operatório, pós-operatório imediato e pós-operatório tardio. São realizadas atividades que visam à reabilitação funcional completa e retorno às atividades de cada paciente, respeitando suas limitações e fazendo as adaptações necessárias à nova situação. Podemos, assim, evitar complicações, agindo precocemente, e tratar as possíveis sequelas causadas pelo tratamento cirúrgico ou adjuvante.

Quando se trata de câncer, é necessário, antes da intervenção, entender quais repercussões físicas e emocionais podem ser causadas pelo tratamento, assim como as expectativas e medos dos pacientes. Apesar de toda a evolução, o estigma do câncer imprime sua marca na cultura, relacionado a experiências negativas e à expectativa de morte. Cabe a nós, profissionais atuantes na oncologia, auxiliar nossos pacientes a quebrar a barreira do medo, seus impactos negativos, e apoiá-lo na busca de uma atitude positiva em relação à doença e à vida. É preciso que ele confie na equipe que o trata, na eficiência do tratamento, assim como na importância da sua participação no processo de recuperação, e esteja convicto de que se pode alterar o curso do seu câncer por processos emocionais e espirituais que colaboram com o corpo para criar saúde.

Não podemos permitir que, após o diagnóstico, toda a identidade de uma pessoa, marcada por suas características e funções, seja perdida na identidade de paciente com câncer. Conseguimos melhorar a qualidade de vida desse paciente quando criamos condições para que ele permaneça ativo, ligado à vida, desfrutando de bons momentos com a família ou amigos. Incentivar a realização de atividades prazerosas, a independência em tarefas importantes, não deixar de inseri-lo nos compromissos sociais e familiares, assim como nas tomadas de decisão em relação ao tratamento, são ações que melhoram sua autoestima e reduzem o stress.

Nesse momento, a intervenção fisioterapêutica deverá voltar-se não para queixas isoladas de dores ou fraquezas, mas para o que elas representam para o paciente dentro de um contexto. Tratamos um braço que poderá abraçar novamente, uma dor que possibilitará sorrir por mais tempo, pernas que podem recuperar a liberdade. É preciso que o doente se sinta útil, sinta que seus trabalhos e habilidades são valorizados e importantes para quem está ao redor.

Torna-se necessário o trabalho sinérgico de uma equipe multidisciplinar bem integrada, com o objetivo de aumentar a sobrevida e a qualidade de vida desse paciente, assim como minimizar os possíveis efeitos colaterais do tratamento cirúrgico ou medicamentoso, muitas vezes temidos da mesma forma que a doença em si. É preciso saber que, em cada fase do tratamento, o indivíduo terá diferentes repercussões físicas e emocionais, e para isso devemos estar atentos e reavaliar constantemente a abordagem terapêutica, a fim de elaborar estratégias específicas e direcionar com mais exatidão nossos trabalhos.

A doença deve ser vivenciada pelo indivíduo e sua família sem culpa ou indagações quanto às suas causas, mas como uma oportunidade de rever as prioridades da vida, suas emoções, o trabalho, os afetos e as relações familiares. O paciente assim como sua família têm a oportunidade de crescer com essa nova situação, de aprender a lidar com o stress e seus fatores causais, e podem fortalecer seus laços pela necessidade de realizar um esforço em conjunto para a resolução do problema.

O sentimento de esperança deve ser incentivado como forma de renovar sempre o desejo de viver, nesse momento em que pensar em possibilidades torna-se mais importante do que falar de cura. Até mesmo no caso de pacientes ditos terminais ou sem possibilidades terapêuticas, a assistência implica uma visão holística, que considera não somente a dimensão física, mas também as preocupações psicológicas, sociais e espirituais dos pacientes, com o objetivo de aliviar seus sintomas e promover qualidade de vida. Procuramos assim, a cada dia, um tratamento mais integrado, que considere o ser humano em todas as suas dimensões, tirando do foco a preocupação com a morte e buscando o sentido da vida.

REFERÊNCIAS BIBLIOGRÁFICAS

BERGMANN, Anke *et al*. Fisioterapia em mastologia oncológica: rotinas do Hospital do Câncer III / INCA. *Revista Brasileira de Cancerologia*, 52(1): 97-109, 2006.

MARCUCCI, Fernando Cesar Iwamoto. O papel da fisioterapia nos cuidados paliativos a pacientes com câncer. *Revista Brasileira de Cancerologia*, 2005; 51(1): 67-77, 2005.

BATISTON, Adriane Pires; SANTIAGO, Silvia Maria. Fisioterapia e complicações físico-funcionais após tratamento cirúrgico do câncer de mama. *Fisioterapia e pesquisa,* 12(3), 2005.

O PACIENTE ONCOLÓGICO COM DOR – ASSISTÊNCIA DO CLÍNICO GERAL

MESA-REDONDA: SOBRE A "DOR" NA CLÍNICA DO LIMITE TERAPÊUTICO

Rogério Vieira Caldeira

Algumas são as particularidades do paciente com diagnóstico de doença oncológica – um câncer – com dor. Mais particular ainda será se ele pensa estar com uma doença incurável, como se fosse uma sentença (o que não é verdade, pois há muitos cânceres com cura), ou realmente ele tem um câncer que não foi controlado e nada mais pode ser feito para curar ou reduzir a doença, estando ele, então, no seu "limite terapêutico". Para esse paciente, o clínico geral é solicitado para sua assistência diária.

Esse acompanhamento diário compõe-se de exame físico, prescrições de medicamentos, pedidos de exames, conforme a necessidade. O que consequentemente vai ocorrer, no contato frequente da assistência a esse paciente, é ouvi-lo, escutá-lo: no funcionamento do seu corpo, em suas queixas ou silêncio, no surgimento de possíveis novos diagnósticos, para alívio ou não de sua dor.

No paciente com dor aguda, oncológico ou não, com cura ou não de doença, o objetivo é o alívio de seu sofrimento.

A dor, faz algum tempo, é considerada o quinto sinal vital, depois da pressão arterial, do pulso, da frequência cardíaca e da temperatura. É considerada um alerta para uma doença grave, que requer tratamento emergencial, ou para um sofrimento insuportável com exigência de solução urgente.

Na assistência diária ao paciente, o papel do clínico fatalmente é o de quem escuta a dor, o seu sofrimento, o que constitui uma abordagem da clínica geral ou médica que considera o seu aspecto psicológico. É como disse uma ginecologista numa discussão sobre dor: "escutar a dor dói". Cabe dizer que, na assistência a um paciente com dor, médicos, família, acompanhantes, enfermagem, psicólogos, fisioterapeutas, fonoaudiólogos, pessoal da higienização, nutricionistas, copeiras, pessoal da administração, enfim, todos os que vão prestar algum tipo de assistência ao paciente também podem sentir dor ao escutar a sua dor, a dor do outro em si ou de si no outro. Acrescente-se que esta dor pode ser tão maior ou menor quanto maior ou menor for o envolvimento ou a empatia do profissional com o paciente, mas é certo que ela sempre vai existir.

O ponto de vista do clínico geral é objetivar seu trabalho, ser eficaz no que lhe foi proposto: tratar o paciente de forma profissional e humana. Assistir o paciente como clínico geral implica tratar sua morbidade principal e suas comorbidades, quaisquer que sejam – hipertensão arterial, diabetes, cardiopatias ou outras. Portanto, para além da dor do paciente oncológico, a assistência do clínico abrange o paciente com tudo o mais que ele é, tem ou leva consigo.

Do ponto de vista do paciente, pode-se dizer que ele quer alívio, sair do que o faz sofrer; independentemente de sua pressão ou glicose estarem altas, ele quer é sentir-se bem. Em sua situação, cura é muito mais ficar livre do remédio de pressão que lhe causa dor de cabeça ou tosse do que manter sua pressão dentro do normal para não lhe causar problemas futuros, pois o futuro é agora para quem chegou ao limite da vida.

Nessa assistência do clínico ao paciente oncológico com dor, considerando-se que essa dor é o que lhes salta aos olhos, o mais importante e urgente é a escuta da dor pelo médico e a fala ou demonstração de dor pelo paciente, ambas constituindo o foco mais importante para o tratamento, para o alívio da dor. Para escutar o paciente com dor, é imprescindível saber quem fala e como fala ou expressa o que vai ser escutado. No caso, se o paciente não fala ou expressa ele mesmo sua dor, são as falas ou barulhos associados que se antecipam e falam por ele.

Essas falas ou barulhos podem ser usados pela família, pelo cônjuge ou por quaisquer assistentes do paciente para expressar ao clínico como ouvem ou sofrem a dor daquele parente, dor que certamente fala deles também. Sendo assim, o alívio que se espera que o clínico dê à dor do paciente é para alívio da própria dor dos que cuidam dele. Também o clínico tem de dissociar suas próprias dores daquelas do paciente. Ao ouvir essas palavras associadas, essas dores paralelas, é importante o clínico não se esquecer de que o paciente é o foco da dor para poder escutar dele como ele a vive e expressa. Partir do paciente para estabelecer o melhor tratamento, ou seja, descobrir o que o paciente pensa, sente, deseja a partir daquela sua dor. O paciente com dor pode não falar por impossibilidade física ou simplesmente por não querer verbalizar sua dor, apresentá-la sob a forma de gestos ou expressões fisionômicas, como várias queixas ou como revolta, depressão, resignação ou luta contra o próprio câncer, sua sentença de morte.

Ao conseguir escutar a dor, ao achar que descobriu o que o paciente deseja, o que no fundo ele quer, estejam claramente ditas ou não ditas suas necessidades mais imediatas, o clínico no papel de ESCUTADOR (ESCUTA A DOR), e assumindo esta responsabilidade de descobrir o que dói no paciente, pode então trabalhar em equipe para alívio do paciente, sempre considerando esse alívio como o principal, afinal é ele o foco do tratamento, motivo dos profissionais.

Nesse caso, o trabalho em equipe vai dirigir todos os conhecimentos de cada um dos assistentes para o alívio do paciente. Se a dor é oncológica, com o oncologista clínico ou radioterapeuta o alívio pode ser obtido por irradiação ou quimioterapia, ou com a medicina da dor com analgésicos específicos; se a dor é ao deglutir, o alívio pode advir com o trabalho da fonoaudiologia e com a dieta orientada pelo nutricionista ou mesmo pela copeira que estabeleceu bom vínculo com o paciente; se o sofrimento e a dor são psíquicos, o alívio pode vir da conversa com o clínico, com outro médico assistente ou psicólogo assistente; se a dor é proveniente de posicionamento no leito, o alívio pode ser dado pela enfermagem, pedindo a prescrição de outro tipo de colchão ou aplicação de cremes e massagem por ela ou familiares ou acompanhantes. A dor pode ser até mesmo causada pelo ambiente, o que pode ser observado e solucionado pelo pessoal da higienização. Por fim, conseguir o melhor da capacidade de cada um que assiste direta ou indiretamente o paciente é trabalhar em equipe, onde o clínico pode integrar, intervir ou catalisar. Dar significado e sentido para a dor que o paciente sente.

Pode ser que o clínico geral também diagnostique outras fontes de dor pela anamnese e do exame diários do paciente; ou nas conversas com acompanhantes ou familiares, por exemplo, o surgimento de novas queixas, sintomas ou mudança ou expansão do local de dor. Por meio desses novos acontecimentos, pode o clínico diagnosticar no paciente uma moniliase (candidíase) oral ou esofagiana, uma pneumonia, abscessos, úlceras de pressão, edemas dolorosos ou outros causadores de dor, até mesmo por efeitos colaterais dos medicamentos.

É importante também considerar a contrapartida do paciente com dor: o que ele pensa e sente, sua aceitação e participação no tratamento que lhe está sendo proposto para tentar o alívio de sua dor, objetiva e por que não subjetiva, uma vez que está sendo escutado. Ele aceita ou recusa e briga? Ainda que recuse ou brigue, qual o seu comprometimento em se tratar? O que quer em sua situação de sofrimento? Aqui cabe a todos o cuidado de não entrar numa "briga" ou embate com o paciente que quer brigar, ou o cuidado de não colocar as brigas do próprio profissional numa possível provocação do paciente. Este pode ser tratado, ser aliviado, falando de si da forma que consegue se expressar.

Ainda cabe retornar ao sentido e significado da dor para o paciente e do paciente para o profissional. É importante para o paciente conseguir alívio para si, dar significado à sua dor e sofrimento. Mas aqui se chama a atenção para o sentido e significado que o profissional dá à dor do paciente em si mesmo. Como ele entra e sai dessa dor sua-do-paciente? Como o profissional se sente quando elucida ou diagnostica seu próprio limite de pôr fim à doença, dor ou sofrimento do paciente? Na palestra da mesa de abertura do V Fórum Internacional de Psicanálise e Medicina sobre ciências e processos de subjetivação, Carlos Roberto Drawin fala de "toda a luz sobre uma face do sujeito". Então, dessa frase pode-se pensar também no lado escuro de sua face? No furo que não se cobre? O que o paciente faz com ele? E o furo que é do profissional, o nosso furo? E os nossos limites? Não somos capazes de fazer o outro querer, o outro parar de sofrer. Podemos, às vezes, descobrir e oferecer uma forma de dar significado e daí alívio ao que o outro, no caso, o paciente, apresenta, mas não significar por ou para ele o que é dele. A partir dessa descoberta por si mesmo, ele pode mudar-se e querer. Outro limite do profissional é o quanto ele é capaz de viver e escutar do sofrimento do outro, e mais que isso, é como ele dá sentido e significado àquela dor, àquele sofrimento que fatalmente passará pelos seus próprios.

Lembro aqui uma frase do psicanalista Luiz Carlos Drummond: "Comigo o paciente pode muito, mas não pode tudo". Parafraseando-o, é fundamental que o médico adquira e use todo o seu conhecimento e arsenal terapêutico para alívio da dor e sofrimento do paciente, mas "o médico pode muito, mas não pode tudo". Deve haver, sim, um investimento conjunto no alívio, mas o profissional deve dizer a si mesmo: "Vou até esse ponto (o ponto que consegue suportar), daqui para frente temos que ir juntos, sozinho não dou conta".

A surpresa causada pelo horror de um diagnóstico de câncer, o horror do vislumbrar ou elucidar a finitude, o horror da dor física e psíquica pode trazer em si o acontecimento da criação de algo, quando aparentemente nada mais podia ser feito ou criado. Como diz o psicanalista João Francisco Neves, "O que fazer quando nada mais poderia ser feito".

ONCOLOGIA: SURPRESA E ACONTECIMENTO NA CLÍNICA DO LIMITE TERAPÊUTICO

Aline Chaves Andrade

"O imperador de todos os males", esta é a definição que o renomado oncologista indiano Siddhartha Mukherjee, graduado em Harvard, deu ao câncer em seu livro do mesmo título, *The emperor of all maladies*, uma verdadeira biografia do câncer, leitura obrigatória para quem quer entender um pouco a descoberta e a busca pelo controle deste mal. Segundo relatos, o câncer só passou a ser conhecido após o século XIX, pois as pessoas morriam de outros flagelos como doenças infecciosas, o que torna o câncer uma moléstia da civilização moderna, devido principalmente ao prolongamento da vida humana.

Deste mesmo livro, li a melhor definição "daquela doença":

"A vida do câncer é um resumo da vida do corpo, sua existência é um espelho patológico da nossa. Mesmo em seu núcleo molecular inato, as células cancerosas são cópias de nós mesmos; dotadas de capacidade de sobrevivência, hiperativas, fragmentárias, fecundas e inventivas." O câncer não é uma doença, são muitas, chamamos todas da mesma doença por compartilharem uma característica comum – o crescimento anormal das células.

Segundo Susan Sontag, em seu livro *Doença como metáfora*, a doença é a zona noturna da vida, uma cidadania mais onerosa. Todos que nascem têm dupla cidadania, no reino dos sãos e dos doentes. Apesar de todos preferirmos só usar o passaporte bom, mais cedo ou mais tarde nos vemos obrigados, pelo menos por um período, a nos identificarmos como cidadãos deste outro lugar. Ou seja, temos de aceitar a realidade estatística de que ter um câncer ou morrer dele não é uma questão de escolha, e sim de tempo para a maioria de nós.

Ainda citando Susan Sontag, etimologicamente "paciente" quer dizer "sofredor". O que mais se teme não é o sofrimento em si, mas o sofrimento degradante. Quem não se lembrou agora da figura pública e cativante, símbolo brasileiro da luta contra o câncer, do Sr. José de Alencar, que, em sua batalha ferrenha e comovente, sempre dizia que não tinha medo da morte, mas sim de perder a dignidade. Será a luta contra o câncer a batalha da vida contra morte ou da dignidade contra a degradação humana? Talvez aqui se defina o verdadeiro papel do oncologista, evitar ou amenizar este processo gradativo de perdas. Cito o oncologista, pois o papel da oncologia clínica como ciência é tentar buscar meios de combate ao câncer e uma pretensiosa cura em alguns casos; já o do oncologista vai muito mais além. Esta é uma especialidade médica que nos permite transcender, ir além de um trabalho, uma tarefa a cumprir e oferecer algo mais; um gesto, uma palavra, uma atitude tornam-se muito mais importantes neste contexto do que em outras situações vividas.

Surpresa e acontecimento na clínica do limite terapêutico; como surpresa entendemos algo inesperado, não previsto; considerando então a oncologia como tema, a rotina é vista como algo de ordem negativa, assim posso dizer que surpresa e acontecimento neste contexto são de ordem positiva , otimista.

Aproveito de uma situação real para ilustrar a surpresa. Certa vez, ouvi da esposa de um paciente que havia falecido de um tumor recidivado no cérebro, após um ano de tratamento e luta contra a doença, que estava surpresa com o fato do marido estar morrendo, tendo sido seu óbito um fato inesperado para ela. Disse que queria estar mais bem preparada, porém as mensagens de otimismo da equipe médica a confundiram. Um dos filhos disse que só percebeu que precisava se despedir do pai, quando ele realmente piorou. Já o outro filho, médico, sempre manifestava sua preocupação com a forma ilusória como a mãe encarava a doença do pai. Tivemos uma longa conversa, eu, a mãe e o filho "enganado" após a morte sobre como uma mesma ou única verdade, dentro de um mesmo núcleo familiar, teve olhares e ações diferentes. Disse a eles que cada um processa os fatos da maneira que consegue; a verdade é vista com o viés do observador sob a lente de seus princípios, crenças e limitações.

Num mundo de internet, Dr. Google de plantão, não existe doença não conhecida no que se refere a conceitos básicos de tratamento e curabilidade, porem só busca a verdade quem realmente deseja e está preparado para aceitá-la. Não dizemos mentiras ou cultivamos falsas ilusões acerca de prognósticos, pois realmente acreditamos no sucesso terapêutico quando propomos algum tratamento; senão que coerência teria tratar por tratar? A oncologia exige do profissional competência técnica, domínio do assunto, experiência em lidar com todo o núcleo familiar dos pacientes, muita destreza com as palavras, sensibilidade e, além de tudo isso, um amor incondicional à profissão. Características todas essas nem sempre reunidas num mesmo profissional. É uma especialidade na qual a mensuração de resultados é subjetiva e relativa, cada profissional tem sua definição e seus valores no que se refere ao conceito de sucesso profissional. Estamos falando de uma definição variável, que não se mantém constante o tempo todo, pois as situações com as quais lidamos são muito intensas e trazem consigo toda a carga do indivíduo doente, o que a torna mais fácil ou difícil de lidar. Daí onde melhor aplicamos a definição de surpresa na clínica do limite terapêutico.

A surpresa não é a doença, mas a forma como cada um vai processá-la – do doente a todo o seu núcleo familiar e de convivência social.

Como todo grupo humano, a oncologia também tem sua diversidade de profissionais, com perfis muito distintos, algumas vezes antagônicos! Citei um exemplo de visão otimista com abordagem mais humanizada ou, para alguns eufêmica; outros seguem mais a linha norte-americana, com a verdade dita sempre, traduzida em números com precisão matemática acerca da expectativa de vida, prognóstico, plano terapêutico, grau de investimento etc. O fato é que não existe certo nem errado, apenas visões diferentes acerca da vida e da morte, principalmente acerca do adoecer, do estar doente ou do cuidar do doente. Adoece o paciente e todo seu núcleo de convívio, remetendo à temporalidade e fragilidade da vida. É como se vivêssemos, o tempo todo, uma ilusão de que estamos protegidos de adoecer, só o outro adoece, não eu. Daí, após um diagnóstico oncológico, somos todos desenganados, já que nos enganamos quanto à nossa falsa imunidade. Nenhuma outra doença associa-se tanto à morte anunciada como o câncer. Hoje, segunda causa de morte no mundo, ainda não soa familiar para a maioria das pessoas.

Sobre a aceitação do processo de terminalidade e até onde devem ser investidos esforços terapêuticos, veio à tona no Brasil, nos últimos anos, a discussão sobre o conceito do testamento vital ou declaração de vontade antecipada, documento no qual o indivíduo doente, o paciente, expressa sua vontade de se opor à limitação de medidas que visem somente prolongar a sua vida, em detrimento da qualidade desta, quando classificado como portador de doença de caráter irreversível, terminal. Apesar das questões jurídicas que tal processo envolvem, considero que o indivíduo tem o direito de não ter de viver a qualquer custo, e que morrer dignamente, como classificou o doutor em Direito Civil, Adriano M. Godinho, nada mais é do que uma decorrência lógica do princípio da dignidade da pessoa humana, constitucionalmente tutelado. Presenciei raríssimas situações, nas quais o paciente por vontade própria, explicitou seu desejo de não ser submetidos a tratamentos fúteis ou de valores questionáveis quando já se encontrasse fora de possibilidades terapêuticas específicas e digo que foram relatos emocionantes de paciente com boa aceitação acerca do diagnóstico e prognóstico. Apresentavam um pensamento de ordem prática do que diz respeito à situação dos familiares e entes queridos, até mesmo orientando-os que não deveriam ser sacrificados nem responsabilizados junto com a equipe médica por qualquer desfecho desfavorável. Infelizmente, tal grau de aceitação, bom senso e praticidade, não encontra espelho no perfil da nossa população latina, que ainda reluta em discutir a questão de forma clara e aberta, lutando contra a verdade e irreversibilidade dos fatos durante todo curso do processo da doença.

O câncer oferece uma oportunidade única de revisão de valores de vida, filosofias, conceitos e preconceitos; é um parar para pensar de como estamos vivendo e como queremos continuar a viver. Um verdadeiro chamado da vida, pra vida, antes do morrer. Como disse uma paciente certa vez: "Doutora, posso até estar morrendo, mas ate lá estou viva!"

Finalizo com uma das definições mais interessantes da vida que já li, no livro *A Cura de Schopenhauer*, de Irvin D. Yalom, "A vida é um ingresso que a morte te dá para um parque de diversões, então entra e aproveita, pois no final ela estará te esperando...".

Desejo que todos aproveitem da melhor forma que lhes couber a vida, independente do seu tempo de duração. E que o câncer seja apenas um ingresso para uma etapa final de uma existência digna até o seu findar, e não uma ruptura com o processo de viver.

REFERÊNCIAS BIBLIOGRÁFICAS

MUKHERJEE, Siddhartha. *O imperador de todos os males*. São Paulo: Companhia das letras, 2012. p. 13.

SONTAG, Susan. *A doença como metáfora*. Rio de Janeiro: Edições Graal, 2004.

YALOM, Irvin. *A cura de Schopenhauer*. Rio de Janeiro: Ediouro, 2005.

PRINCÍPIOS FUNDAMENTAIS DOS CUIDADOS PALIATIVOS

Cristiana Guimarães Paes Savoi

O sofrimento de uma pessoa somente é intolerável
quando não há ninguém para cuidar dela.

Cicely Saunders

Conceito

Cuidado Paliativo é uma abordagem que promove a qualidade de vida de pacientes e seus familiares, que enfrentam doenças graves e avançadas, que ameaçam a continuidade da vida. Deve ser entendido como o conjunto de cuidados ativos e totais que visa melhorar a qualidade de vida frente a uma enfermidade que não responde a terapêuticas curativas. A palavra "paliativo" deriva do latim *pallium*, que significa manto. Essa imagem simboliza a ideia de proteção, acolhimento e cuidado.

Baseia-se na prevenção, identificação precoce, avaliação e tratamento da dor e outros problemas de natureza física, psicossocial e espiritual. Os cuidados paliativos se iniciam idealmente desde o diagnóstico da doença incurável até os momentos finais da vida e continuam mesmo após a morte do paciente, no período de luto, quando a família passa a ser o principal foco de assistência.

Além dos pacientes oncológicos, classicamente associados a essa área médica, os pacientes portadores de doenças crônico-degenerativas, sejam elas cardíacas, respiratórias, reumáticas, hepáticas, renais, infecciosas ou neurológicas, são beneficiados com os cuidados paliativos.

Histórico

Desde a Antiguidade, é fundamental o papel do médico no cuidado ao doente, independente do seu êxito. Naquele tempo, muito pouco se conhecia a respeito da etiologia, fisiopatologia e tratamento das doenças. Nas palavras de Hipócrates: *Quanto à medicina, tal como eu a concebo, penso que o seu objetivo, em termos gerais, é o de afastar os sofrimentos do doente e diminuir a violência das suas doenças, abstendo-se de tratar os doentes graves para os quais a medicina não dispõe de recursos.* Valia a máxima: curar quando possível, aliviar frequentemente, consolar sempre.

Nos dias de hoje, a despeito de toda a tecnologia disponível e dos enormes avanços vistos no último século, essa verdade permanece vigente. O resgate da essência cuidadora da Medicina é um dos pilares dos atuais Cuidados Paliativos.

Os Cuidados Paliativos modernos são uma especialidade relativamente nova, nascida no final da década de 1960, na Inglaterra. Pioneira na criação e desenvolvimento dos princípios norteadores da prática paliativista, Cicely Saunders foi enfermeira, assistente social e médica, e disseminou pelo mundo uma nova maneira de cuidar de pacientes sem possibilidade de cura, focando o cuidado no indivíduo e não mais na doença.

Saunders propunha uma abordagem holística e centrada no paciente, objetivando o apoio integral e alívio dos sofrimentos físicos e emocionais durante a vivência da doença. Em 1967, fundou o *Saint Christopher's Hospice*, em Londres.

O trabalho de Saunders gerou o movimento *hospice* moderno, cuja filosofia caracteriza-se por um programa de cuidados de suporte, que ajuda pacientes e familiares durante o período final da doença, servindo-os no seu próprio lar ou em leitos especiais, além de oferecer assistência durante a fase de luto.

O termo *hospice* (traduzido, por alguns autores, como hospedaria) passou a representar um local que combinava a especificidade de um hospital e a hospitalidade de uma casa de repouso. Devido ao desejo de muitos pacientes de morrer em casa, junto de seus familiares, viu-se a necessidade crescente de criação de equipes de assistência domiciliar para o atendimento desses casos. Os cuidados em casa têm sido uma tendência mundial, uma vez que, além de atender à demanda dos próprios pacientes e familiares, gera uma grande economia de recursos e evita a utilização desnecessária de leitos e serviços hospitalares.

Pouco a pouco, outros modelos semelhantes foram sendo criados no Reino Unido; depois foram se multiplicando na Europa, Austrália e nos Estados Unidos.

Na década de 1990, a cultura dos Cuidados Paliativos já havia se espalhado por todo o mundo, com o desenvolvimento de programas em diversos locais da África, Ásia e América Latina.

Na maioria dos países desenvolvidos, os Cuidados Paliativos são uma especialidade médica bem estabelecida, sólida e difundida. Além da pós-graduação, há investimento para a preparação dos profissionais desde a graduação, com a inclusão de disciplinas relacionadas no currículo de faculdades médicas e de outras áreas da saúde.

Na Europa, por exemplo, os Cuidados Paliativos são um direito assegurado em Constituição. Há leis específicas que orientam a organização dos serviços públicos sanitários e a destinação de verbas para a assistência de pacientes portadores de doença terminal.

Atualmente, os países mais bem preparados para assistir pacientes em Cuidados Paliativos, segundo classificação que avaliou a qualidade de morte em 40 países, publicada pelo *Economist Intelligence Unit* em 2010, são Reino Unido e Austrália, seguidos por países europeus como Irlanda, Áustria, Alemanha. Canadá e Estados Unidos aparecem juntos em 9° lugar. Em 38° lugar, está o Brasil, à frente apenas de Uganda e Índia.

No Brasil

A história dos Cuidados Paliativos no Brasil é muito recente. Algumas iniciativas isoladas começaram a surgir na década de 1980.

Em 1997, foi fundada a ABCP (Associação Brasileira de Cuidados Paliativos); em 2005, criou-se a ANCP (Academia Nacional de Cuidados Paliativos), hoje a principal referência nacional na área. Em Minas Gerais, a SOTAMIG (Sociedade Mineira de Tanatologia e Cuidados Paliativos), fundada em 1998, tem um papel importante na divulgação e formação de recursos humanos na área.

Nos últimos dez anos, vários hospitais e alguns planos de saúde têm criado e desenvolvido equipes de paliativistas. Hoje existem diversos serviços que contam com equipes multiprofissionais, capazes de garantir a assistência a pacientes internados e em domicílio. Em 2009, cerca de 40 instituições médico-hospitalares foram registradas pela ANCP. Ainda é um número muito pequeno, considerando a enorme demanda existente.

Existem basicamente quatro *settings* para a prática dos Cuidados Paliativos: em hospitais; em *hospices* (instituições especializadas em pacientes em fase avançada de doença), que podem estar localizados em estruturas independentes ou ser parte de um hospital geral, em andares ou alas específicas); em ambulatórios ou *day hospital;* e em domicílio. Vários países desenvolvidos adotam um sistema integrado de assistência, que funciona como uma rede, com acesso garantido aos diversos *settings* e serviços, conforme o estágio da doença e as necessidades do paciente, num dado momento. O modelo brasileiro ainda é muito precário. Segundo classificação da *Worldwide Palliative Care Alliance* (WPCA), publicada em dezembro de 2011, numa escala de 1 a 5 (sendo 1 a ausência de qualquer atendimento em cuidados paliativos e 5 o nível mais elevado de assistência integrada), o Brasil se posiciona como 3b, ou seja, dispõe de atendimentos isolados e sem rede estabelecida.

Princípios Fundamentais

Os princípios básicos que norteiam os Cuidados Paliativos são:

1 - Busca ativa, prevenção e tratamento eficaz de dor e sintomas físicos desagradáveis

Sedare dolorem opus divinum est.
(Aliviar a dor é obra divina.)

Ditado latim

A grande maioria dos pacientes oncológicos terá dor nas fases avançadas de doença (prevalência de 70-90%, de acordo com diferentes estudos), e boa parte deles ou não receberá qualquer tratamento ou este será inadequado. Os índices de subtratamento são alarmantes; estatísticas europeias mostram números próximos a 40% em alguns países. Não possuímos dados referentes à realidade brasileira, mas imagina-se que seja ainda maior a porcentagem de pacientes nessa situação.

O desconhecimento e a desinformação a respeito da farmacologia e manejo de drogas opioides ainda é um problema frequente. A morfina, droga protótipo indicada para controle de dor intensa, é cercada de mitos e preconceitos, tanto por parte dos profissionais de saúde quanto por parte dos pacientes. Muitos temem seus efeitos adversos, como depressão respiratória e dependência psicológica, que na prática clínica e com uso correto são bastante raros.

Além da dor, muitos outros sintomas podem comprometer a qualidade de vida de doentes portadores de doença grave ou terminal, como náuseas, vômitos, dispneia, diarreia, constipação intestinal, anorexia, convulsões, insônia, ansiedade, depressão, confusão mental, dentre outros.

É imprescindível que o médico paliativista e sua equipe estejam preparados para identificar e tratar rápida e eficazmente todos esses sintomas.

2 - Assistência multidisciplinar

Nenhum de nós é tão bom quanto todos nós juntos.

Warren Bennis

Para prestar Cuidados Paliativos, é necessário trabalhar em equipe, valendo-se da experiência e especificidade de cada profissional de saúde, entre médicos, enfermeiros, psicólogos, assistentes sociais, fisioterapeutas, terapeutas ocupacionais, assistentes espirituais e outros, garantindo uma abordagem global de todas as necessidades do paciente e de sua família. Em muitos serviços, conta-se também com a participação ativa de voluntários treinados para essa função, o que pode constituir precioso recurso. É importante que haja pelo menos um coordenador e que cada profissional saiba quais são as suas funções e responsabilidades. As reuniões interdisciplinares devem acontecer regularmente, com o objetivo de promover discussão de casos, alinhamento de condutas, diálogo, organização e definição de planos de assistência individual, ferramentas indispensáveis para o bom funcionamento do trabalho em equipe.

3 - Respeito à morte digna

> A Medicina pode curar doenças, mas não pode curar a morte.
>
> H. Jonas

O termo ortotanásia, isto é, "morte na hora certa", refere-se a uma morte sem abreviação nem prolongamentos desproporcionais, em que a equipe de saúde não acelera nem adia o processo natural de morrer do doente.

Entende-se a morte como parte natural e inevitável da vida, e não como falha terapêutica ou fracasso médico. Portanto, evitam-se procedimentos diagnósticos e terapêuticos desnecessários e inúteis, que não acarretem melhoria na qualidade de vida do paciente.

Diante de doenças incuráveis, o médico deve ter em mente o uso responsável da tecnologia, para não cair na obstinação (*accanimento*, em italiano; *acharnement*, em francês) ou futilidade terapêutica (*futility*, em inglês), termos usados para definir a distanásia, ou morte lenta e dolorosa, na literatura europeia e americana, respectivamente. A consequência da distanásia é o prolongamento do processo de morrer, aumentando *pari passu* o sofrimento e a angústia do doente e de seus familiares.

4 - Abordagem de aspectos psicológicos e espirituais

> O sofrimento não é um problema que exige uma solução, não é uma questão que exige uma resposta: é um mistério que exige uma presença.
>
> John Wyatt

Durante o curso de enfermidades graves e prolongadas, e sobretudo na fase final da vida, emoções e sentimentos intensos e às vezes contraditórios exercem grande influência sobre o doente e toda a sua família. Lidar com questões existenciais, com sofrimentos, angústias e dificuldades é parte essencial do trabalho do profissional de Cuidados Paliativos. As dúvidas e receios dos pacientes e de seus familiares são acolhidos e aliviados, e não abafados ou menosprezados.

A dor é vista como multifatorial, num conceito abrangente de *Dor Total*, termo cunhado por Cicely Saunders, ou seja, algo muito mais complexo que apenas a dor física, em que os componentes psíquicos, sociais e espirituais são levados em conta para a melhor compreensão e abordagem do paciente.

Elizabeth Kubler-Ross, psiquiatra suíço-americana, baseada em seu trabalho assistencial a doentes em fase terminal, propôs cinco estágios psicológicos básicos pelos quais os pacientes graves passam. São eles:

- negação

- raiva

- barganha

- depressão

- aceitação

Essa é uma divisão apenas didática. As fases não seguem necessariamente essa ordem, nem acontecem obrigatoriamente; alguns pacientes passam por poucas fases, ou ficam presos em uma determinada etapa, muitos oscilam entre uma e outra, e talvez apenas a minoria atinja o estágio de resignação. Muitas vezes, os parentes, cuidadores e até a própria equipe assistente passam por esses mesmos períodos psíquicos.

Quanto aos aspectos espirituais, vale ressaltar a importância do respeito às crenças, valores e hábitos de cada indivíduo, independentemente da sua religião. Embora a religiosidade, muitas vezes, faça parte da espiritualidade, elas não são sinônimas. Até mesmo um ateu tem espiritualidade, e o cultivo de elementos da esfera espiritual é de grande relevância na abordagem global do doente.

A presença de um assistente espiritual na equipe é altamente recomendável, ainda que essa prática não seja frequente em nosso meio.

5 - Preservação da máxima qualidade de vida possível

> Viva tão intensamente quanto possível e o próprio sabor da vida lhe dará a chave para compreender que a morte não precisa ser temida.
>
> Filósofo hindu

O foco na qualidade de vida é uma das características mais marcantes da abordagem paliativa. A cura da doença, não sendo mais uma possibilidade, cede lugar ao cuidado com o doente, como prioridade da equipe de saúde.

É importante construir com o paciente e sua família uma relação próxima e de confiança para que se consiga entender quais são as peculiaridades de cada sujeito, quais são as suas expectativas e valores, para se programar uma assistência realmente pautada na qualidade de vida. Por ser um termo altamente subjetivo, apenas o paciente pode definir o que para ele constitui ter qualidade de vida.

Em última análise, cabe ao profissional dar estímulo à vida, às atividades prazerosas e significativas para o paciente, até o momento da morte, dentro das limitações e dificuldades que a doença impõe, sempre levando em consideração o desejo de cada indivíduo e de seus familiares.

Bioética

Torna-se mister conhecer e aplicar os princípios de bioética ao lidar com pacientes graves e incuráveis.

Conforme definição de Van Rensselaer, autor que deu origem ao termo, a palavra bioética foi proposta "como forma de enfatizar os dois componentes mais importantes para se atingir uma nova sabedoria, que é tão desesperadamente necessária: conhecimento biológico e valores humanos." Ou, na visão de Reich, "bioética é o estudo sistemático das dimensões morais – incluindo visão moral, decisões, conduta e políticas - das ciências da vida e atenção à saúde, utilizando uma variedade de metodologias éticas em um cenário interdisciplinar".[1]

Os princípios propostos por Beauchamps e Childress (1979) permanecem até os nossos dias como preceitos básicos e são os seguintes:

- Autonomia: defende que os indivíduos capacitados para deliberar sobre suas escolhas pessoais devam ser tratados com respeito pela sua capacidade de decisão. As pessoas têm o direito de decidir sobre as questões relacionadas ao seu corpo e à sua vida. Quaisquer atos médicos devem ser autorizados pelo paciente. Foi partindo desse princípio que se propôs a prática do termo de consentimento livre e esclarecido, documento que fornece as informações de forma completa e clara, para apreciação e decisão do paciente, em relação a procedimentos médicos a serem realizados.

- Beneficência: refere-se à obrigação ética de maximizar o benefício e minimizar o prejuízo. O profissional deve ter a maior convicção e informação técnica possível, que assegurem ser o ato médico benéfico ao paciente (ação que faz o bem).

---

[1] POTTER, Van Rensselaer, *Bioethics*. Bridge to the future. Englewood Cliffs: Prentice-Hall, 1971. p. 2. REICH, W. T. *Encyclopedia of Bioethics*. 2. ed. New York; MacMillan, 1995. p. xxi.

- Não-maleficência: proíbe infligir dano deliberado, estabelece que a ação do médico sempre deve causar o menor prejuízo ou agravo à saúde do paciente (ação que não faz o mal). É universalmente consagrado pelo aforismo hipocrático *primum non nocere* (primeiro não prejudicar), cuja finalidade é reduzir os efeitos adversos ou indesejáveis das ações diagnósticas e terapêuticas no ser humano.

- Justiça: estabelece como condição fundamental a equidade, ou seja, tratar cada indivíduo conforme o que é moralmente correto e adequado, de dar a cada um o que lhe é devido. O médico deve atuar com imparcialidade, evitando, ao máximo, que aspectos sociais, culturais, religiosos, financeiros ou outros interfiram na relação médico-paciente. Os recursos devem ser equilibradamente distribuídos, com o objetivo de alcançar, com melhor eficácia, o maior número de pessoas assistidas.

Apesar de bastante claros e difundidos, esses princípios nem sempre têm sua aplicação fácil, harmônica e consensual, uma vez que, havendo a possibilidade de conflito entre os diversos preceitos, a definição de qual deles considerar soberano dependerá das crenças e valores de cada um. Exemplificando: um paciente precisa ter o membro amputado devido a uma gangrena, e se não operado pode evoluir para uma infecção generalizada com alta mortalidade. Contudo, mesmo após ser orientado e esclarecido, o paciente se nega a ser submetido ao procedimento. Neste caso, o que deve prevalecer – o princípio de beneficência, que nos impele a fazer o bem e salvar a vida do paciente, ou o princípio de autonomia que pressupõe o respeito à decisão do doente?

Fica evidente que as decisões frente à terminalidade da vida são muito complexas e exigem, além de competências técnicas, um aprofundamento lúcido e responsável de questões filosóficas e morais que permeiam a vida e a morte.

Comunicação

A capacidade de estabelecer uma boa comunicação é fundamental para a relação médico/profissional de saúde – paciente/familiares. Infelizmente, os médicos não têm uma formação adequada e muitas vezes não se sentem preparados para essa tarefa, que costuma ser deixada ao acaso. A imensa maioria dos cursos de graduação e pós-graduação não contempla o tema, ou o faz de modo muito superficial. Na prática, poucos profissionais são aptos a comunicar de maneira eficaz. O resultado é evidente: de um lado, médicos despreparados e inseguros; de outro, pacientes desinformados e insatisfeitos.

Para nos auxiliar na difícil arte da comunicação de más notícias, diversos autores criaram protocolos e guias sobre o assunto. O mais conhecido e internacionalmente aceito é o dito protocolo SPIKES, apresentado por Robert Buckman. O modelo propõe seis passos:

S- *setting up*, **ou preparação para o encontro.**

Esse é o primeiro passo, quando se prepara o ambiente para a conversa. É o momento do ensaio mental, em que o profissional repassa os pontos mais importantes a serem abordados e se organiza internamente para a entrevista. Deve atentar para que seja um local tranquilo, reservado e que haja tempo suficiente para a conversa. Evite interrupções e pressões externas.

P- *perception,* ou percepção do paciente.

O médico tenta definir qual é o grau de entendimento que o paciente tem sobre o seu estado de saúde e procura explorar como o paciente percebe sua própria situação.

I- *invitation*, ou convite ao diálogo.

O médico deve identificar quanto o paciente deseja saber, quanta informação quer receber.

K- *knowledge,* ou transmissão das informações.

Este é o momento da transmissão das informações propriamente dita. É quando serão comunicadas as notícias, por exemplo, o diagnóstico ou prognóstico da doença grave incurável. O médico deve falar pausadamente, com atenção ao tom de voz e à comunicação não verbal. É necessário dar espaço para a intervenção e perguntas do paciente. A linguagem deve ser clara e direta, evitando-se o uso de jargões técnicos que dificultam a compreensão. As informações são passadas aos poucos e deve-se certificar de que o paciente está entendendo o que lhe é comunicado.

E- *emotions,* ou expressão das emoções.

Invariavelmente, a comunicação de más notícias provocará um impacto no paciente/familiar (receptor), mas também no médico (emissor). O profissional deve estar preparado para vivenciar e acolher a reação emocional, própria e de seu interlocutor. Ele deve estar apto a responder empaticamente à reação demonstrada. No caso de reações extremas ou disfuncionais, o médico pode tentar propor alternativas para ajudar no processo de adaptação do paciente, ou mesmo solicitar a intervenção de outro profissional da equipe (por exemplo, o psicólogo), e aprender a aceitar a sua impotência para modificar a reação negativa do paciente, que muitas vezes é inevitável.

S- *strategy/summary,* ou resumo e organização de estratégias.

O último passo é a conclusão da entrevista, quando o médico faz um resumo do que foi conversado e propõe o caminho a ser seguido a partir dali. O objetivo é diminuir a ansiedade do paciente ao revelar-lhe o plano terapêutico e o que pode vir a acontecer, assim como tranquilizá-lo sobre a continuidade do cuidado.

Apesar de todas as dificuldades em se propor discussões sobre a doença e a morte, acredita-se que a comunicação da verdade seja desejável na grande maioria dos casos. Salvo nas situações em que o paciente manifesta seu desejo de não ser informado, o profissional deve esforçar-se para criar condições adequadas para o diálogo, estando disponível para esclarecer dúvidas e acompanhar o paciente no seu processo de adaptação.

Por que dizer a verdade?

- Por princípio (é dever do médico);
- Por respeito ao paciente (ele tem direito de saber);
- Para dar ao paciente a possibilidade de participar das decisões, de fazer escolhas, de planejar e envolver-se ativamente no tratamento, resguardando assim a sua autonomia e dignidade;
- Porque, na maioria das vezes, o doente quer saber, e quase sempre ele intuitivamente sabe que tem uma doença grave, ele sente que não está bem;
- Para fortalecer a relação de confiança e promover a colaboração do paciente;
- Para evitar que o paciente se sinta sozinho, suportando o peso e o sofrimento, sem poder dividir e compartilhar seus sentimentos com seus parentes e com a equipe assistente;
- Porque a mentira priva o paciente de construir uma relação verdadeira, bela e intensa com os familiares e a equipe assistente;
- Porque a mentira é uma perda enorme de energia para o paciente, família e equipe.

A verdadeira comunicação é um processo dinâmico e contínuo e não uma mera entrega de informações. A equipe de cuidados paliativos deve estar disponível e presente, aberta à discussão e ao acompanhamento.

Diretivas Antecipadas

Diretivas antecipadas de vontade são documentos que permitem à pessoa transmitir decisões sobre cuidados em fim de vida antes do tempo, ou seja, quando ainda estiver possibilitada e consciente para isso. Conforme a definição de Yvon Kenis, na Nova Enciclopédia de Bioética, são instruções que uma pessoa dá antecipadamente, relacionadas ao tratamento que deseja ou, mais frequentemente, ao tratamento que recusa receber no fim da vida, no caso de se tornar incapaz de exprimir suas vontades ou de tomar decisões por si mesma.

Conhecida em Portugal como "diretivas antecipadas de vontade", em nações de língua inglesa, como testamento vital (*living will*), na França como testamento em vida (*testament de vie*) ou *testamento biológico* na Itália, essa é um prática corrente em diversos países. Trata-se de uma declaração escrita que, para ser eficaz, o paciente deve entregar a seu médico-assistente, a familiares ou a seu representante legal, bem como inscrevê-la em algum órgão de registro nacional para esse fim.

Nos países em que vigora essa prática, podem ser incluídas no documento orientações específicas, como se a pessoa aceita ou recusa assistência médica em determinas situações-limite; que tipo de tratamento desejaria ou não, caso estivesse inconsciente; uso de hemodiálise e máquinas de respiração (ventilação mecânica); reanimação, se o coração e/ou respiração pararem (parada cardiorrespiratória); se concordaria com a manutenção (ou colocação) de tubo de alimentação; e se desejaria que seus órgãos e tecidos fossem doados, entre outras.

No Brasil, ainda não existe uma legislação definida sobre as diretivas antecipadas, mas órgãos como o Conselho Federal de Medicina e suas regionais têm proposto a criação e implantação de modelos que possam vir a constituir um instrumento legal e oficialmente reconhecido, capaz de garantir o respeito à vontade expressa do paciente.

Trata-se de realizar a vontade do indivíduo dentro dos limites impostos pela lei. Dessa forma, os testamentos vitais se aplicariam apenas nos casos de doenças irreversíveis ou terminais, cujo tratamento não seria mais curativo, mas destinado a prolongar a vida ou, melhor dizendo, o processo de morte do enfermo. Nesses casos, objetiva-se evitar dor e sofrimento desnecessários e preservar a dignidade do indivíduo doente.

A Constituição Federal de 1988 consagrou no art. 1º, III, a dignidade da pessoa humana, como um dos fundamentos do Estado Democrático de Direito. Ademais no art. 5º, III, preceitua que "ninguém será submetido a tratamento desumano ou degradante".

Do ponto de vista jurídico, diretivas antecipadas incluem, além do testamento vital, o mandato duradouro, documento que define um representante legal que terá poderes para tomar decisões no lugar do outorgante.

O Novo Código de Ética Médica, em vigor desde abril de 2010, também prevê que, nos casos de doença incurável, de situações clínicas irreversíveis e terminais, cabe ao médico oferecer todos os cuidados paliativos disponíveis e apropriados.

O mesmo Código explicita que "é vedado ao médico abreviar a vida, ainda que a pedido do paciente ou de seu representante legal", o que constitui crime conforme a legislação brasileira. Contudo, a renúncia a meios extraordinários ou desproporcionais não equivale ao suicídio ou à eutanásia; exprime, antes de tudo, a aceitação da condição humana diante da morte.

Conclusão

Os Cuidados Paliativos são uma modalidade de abordagem humana e global, que visa integrar o paciente e seus familiares ao processo de doença e de morte, de modo natural e com a preservação da máxima qualidade de vida possível, diante de situações de enfermidades crônicas graves e incuráveis. Cada vez mais, com o aumento da longevidade e envelhecimento da população, será necessário modificar a maneira de cuidar de nossos doentes. Torna-se urgente preparar as novas gerações de médicos e profissionais de saúde para essa assistência. Que esse texto possa ser um passo adiante nessa direção.

REFERÊNCIAS BIBLIOGRÁFICAS

BONETTI, M.; RUFFATTO, M. T. *Il dolore narrato* : la comunicazione con il malato neoplastico grave. Torino: Centro Scientifico Editore, 2001. p. 16-43.

CAVICCHI, I. *et al*. *Le parole ultime*: Dialogo sui problemi del "fine vita". Bari: Edizioni Dedalo, 2011.

CETTO, G.L. (Cur.). *La dignità oltre la cura*. Dalla palliazione dei sintomi alla dignità della persona. Milano: FrancoAngeli, 2009.

CRISTINI, C. (Cur). *Vivere il morire*- L'assistenza nelle fasi terminali. Roma: Aracne Editrice, 2007.

DUNN, N. *Cancer tales*: Communicating in cancer care. London: Haymarket Medical Publications, 2007.

HEATH, I. *Modi di morire*. Turim: Bollati Boringhieri, 2009.

KUBLER-ROSS, E. *Questions and answers on death and dying*. Berwin: Collier Books, 1974.

____. *Sobre a morte e o morrer*. São Paulo: Martins Fontes, 2011.

MACDONALD, E. (Ed.). *Difficult conversations in medicine*. Oxford: Oxford University Press, 2004. XXIV. p. 5-75 p

____ *et al*. *Palliative Medicine*. A case-based manual. Oxford: Oxford University Press, 2005.

MOLLER, L. L. *Direito à morte com dignidade e autonomia.* Curitiba: Juruá Editora, 2007.

TUVERI, G. (Cur.). *Saper ascoltare, saper comunicare: come prendersi cura della persona con tumore*. Roma: Il Pensiero Scientifico Editore, 2005.

ARTIGOS CIENTÍFICOS

ARNOLD, R. L.; EGAN, K. Breaking the "bad" news to patients and families: preparing to have the conversation about end-of-life and hospice care. *Am. J. Geriatr. Cardiol.* nov-dec., 13(6):307-12, 2004.

BARCLAY, J.; BLACKHALL, L.; TULSKY, J. Communication Strategies and Cultural Issues in the Delivering of Bad News. *J. Pal. Med.* 10(4): 958-969, 2007.

BROWNING, D. M. *et al*. Difficult Conversations in Health Care: cultivating relational learning to address the hidden curriculum. *Acad. Med*. 82(9): 905-913, 2007.

BRUERA, E. *et al*. Attitudes and beliefs of palliative care physicians regarding communication with terminally ill cancer patients. *Palliat. Med*. Jul;14(4):287-98, 2000..

BUCKMAN, R. Communication skills in palliative care: a practical guide. *Neurol. Clin*. nov; 19(4):989-1004, 2001.

CARACENI, A. *et al*. Use of opioid analgesics in the treatment of cancer pain: evidence-based recommendations from the EAPC. *Lancet Oncol*. 2012; 13: 58–68, 2012.

FALLOWFIELD, L. J. *et al*. Truth may hurt but deceit hurts more: communication in palliative care. *Palliat. Med*. jul;16(4):297-303, 2002. FAULKNER, A. ABC of palliative care. Communication with patients, families, and other professionals. *BMJ*. , jan; 10;316(7125):130-2, 1998.. FEIO, A. G., OLIVEIRA, C. Responsabilidade e tecnologia: a questão da distanásia. *Rev. Bioét*. 19 (3):615-30, 2011.

HOCKLEY, J. Psychosocial aspects in palliative care-communicating with the patient and family. *Acta Oncol*. 39(8):905-10, 2000.

KASHIWAGI, T. Truth telling and palliative medicine. *Intern. Med*. Feb. 38 (2):190-2, 1999.

KIRK, P.; KIRK, I.; KRISTJANSON, L. J. What do patients receiving palliative care for cancer and their families want to be told? A Canadian and Australian qualitative study. *BMJ*. Jun 5; 328(7452):1343, 2004.

LOPRINZI, C. L. *et* al. Compassionate honesty. *J. Palliat. Med*. Oct; 13(10):1187-91, 2010

LORENZ, K. *et al*. Evidence for Improving Palliative Care at the End of Life: A Systematic Review. *Ann. Intern. Med*.148:147-159, 2008.

SANTOS, O. Sofrimento e dor em cuidados paliativos: reflexões éticas. *Rev. Bioét*. 19 (3): 683-95, 2011.

STOLZ, C. *et al*. Manifestação das vontades antecipadas do paciente como fator inibidor da distanásia. *Rev. Bioét*. 19 (3):833-45, 2011.

SWEENEY, C.; BRUERA, E. Communication in cancer care: recent developments. *J. Palliat. Care*.Winter; 18(4): 300-6, 2002.

LEITURAS COMPLEMENTARES

COLETÂNEA DE TEXTOS SOBRE CUIDADOS PALIATIVOS E TANATOLOGIA. Setor de Cuidados Paliativos da Disciplina de Clínica Médica da Unifesp (Ambulatório de Cuidados Paliativos). Coordenador: Prof. Dr. Marco Tullio de Assis Figueiredo, 2006.

CUIDADO PALIATIVO. Coordenação Institucional de Reinaldo Ayer de Oliveira. São Paulo: Conselho Regional de Medicina do Estado de São Paulo, 2008.

KIT DE FERRAMENTAS EM CUIDADOS PALIATIVOS: melhoria dos cuidados desde o diagnóstico da doença crônica, em contextos de recursos limitados. (2009). The Worldwide Palliative Care Alliance. Help the Hospices.

MANUAL DE CUIDADOS PALIATIVOS, Academia Nacional de Cuidados Paliativos. Rio de Janeiro: Diagraphic, 2009.

THE QUALITY OF DEATH. Ranking end-of-life care across the world: A report from the Economist Intelligence Unit, 2010.

JONES, C. M.; PEGIS, J. *The palliative patient*: principles of treatment. 2001.

www.cfm.org.br/

www.cremesp.org.br/

www.paliativo.org.br/

TRABALHO DE LUTO: O CUIDADO DO PACIENTE GRAVEMENTE ENFERMO E DE SEUS FAMILIARES

Simone Borges de Carvalho

Este trabalho surge do meu interesse em questionar uma articulação entre a teoria e as situações clínicas com as quais o psicanalista é confrontado quando está atendendo um paciente para o qual a ciência não tem proposta curativa. Neste contexto, o psicanalista precisa considerar a existência de uma conjunção de fatores que envolvem o paciente, a família e mesmo a equipe de saúde, diferentemente do atendimento clássico de consultório.

Assim, a experiência de conhecer um serviço de um outro país, de uma cultura diferente com uma forma outra de funcionamento proporciona-nos uma oportunidade de crescimento profissional, permitindo-nos tomar distância do trabalho que desenvolvemos. Este movimento nos possibilita sair de uma certa zona de conforto na qual, muitas vezes, cercamos-nos pelas dificuldades inerentes ao trabalho no hospital. Claro que esta não é a única forma de fazer um movimento de tomar "distância", mas estar em outro serviço na condição de "observador", daquele que busca conhecer, já implica uma mudança de posição.

Foi com o intuito de buscar novos conhecimentos que entrei em contato com a Equipe de Atenção Domiciliar em Cuidados Paliativos do Hospital Sant Jaume da cidade de Calella, Espanha. Essa equipe interdisciplinar é composta por médicos, psicólogos, assistentes sociais, enfermeiras, fisioterapeutas e propõe um trabalho em três níveis de intervenção. O primeiro nível é o da formação e educação;

o segundo, de suporte à equipe e o terceiro nível é o da atenção direta ao paciente e a seus familiares.

O trabalho tem o enfoque voltado para pacientes em situação de "cuidados paliativos", para os quais a ciência ainda não oferece cura e propõe atender àqueles cujo quadro clínico permite supor a possibilidade próxima de óbito. Tais pacientes são acompanhados pela equipe interdisciplinar que se reúne semanalmente para a discussão de cada caso e para a definição da direção que será dada a cada um deles.

Durante o período que acompanhei este trabalho, estive presente em algumas dessas discussões da equipe que acontecem não somente na reunião semanal, mas também quando se faz necessário. O objetivo das discussões da equipe não se restringe aos aspectos que dizem respeito à evolução orgânica da doença. Os profissionais consideram as questões emocionais, os conflitos, os impasses e as dificuldades que eles percebem por parte dos pacientes e de seus familiares. A equipe está atenta para a observação de recursos utilizados pelos pacientes e seus familiares no lidar com o adoecimento e com as questões que dele emergem. A partir desse conjunto de fatores, sejam eles orgânicos, psíquicos ou sociais, os profissionais se organizam e definem as intervenções que possam minorar o sofrimento decorrente da doença.

Nos dias em que acompanhei o trabalho e as discussões clínicas da equipe, diversos pontos mostraram-se primordiais. Para o desenvolvimento de algumas reflexões, gostaria de eleger dois pontos: a valorização da dignidade do paciente e o trabalho do luto. Vou, então, partir de uma explanação do trabalho realizado por essa equipe para, em seguida, tecer alguns questionamentos a partir da teoria psicanalítica.

Essa equipe tem como base de seu trabalho a busca do cuidado centrado na dignidade do paciente. Trata-se da teorização desenvolvida por Chochinov, médico, psiquiatra, professor no Departamento de Psiquiatria da Universidade da Manitoba, reconhecido por suas pesquisas em cuidados paliativos. A base do cuidado centrado na dignidade do paciente requer que a equipe atente para o que está além da enfermidade do paciente, ou seja, para a própria pessoa do paciente. Dito de outro modo, o trabalho, sob tal perspectiva, convoca os profissionais a se posicionarem nessa preocupação com a pessoa do paciente e com a sua história de vida. Assim, é fundamental oferecer espaços para que o paciente expresse os pontos relevantes que devem ser considerados nas decisões durante o tratamento. Se a equipe se sente motivada a trabalhar nesta perspectiva, ela vai facilitar a fala do paciente, ou, na impossibilidade de o paciente falar, que se possa saber algo sobre ele por meio de seus familiares e mesmo de pessoas próximas a ele. É este o apelo que podemos escutar nas palavras de Anatole Broyard, editor do *New York Times Book Review*, quando escreve sobre os desafios da doença, em fase avançada, à qual estava submetido:

> ... minha enfermidade é um incidente de rotina para o médico, enquanto que para mim é minha crise vital. Sentir-me-ia melhor se tivesse um médico que ao menos se desse conta dessa incongruência... desejaria que ele colocasse toda a sua mente a minha disposição, ao menos uma vez, se unisse a mim por um breve tempo, inspecionasse minha alma como que a minha carne, para abraçar toda a minha enfermidade, já que cada homem está enfermo a sua própria maneira.[1]

Portanto, é o modo como os pacientes se percebem vistos, escutados e acolhidos pela equipe de saúde que está em jogo quando se trata do cuidado centrado na dignidade. Assim, quatro pressupostos servem de base para esse cuidado e podem ser expressos em quatro palavras: atitude, comportamento, compaixão e diálogo.

---

1 CHOCHINOV, 2009, p. 95-99.

De modo resumido, podemos compreender que, em relação à atitude, é importante ressaltar que o paciente se vê refletido no olhar do outro – do profissional de saúde – e este olhar pode contribuir para aumentar ou diminuir a sensação de dignidade. O paciente busca, no olhar do outro, o seu próprio valor. O comportamento está relacionado à posição de respeito diante do paciente, o que implica um cuidado personalizado, uma vez que se está atento aos "pequenos" detalhes que podem ser "grandes" para o paciente. A compaixão se refere ao reconhecimento do sofrimento e deve acompanhar o desejo de aliviá-lo sempre que possível. O diálogo deve percorrer todo este trabalho, sendo uma forma de reconhecer a pessoa mais além de sua enfermidade.

Portanto, a palavra do paciente é priorizada, entendendo-se que somente ele pode dizer dos pontos importantes para resguardar sua dignidade. Assim, o caráter da singularidade do paciente pode ser escutado e valorizado. Mesmo que o trabalho da equipe esteja baseado em artigos científicos que buscam determinar as situações que levam os pacientes à perda da dignidade, o fato de escutar o paciente em sua particularidade permite um movimento de sair do "para todos" da ciência para a singularidade do paciente. Vale ressaltar que não se trata de minimizar a importância da ciência, mas sim de, a partir dos estudos científicos, poder acolher questões particulares de cada paciente.

Para uma melhor compreensão desses pontos acima, ressaltados, apresento a vinheta de um caso clínico. Neste caso específico, tive a oportunidade de acompanhar o trabalho da equipe nos momentos que se seguiram à morte do paciente.

Vou chamá-lo Miguel. Ele morava em outra região da Espanha, com sua esposa e, sabendo-se doente, decide retornar à sua cidade natal onde é acolhido por sua família de origem. Nos atendimentos psicológicos, esse paciente busca trabalhar os conflitos familiares que ocasionaram uma ruptura entre alguns membros de sua família de origem e sua esposa. O surgimento de tais conflitos ocasionou uma cisão na família, tornando impossível a presença concomitante da esposa e de alguns membros da família. O psicólogo segue seu trabalho, por um lado com o paciente, acolhendo, escutando e oferecendo espaço para que ele construísse sua própria saída para o conflito que o afligia. Por outro, com a família, para que a palavra de Miguel pudesse ser sustentada, possibilitando sua existência como sujeito.

Nesse contexto, Miguel falece, e eu tenho a oportunidade de acompanhar o trabalho da equipe. Além das questões objetivas que eram acompanhadas e encaminhadas pela equipe, emergiam demandas subjetivas de familiares e da esposa que eram acolhidas pelo psicólogo. A família expressava o sofrimento pela perda e o reconhecimento da importância de terem podido respeitar a decisão de Miguel em relação à presença de sua esposa nos momentos finais de sua vida. A esposa demanda um atendimento que foi possível naquele momento. Fala de sua dor, de sua história com Miguel, faz referência aos conflitos existentes, que não estavam resolvidos para ela e enfatiza a escolha de seu marido. "Tudo aconteceu como ele queria!", era a expressão recorrente entre os familiares de Miguel, incluindo aí a sua esposa. Expressão de uma atitude – respeitar a decisão de Miguel – que, de algum modo, parecia trazer conforto diante da dor.

Faz-se necessário observar que o trabalho realizado pelo psicólogo e pelos outros profissionais da equipe teve como um dos efeitos a construção de um vínculo entre equipe e família. Um vínculo transferencial que, por outro lado, é o que permitiu que todo esse trabalho de escuta da subjetividade fosse realizado.

Após o falecimento de Miguel, a demanda de sua esposa endereçada ao psicólogo, possibilita a abertura de um novo tempo de trabalho. Ao escutar a dificuldade dessa esposa diante da perda do marido, o psicólogo oferece a continuidade do atendimento, visando abrir um espaço para o trabalho do luto. E ela aceita prontamente o convite. Outros membros da equipe se ocupavam do caso nesse momento, com objetivos e intervenções diferentes, cada um em seu campo de atuação. Entretanto, na discussão da equipe, dois pontos se faziam presentes e eram considerados base do trabalho: o da dignidade e o do trabalho do luto.

Com isso, pode-se perceber que o trabalho da equipe se situa nesses dois polos de atuação: o da dignidade, que envolve o paciente e a família, e o trabalho do luto, direcionado para aqueles membros da família que apresentam maiores dificuldades com essa. A proposta da equipe é que permaneçam em atendimento psicológico até que este trabalho se conclua. Neste caso específico, esse espaço foi proposto à esposa de Miguel que aceitou prontamente o convite.

Alguns questionamentos podem ser formulados a partir do fragmento deste caso clínico. O primeiro, em relação ao trabalho de acolhimento de demandas do paciente, valorizando sua particularidade e singularidade. Considerando a práxis psicanalítica, sabemos que não se trata de simplesmente atender às demandas do paciente nem de responder às suas queixas. É preciso estar atento ao que Lacan afirma em *O lugar da psicanálise na medicina,* ou seja, que a demanda é diametralmente oposta àquilo que o paciente deseja, o que marca a diferença entre atender à demanda e acolhê-la.

A demanda se articula em significantes, e é pela palavra que ela pode ser enunciada; assim, a questão que a clínica nos coloca pode ser transposta por aquela trabalhada por Forbes: "Você quer o que deseja?" Ora, o desejo é o que se localiza nas entrelinhas, no inter--dito. A intervenção do psicanalista é que possibilitará que o desejo possa ser colocado em jogo. É necessário uma operação para que a demanda retorne ao sujeito como uma pergunta – "Che vuoi?" – que queres? É nesta virada, possibilitada por uma intervenção psicanalítica sobre o enunciado, que se abre um espaço para a enunciação, ou seja, para o discurso do inconsciente. É nestes termos que o psicanalista pode dirigir o tratamento na busca do que o sujeito efetivamente deseja.

Se tomarmos o grafo do desejo que Lacan apresenta em *Subversão do sujeito e dialética do desejo* (1960), podemos alcançar uma maior clareza sobre a função do analista diante das demandas a ele dirigidas. Nesse grafo, Lacan propõe dois patamares. O analista está situado em uma posição no primeiro patamar, ocupando o lugar de A, mas de tal forma que pode possibilitar ao sujeito ascender ao segundo patamar. Neste ínterim, podemos localizar o campo da questão sobre o desejo, da questão: *"Che vuoi"*.

Com isso, podemos depreender uma função fundamental do psicanalista. Uma vez que ele é colocado em posição de sujeito suposto saber, ele não deve encarná-la e sim, dessa posição, fazer semblante. Ele não vai ocupar o lugar de saber absoluto nem o de compreender o paciente, pois está cônscio de um saber sobre a comunicação sempre baseado em um mal entendido. Assim, ele ocupa a posição de *ignorância douta*[2], ou seja, de um saber que conhece seus limites.

Desse modo, podemos formalizar que, para trabalhar com a noção de dignidade do paciente, é essencial que o psicanalista tenha dimensão da hiância entre a demanda e o desejo. Não se trata simplesmente de atender às demandas, mas sim de possibilitar um trabalho de acolhimento dessas demandas para que o sujeito tenha a chance de se escutar com seu desejo.

O segundo questionamento, que penso ser pertinente, é sobre o que sustenta o vínculo entre paciente, psicólogo e equipe, por um lado, e entre família, psicólogo e equipe por outro, facilitando que a singularidade do paciente possa ser acolhida pelos familiares, mesmo quando a escolha do paciente vá de encontro ao desejo dos familiares. Poderíamos, neste ponto, localizar a função da transferência? Podemos apontar, no caso descrito, a presença de alguns elementos da transferência que permitiu a atuação do psicólogo?

---

[2] *Ignorantia douta* é um termo cunhado por Nicolau Di Cusa (Sec. XV) e utilizado por Lacan em *Os escritos técnicos de Freud* (1954), justamente para indicar o paradoxo da posição do psicanalista, ou seja, a de uma ignorância sábia.

Para Lacan, o engate da transferência se dá com um significante e não com uma pessoa. A transferência ocupa, desde Freud, um lugar central no tratamento psicanalítico. Em outras palavras, é a base da estratégia do analista na direção do tratamento. No caso clínico que estamos tomando como referência, uma demanda é dirigida a um psicólogo. Se, neste momento, ainda não podemos falar de uma transferência propriamente analítica, ou seja, que implique a entrada em análise, como poderíamos nomear este vínculo? Um vínculo que permite endereçar uma demanda a um psicanalista indica que há um saber em jogo. Um significante da transferência que se dirige a um significante qualquer, é o que constitui a parte superior do matema lacaniano da transferência. Sustentar tal transferência e saber manejá-la possibilitará o surgimento do sujeito correlacionado com os saberes inconscientes, como representado na parte inferior do matema da transferência.

$$\frac{S \longrightarrow}{s\,(S^1,\,S^2,\dots\,S^n)} \longrightarrow S^q$$

Não devemos nos esquecer dos possíveis efeitos causados pela presença, não apenas física, da equipe. No que se refere à presença do psicólogo, devemos considerá-la como aquela que autorizar a subjetividade. Questiona-se, então, se, deste lugar, do modo como responde às demandas a ele dirigidas, o psicanalista poderia sustentar um lugar transferencial.

A terceira questão se refere ao que leva os profissionais de uma equipe de saúde, voltada para a atenção à pacientes em cuidados paliativos, a também se preocuparem com o trabalho do luto. Ora, isso vai na contramão do movimento que vivemos em nosso mundo contemporâneo, movido pela alta tecnologia e pelo imperativo da felicidade. Atualmente, o que se apresenta frequentemente é exatamente o contrário: uma preocupação de se evitar a morte e, como seu efeito, uma tentativa de se esquivar do trabalho do luto. Esse esforço para se evitar o trabalho do luto é muito bem representado no filme *Brilho eterno de uma mente sem lembranças.* Este filme mostra o protagonista se submetendo a um tratamento médico para que sejam apagadas de sua memória todas as recordações de sua ex-esposa. Ele toma esta decisão após saber que ela já havia se submetido a esse tratamento para apagá-lo de sua memória. Apagar as recordações pode ser tomado como um equivalente a evitar a dor, a perda, o trabalho do luto, enfim, evitar o inevitável. No filme, a manipulação da memória ou da dor não evitará que os dois personagens se reencontrem e reiniciem uma nova relação[3].

Elaborar a perda e concluir o trabalho do luto tem uma função importante para que as pessoas possam dar continuidade a seus projetos de vida. Os profissionais do campo psi, psicólogos, psicanalistas, psiquiatras, não podem deixar de se responsabilizar por isso. Freud, em *Luto e melancolia* (1915), define o luto como uma reação à perda de um ente querido ou de um ideal, advertindo-nos de que uma perda pode, também, ocasionar quadros mais complexos.

A clínica nos mostra a complexidade do trabalho do luto para o qual Freud afirma ser possível se chegar a um fim após um certo lapso de tempo. Um tempo no qual é necessário que o teste da realidade revele que o objeto amado não mais existe; um tempo que possibilite, a partir disso, o desinvestimento no objeto perdido e o reinvestimento em outro objeto. Podemos tomar como exemplo outro filme, *Ponette*, de Jacques Doillon. O trabalho de luto é muito bem representado por uma menina de quatro anos que perde sua mãe em um acidente de carro. Ponette fala, age, questiona, nega a morte de sua mãe e busca contato com ela por diversos meios, tais como a religião, a fantasia e os sonhos.

Neste filme, podemos entender, com clareza, por que Freud indica ser inútil qualquer interferência em relação ao trabalho do

---

[3] Conferir comentário desse filme in: SALMAN, Silvia. La experiencia del duelo. In: GLAZE, Alejandra. *Una práctica de la* época: el psicoanálisis en lo contemporáneo. Buenos Aires: Grama Ediciones, 2005. p.113-120.

luto. Por mais que os adultos tentem pôr um fim ao luto de Ponette, este segue seu trabalho até que ela mesma possa concluí-lo.

Com isso podemos levantar mais uma questão: qual o trabalho possível do psicanalista, do psicólogo com pessoas em trabalho do luto? Arrisco a dizer que isso nos desafia. Talvez possamos dizer que trabalhamos aqui um limite entre a complexidade do trabalho do luto e de sua resolução.

Vale ressaltar que, se por um lado, a sociedade contemporânea busca evitar a morte, por outro, se faz necessário criarem-se espaços para que se possa falar da dor diante da perda. Sabemos que o trabalho de luto se inscreve/escreve, se faz em um percurso que não é linear. É um trabalho que deve ser realizado "peça a peça", pedaço por pedaço. Mas é um trabalho que tem seu fim, um fim marcado pela mudança da posição do sujeito frente à perda, frente à falta.

O quarto ponto que levanto está relacionado ao significante "paliativo" contido na expressão "cuidados paliativos", cada vez mais presente nos dias atuais. No campo da ciência, este significante talvez não crie problemas. Entretanto, quando estamos falando do trabalho de um profissional psi, seja ele psicanalista ou psicólogo, o significante "paliativo" deve ser questionado.

De acordo com o *Dicionário Houaiss*, o termo paliativo é entendido como aquilo que tem a qualidade de acalmar, de abrandar temporariamente um mal, anódino, o que mitiga ou faz cessar a dor, o que tem pouca importância, o que serve para atenuar um mal ou protelar uma crise. Podemos pensar no trabalho do psicanalista nessa perspectiva?

Se o que está em foco no trabalho do psicanalista é o sujeito e não a cura propriamente dita, então, neste campo, não podemos falar de cuidados paliativos. Pois, em relação à cura como efeito terapêutico esperado em uma análise, o sujeito enquanto tal é incurável. Ele não pode ser curado de seu inconsciente, pois o inconsciente não vai deixar de se manifestar (QUINET, 1991: 26). O que uma análise visa é a condição para que o sujeito possa mudar de posição diante de seu inconsciente e de seu sofrimento.

Para encerrar este artigo, quero fazer referência a duas vinhetas clínicas, mais a título de questionamento que de propriamente de solução para os pontos acima trabalhados.

No hospital...

A nossa vida está parada!

Após longo período de internação é essa frase que sempre se repete na fala de alguns familiares de D. Esmeralda. De acordo com a família, D. Esmeralda é mulher forte, isto é característica das mulheres da família; gosta de cozinhar, de receber amigos, é alegre; ela veio para o hospital por causa de uma doença que não teria complexidade. Entretanto, as complicações advindas dessa doença e as intercorrências ocorridas ao longo da internação fizeram com que D. Esmeralda se encontrasse em situação bastante delicada, dependente de aparelhos e impossibilitada de fazer contato com as pessoas a sua volta.

É nestas condições que, após meses de internação, ela recebe alta para casa. Momento em que a família expressa angústia e tristeza. Os familiares se queixam, questionam, sofrem. Falam do tempo de internação, do motivo da internação e da surpresa de uma doença que, a princípio, não demonstrava gravidade, evoluir de forma tão peculiar e grave. Mostram-se paralisados diante dos fatos e da angústia gerada pela doença: *Não conseguimos levar nossa vida adiante, está tudo parado!* – é uma frase recorrente entre os familiares presentes.

No domicílio...
De olhos bem fechados

"De olhos bem fechados", Sr. Pedro se remete a um tempo anterior à perda. A um tempo que pôde compartilhar sua vida com sua companheira. Procura se ater às lembranças felizes, mas também se recorda de momentos difíeis e conflituosos. *De olhos fechados*, ele afirma, *tenho a minha vida*.

No caso do Sr. Pedro, e este é um ponto presente quando assistimos/atendemos/acompanhamos pacientes em situação de cuidados paliativos, a perda do ente querido se concretiza com a morte, mas ela muitas vezes começa a ser sentida antes da morte. Da mesma forma, o início do trabalho de luto antecede à concretização da morte.

É deste modo que Sr. Pedro se refere à perda de sua companheira: *ela foi se modificando..., mas é tudo tão tênue..., eu não percebia..., quando percebi, ela não era mais a mesma pessoa..., não tinha mais a mesma vivacidade...*

Penso muito nela, quero falar, mas eu não falo, quer dizer, eu falo menos do que eu gostaria de falar, eu me calo. O limite do significante nos mostra que, não havendo palavras para nomear o que se perdeu, o sujeito busca recurso rememorando o que viveu em sua relação com o objeto perdido. Recordar, repetir e elaborar... Sr. Pedro passa a apresentar um sintoma de sua esposa, um sintoma que, segundo ele, o incomodava. Relaciona seu sintoma ao de sua companheira.

Quando eu abro os olhos eu vivo "sem querer" – ao que nos permite questionar: viver, sem querer?

Para finalizar, gostaria de explicitar que o objetivo deste artigo é estimular questões que possam ser articuladas à teoria psicanalítica e não o de apresentar conclusões. Nas palavras de Rubem Alves, *O importante na conversa são os pensamentos que ela provoca e não as conclusões a que se chega.*

REFERÊNCIAS BIBLIOGRÁFICAS

ARRANZ, P., BARBERO, J., BARRETO P., BAYÉS, R. *Intervención emocional em cuidados paliativos – modelos y protocolos.* Barcelona: Ariel ciências Médicas, 2003. 183p.

CARVALHO, Simone Borges de. O hospital geral [manuscrito]: dos impasses às demandas ao saber psicanalítico: como opera o psicanalista?: articulação teórica a partir da experiência da Clínica de Psicologia e Psicanálise do

Hospital Mater Dei. Dissertação (mestrado) Universidade Federal de Minas Gerais, 2008. 102p.

CHOCHINOV, H. M. Dignidad y la esencia de la medicina: el A, B, C, y d Del cuidado centrado em la dignidad. *Med Pal.,* Madrid, v. l 16, n. 2, 95-99, 2009.

LACAN, Jacques (1966). Subversão do sujeito e a dialética do desejo no inconsciente freudiano. In: ____. *Escritos*. Rio de Janeiro: Jorge Zahar, 1998. p. 807-842.

____. (1966). O lugar da psicanálise na medicina. *Opção Lacaniana,* São Paulo, Edições Eólia, n. 32, p. 08-14, dez. 2001.

MILLER, Jacques-Alain. Psychanalyse pure, psychanalyse appliquée & psychothérapie. *La cause freudienne,* Paris, École de la Cause Freudienne, n. 48, p. 2-35, maio 2001.

MOURA. Marisa Decat de. La pratique de la psychanalyse em milieu hospitalier au Brésil. *Revue FEDEPSY – Fédération Européene de Psychanalyse et* École *Psychanalytique de Strasbourg.* n. 2, p. 26-29, avril, 2002, Société Psychanalytique de Strasbourg.

____. Psicanálise e urgência subjetiva. In: ____. *Psicanálise e hospital.* 2. ed. Rio de Janeiro: Revinter, 2000. p. 3-15.

MORETTO, Maria Lívia Tourinho. *O que pode um analista no hospital?* São Paulo: Casa do Psicólogo, 2001. 218p.

QUINET, Antonio. *As 4 + 1 condições da análise.* Rio de Janeiro: Jorge Zahar, 1991. 125p.

TERCEIRA PARTE

RESPOSTAS DO ANALISTA À CLÍNICA DO LIMITE TERAPÊUTICO

Nenhuma teoria da medicina que não reconheça
o papel da vida secreta do doente e do círculo de seus
seres vivos e mortos é viável.

Pierre Benoit

O MAL-ESTAR NA HOSPITALIZAÇÃO NO CTI

Laura de Souza Bechara Secchin

Os homens se orgulham de suas realizações e têm todo o direito de se orgulharem. Contudo, parecem ter observado que o poder recentemente adquirido sobre o espaço e o tempo, a subjugação das forças da natureza, consecução de um anseio que remonta a milhares de anos, não aumentou a quantidade de satisfação prazerosa que poderiam esperar da vida e não os tornou mais felizes.
(FREUD)

Nas últimas décadas, as ciências modernas avançaram numa celeridade antes inimaginável, de forma que o envelhecimento da população, associado ao controle das patologias crônico-degenerativas e ao aperfeiçoamento tecnológico, tem, cada vez mais, permitido o prolongamento da vida e muitas vezes do morrer. Embora se possa até afirmar que a técnica surpreendeu o homem com a ilusão de que a vida pode ser estendida *ad eternum*, muitos impasses são testemunhados no dia a dia dos Centros de Terapia Intensiva (CTI) no que tange à dialética vida/morte.

Em 2005, alguns casos na mídia chamaram atenção: o da americana Terry Schiavo, em coma há 15 anos, cujo marido pediu autorização na justiça para desligar a sonda de alimentação que a mantinha viva; e o do Papa João Paulo II, maior entidade da Igreja Católica, que pediu para morrer no Vaticano, sendo atendido. Nessa mesma época, alguns filmes que concorreram ao Oscar, como *Me-*

nina de Ouro (2004) e *Mar Adentro* (2004), também abordaram o limite entre a vida e a morte.

A partir daquele momento, já como consequência da realidade vivenciada nos CTI, começou-se a questionar o limite de um tratamento. Em outras palavras, foi instalando-se uma crescente inquietação por parte das equipes de saúde e dos familiares dos pacientes diante da situação de alguns pacientes que, apesar de todo o aparato para a manutenção da vida, encontravam-se, paradoxalmente, *fora de possibilidade terapêutica.*

Para elucidar, citamos o caso de R., 11 anos, internada na UTI Pediátrica do hospital após um acidente de carro, em que morreu sua mãe. O pai teve uma fratura na perna e aguardava para fazer uma cirurgia. Confirmada a morte encefálica da menina, a equipe de enfermagem incomodou-se com a postura do médico de *não investir* na paciente. Ou, ainda, o caso de uma médica que diz ser "interessante discutir sobre o esforço do limite terapêutico", em vez da terminologia utilizada "limite do esforço terapêutico". O ato falho, em questão, revela a dificuldade ou o esforço de se pensar sobre esse limite, apesar de tanto avanço nas descobertas para o prolongamento da vida humana. Como pensar em parar ou em desistir quando se tem recursos para manter a vida? Isso iria contra o respeitado juramento hipocrático de "curar às vezes, aliviar com frequência e confortar sempre"? Até que limite estender a terapêutica para a manutenção da vida?

Sendo o máximo da nossa existência um fato da vida, falar de limite é falar de morte. Se, culturalmente, os homens procuram lidar com o que é inaceitável de acordo com os recursos da época em que estão vivendo, hoje, os recursos disponíveis são os avanços tecnológicos. Segundo Ariès (2003), as atitudes diante da morte são definidas em quatro fases.

A primeira, morte domada, era a dos cavaleiros medievais. A pessoa era advertida e tomava suas providências: lamentava a vida e convocava as pessoas próximas para perdoar-lhe à beira do leito. A própria pessoa organizava uma cerimônia pública. Seu quarto tornava-se um lugar público, onde amigos, parentes, vizinhos e crianças presenciavam a morte. Assim, durante séculos, vista como o descanso do guerreiro, a morte era, por um lado, familiar e próxima, por outro, atenuada e indiferente.

A partir dos séculos XI e XII, em virtude de uma série de fenômenos novos que foram surgindo, o lugar da perda começa a se modificar. Um deles é a representação do juízo final, de forma que cada homem é julgado de acordo com o balanço de sua vida. Esse julgamento começa ainda em vida, quando o doente está em seu quarto, aguardando a morte. Representando o desejo de conservar a identidade e a memória do morto, as sepulturas são marcadas por uma inscrição: no espelho de cada morte, cada homem redescobria o segredo da sua individualidade.

Por volta do século XVIII, o homem exalta, dramatiza, deseja, romantiza a morte do outro, cuja saudade e lembrança inspiram, nos séculos XIX e XX, o novo culto dos túmulos e dos cemitérios. Morte e amor, Tanatos e Eros são associados: assim como o ato sexual, a morte é considerada como uma ruptura do homem com sua vida cotidiana, com sua sociedade racional. A assistência prestada ao moribundo é agora cheia de emoção, choro, suplício, gesticulação. A simples ideia de morte causa uma intolerância à separação. Se, antes, focalizava-se a morte no indivíduo, agora, focaliza-se nos entes próximos. Ritualiza-se o luto excessivo: além de manifestar uma dor nem sempre experimentada, a família tem mais dificuldade de aceitar a morte do outro do que a própria.

Atualmente, vive-se uma necessidade premente de felicidade a qualquer preço. Dessa forma, a morte passa a ser interdita, sendo sua verdade problemática. As pessoas não resistem, não aguentam, ou, na melhor das hipóteses, vão a óbito, em decorrência de insuficiência respiratória, de complicações cardíacas ou neurológicas, de falência generalizada dos órgãos – nunca de velhice. Presumindo-se ser melhor que o doente não saiba, há uma tentativa não só de protegê-lo, mas também de poupar os sobreviventes, não se referindo à morte. Assim, não se manifestam as emoções causadas por esse fato e pelo luto.

Entre 1930 e 1950, morre-se no hospital porque este se tornou o local onde se prestam os cuidados que já não se podem prestar em casa. A morte então passa a ser um fenômeno técnico, tornando-se dividida, parcelada em uma série de etapas, entre as quais não se sabe qual é a verdadeira: aquela em que se perdeu a consciência ou a respiração. Passa a ser decidida pelo médico e sua equipe, donos da morte, de seu momento e de suas circunstâncias.

Na morte nova e moderna, procura-se reduzir ao mínimo as operações inevitáveis destinadas a fazer desaparecer o corpo: desaparecem as manifestações aparentes de luto, como roupas escuras. Longe de inspirar pena ou compaixão, a dor demasiada provoca visível repugnância, torna-se sinal de perturbação mental ou de má educação, devendo-se, portanto, evitar desabafo, junto aos familiares, para não impressionar as crianças. É a morte do luto solitário e envergonhado: só se tem o direito de chorar quando ninguém vê nem escuta.

Esvaziada a morte, não há mais razão para visitar o túmulo. Interpretada como a maneira mais radical de fazer desaparecer e esquecer tudo o que pode restar do corpo, a cremação torna-se, em alguns lugares, a forma dominante de sepultamento. Por outro lado, essa fuga diante da morte não está relacionada à indiferença em relação aos mortos, mas à negação como forma predominante de se lidar com esse fato.

Gorer (*apud* ARIÈS, 2003) mostrou como a morte, substituindo o sexo, tornou-se um tabu no século XX. Antigamente, embora se ensinasse às crianças que se nascia dentro de um repolho, elas assistiam à grande cena da despedida à cabeceira do moribundo. Hoje, embora, desde cedo, sejam iniciadas na fisiologia do amor, diante da perda de um ente querido, é-lhes explicado que este repousa num belo jardim entre flores. Enfim, quanto mais a sociedade relaxa seus cerceamentos acerca do sexo, mais rejeita as compleições da morte.

Ocorre que os sociólogos de hoje aplicam à morte e à proibição de a elase referir o exemplo dado por Freud a respeito do sexo e de seus interditos. Assim, por um circunlóquio, o tabu atual da morte é ameaçado entre os homens de ciência.

Esse movimento de deslocamento da representação da morte foi sendo acompanhado pelas mudanças no campo da medicina. Considerando-se a história, o protótipo do médico era de um homem de prestígio e autoridade. A prática da medicina sempre ocorrera acompanhada por doutrinas e, até o século XIX, era uma espécie de filosofia. O doente era visto em sua totalidade e no seu contexto (NEPOMIACHI, 2001).

No século XIX, a medicina adquire novas conquistas: vacinas, instrumentos médicos, desenvolvimentos de métodos propedêuticos, anatomia patológica, microbiologia. A partir da teoria dos germes, é possível explicar uma doença sem falar no corpo inteiro, tornando-se a doença um processo restrito ao biológico. Dessa forma, pensa-se nas doenças e não nos doentes, iniciando-se a superespecialização observada nos dias atuais.

Conforme essa nova intenção, surgem as unidades de tratamento intensivo (no Brasil, na década de 1960), nas quais a equipe médica está a serviço do prolongamento da vida. Todo tratamento médico mede sua efetividade na escala epidemiológica, por um incremento na expectativa de vida. Os reais poderes dos avanços científicos e tecnológicos subverteram profundamente a posição do médico, que trocou seu lugar de "a serviço da vida" para "a serviço da tecnologia" (FONSECA, 2001).

Num leito de CTI, isolados e desnudos de suas roupas, de seus desejos, de sua identidade, os pacientes são, muitas vezes, reduzidos, a uma doença grave e às vozes que lhes falam. Pode-se considerar tal estado como o máximo da entrega na mão do outro, em que se concretiza o desamparo humano. Por outro lado, é inevitável que o paciente traga consigo sua história inscrita, que não tem como ser calada, principalmente diante da possibilidade de morte (SECCHIN, 2006).

A hospitalização toma um sentido diferente para cada ser humano. Quando uma pessoa é internada e se depara com um acontecimento inesperado e imprevisível, é destituída de forma violenta de sua cadeia significante, gerando uma quebra das certezas que se tinha até o momento (MOURA, 1996).

Dessa forma, desestabilizam-se o sujeito e sua família, fazendo emergir uma angústia que não pode ser tratada pelos grandes avanços tecnológicos da medicina. Em termos de métodos diagnósticos e tratamentos, o que se descobriu não alcança a marca do humano, que é o inconsciente. Se, por um lado, a medicina, cada vez mais especializada, assegura-se de um saber de condutas programáticas e pragmáticas, baseadas em protocolos e *guidelines*, sempre tentando alcançar a meta do *gold standard*, por outro lado, acaba por destituir o sujeito de sua doença, excluindo a subjetividade (CAMPOS, 2003).

Em um atendimento, S., 27 anos, tem o diagnóstico de um tipo de câncer agressivo e já com metástase. No dia posterior ao diagnóstico, como, segundo a equipe, a paciente está muito ansiosa, já que não há o que fazer, o psicanalista é chamado. Assim, oferecendo a escuta, pudemos ouvir sobre o inesperado diagnóstico, sobre os planos futuros – agora incertos e ameaçados, sobre o filho abortado aos 18 anos – a maternidade como um desejo adiado e agora impossibilitado de realização. Muito choro e uma relação conflituosa com a mãe, que se encontrava visivelmente abatida. A médica responsável pelo caso, em uma fala, opina que, se fosse com ela própria, pelo quadro clínico, nem faria quimioterapia. Por insistência da família e pela dificuldade em aceitar o diagnóstico, foi iniciado o tratamento, que durou cerca de quinze dias. S. morreu no CTI.

Casos como este são frequentes, e o que se discute é até que ponto e qual seria a terapia útil. Diga-se de passagem, útil no sentido próprio de ser vantajoso para o paciente. Questionamos se são válidas medidas heroicas para o prolongamento da vida, em detrimento da qualidade da mesma. Ainda que tais medidas possam tornar-se ações iatrogênicas, trazendo conforto ao médico, já que se está fazendo tudo para o paciente, por outro lado, este é submetido a procedimentos invasivos e dolorosos, sem possibilidade de escolha, na maioria das vezes.

Em um dia de verão, Freud caminhava pelo campo com um amigo e um poeta: este perturbado porque toda aquela beleza se acabaria com a chegada do inverno. A ideia da transitoriedade, ou seja, o fato da perfeição da natureza estar fadada ao fim antecipou o luto, e a mente recuou diante de algo penoso. Por isso, o poeta não desfrutou do passeio. Estava tão preocupado com o fim das flores, que não se permitiu apreciá-las. De acordo com Freud (1915), a imortalidade é produto de nossos desejos.

Em *O mal-estar na civilização* (1930), Freud ressalta a busca dos homens pela felicidade e as razões pelas quais esse objetivo não é atingido. Assim, como fonte de sofrimento, Freud escreve sobre a força superior da natureza, a fragilidade de nossos próprios corpos, e a facticidade das normas ajustadoras dos relacionamentos entre os seres humanos. Em relação às duas primeiras, afirma: "Nunca dominaremos completamente a natureza, e o nosso organismo corporal, ele mesmo parte dessa natureza, permanecerá sempre como uma estrutura passageira, com limitada capacidade de adaptação e realização" [1930] (1996, p. 93). Além disso, em um tempo remoto, o que parecia inatingível era atribuído a Deus. Só que, cada vez mais, o homem tenta se assemelhar a Ele. Com os recursos da tecnociência, o homem recria seus próprios órgãos, motores ou sensoriais, ou amplia seu funcionamento.

Podemos nos remeter ao CTI, onde se encontram indivíduos dessubjetivados, sem referências, com sua imagem corporal distorcida por tubos e aparatos que o conectam à vida. Apesar de os avanços tecnológicos serem inquestionavelmente importantes, tornaram-se uma espécie de meio de o homem interferir e exercer controle sobre a natureza. Um paciente é internado no CTI quando, entre outras razões, necessita de uma aparelhagem mais complexa para a manutenção da vida, por estar em estado grave de doença, correndo risco de morrer. Assim, interferindo-se em um processo natural do organismo de envelhecer e morrer, prolonga-se ao máximo a vida.

Expressões como "se fosse comigo, eu não faria" ou "se eu me encontrar nesta situação, não me tragam para o CTI", são frequentemente ouvidas. Ali, no setor fechado, vivenciam algo pior que a morte: o profissional sabe que não se pode salvar sempre e que nem sempre se salva bem (MOURA, 1991).

Freud ressalta a necessidade do homem de amar e ser amado, bem como do enorme desamparo sentido quando se perde alguém, ainda que um paciente. Dessa forma, se, por um lado, o CTI concretiza o anseio dos homens, propiciando os avanços médicos-científicos, paradoxalmente, por outro, aponta para a falta de garantias, para a impossibilidade de tudo controlar e dominar, remetendo à possibilidade da perda de pessoas queridas.

Na tentativa de amenizar o sofrimento de quem cuida e de quem é cuidado, o Código de Ética Médica, em sua última atualização, em 2009, prevê a ortotanásia. Ou seja, nos casos de doença incurável, o médico deve oferecer os cuidados paliativos disponíveis, promovendo conforto, sem empreender ações diagnósticas e terapêuticas inúteis ou obstinadas. Em setembro de 2012, uma resolução do Conselho Federal de Medicina estabeleceu a validade do Testamento Vital, legitimando a escolha do paciente de como deseja ser tratado no limite da vida (LOPES et al., 2012).

Somam-se a isso discussões acerca da Educação Médica, que vem atualizando o currículo, as metodologias de ensino e de avaliação na graduação, com o objetivo, entre outros, de humanizar a assistência, uma vez que o modelo predominante era o modelo biomédico.

Diante dessas considerações, reflexões vêm à tona sobre os efeitos dos avanços tecnocientíficos e da racionalidade médica nas relações que se inserem no hospital bem como sobre as novas demandas dirigidas ao psicanalista nesse contexto.

Para a medicina, há vida enquanto há atividade mental, ou seja, o conceito de é o da morte cerebral. Isso pode oferecer uma possibilidade ao psicanalista: incomodado com a condição muitas vezes imposta pela equipe de *quase morto*, de *não investir*, o psicanalista quer saber do sujeito, de sua história, dos seus desejos, ainda que por meio de sua família. Presumimos que, assim como o nascimento, a história de alguém pode não terminar com a morte de seu corpo: mesmo diante da realidade inexorável da morte, pode-se, por meio da palavra, autorizar outro tipo de investimento e permitir que o desejo permaneça vivo, ainda que pela palavra de um outro.

A presença do psicanalista no CTI o faz testemunhar algo pior que a morte e faz circular que tem um suposto saber sobre o fim. De fato, ele tem um saber sobre os limites, já que sua atuação no hospital implica abrir mão do seu narcisismo e reconhecer os limites da técnica e da vida.

Ao lidar com a morte, a espécie humana apreende que ela não é apenas uma realidade biológica, é antes um fator cultural que foi modificando-se com a civilização. Enquanto há uma forte negação, em especial quando se trata de crianças, a partir do momento em que se começa a questionar o limite, inicia-se uma mudança de paradigma, na qual se discute a morte.

A rapidez dos progressivos avanços tecnológicos, a angústia que emerge com a aproximação da morte, a iminência de intervenção traumática comovem a rotina do CTI. Enquanto a equipe se apoia na tecnologia, nas máquinas que decodificam os sinais vitais dos órgãos do corpo, a comunicação com o paciente é feita por meio de seu pulso, de sua temperatura, de seu batimento cardíaco, de sua pressão. Sempre com os aparelhos intermediando.

Muito se tem falado do limite do esforço terapêutico, da terapêutica útil e da terapêutica fútil. A recente demanda de discussão sobre ética e sobre os dilemas da morte parece tentar resgatar o ser humano, a subjetividade de cada um. Assim como o médico, a quem pesa a decisão solitária sobre a vida e a morte, o paciente tem limite. O mal-estar na hospitalização em CTI é causado pelo fato de se ter avançado tanto tecnicamente e, em alguns casos, desconsidera-rem-se as consequências subjetivas desse avanço, já que não é todo tempo benéfico. Retomando a epígrafe deste texto, segundo a qual os homens se orgulham de suas realizações e têm razões para isso, ressaltam-se novos questionamentos; a despeito das considerações de Freud, os homens não se tornaram mais felizes.

Com sua postura, sua presença e seu desejo, o psicanalista vem autorizar a palavra e propiciar um espaço para que cada um possa se escutar – inclusive os membros da própria equipe. A partir da oferta de intervenção de um outro lugar, o médico, o paciente e seu familiar têm possibilidade de ser causado, para sair da passividade e então questionar-se, implicar-se, transformar-se.

Dessa forma, o psicanalista, no CTI, vai possibilitar outra dimen-são dos fatos: não negando a morte, mas possibilitando que se fale do *mal-estar*, do sofrimento e da angústia que ela causa, tanto na equipe quanto no paciente e na sua família. Assim, o psicanalista vai trabalhar com a vida: a vida que implica a morte.

REFERÊNCIAS BIBLIOGRÁFICAS

ARIÈS, Philippe. *História da morte do ocidente*. Rio de Janeiro: Ediouro, 2003. 312p.

CAMPOS, Sérgio. Psicanálise aplicada à medicina: o avesso do *gold stan-dard. Opção Lacaniana,* n. 38, novembro de 2003.

FREUD, Sigmund. (1916[1915]). *Sobre a transitoriedade*. Rio de Janeiro: Imago, 1996, p. 313-319. (ESB, 15)

_____. (1930[1929]) O mal-estar na civilização. Rio de Janeiro: Imago, 1996. p. 65-153. (ESB, 21)

LOPES, A. D.; CUMINALE, N. O Direito de Escolher. *Veja* 2012; 98-106.

NEPOMIACHI, Ricardo. El médico, las tecnociencias y el psicoanálisis. *Vir-tualia: Revista digital de la Escuela de la Orientación Lacaniana*, n.1, año I, abril 2001. Disponível em: <http://www.eol.org.ar/virtualia> Acesso em 20 dez. 2012.

MOURA, Marisa Decat de. Psicanálise e urgência subjetiva. In: ___. *Psicanálise e hospital*. Rio de Janeiro: Revinter, 1996. p. 3-19.

___. O psicanalista no CTI. Departamento de Psicologia e Psicanálise Hospital Mater Dei. *Epistemossomática*, Belo Horizonte, n.1, agosto 1991, p. 66-74.

SECCHIN, Laura S. Bechara. UTI: onde a vida pulsa. *Epistemo-somática,* Belo Horizonte, v. III, p. 223-230, 2006.

A PRESENÇA DO ANALISTA EM SITUAÇÃO DE URGÊNCIA SUBJETIVA NO HOSPITAL GERAL

Glauco Batista
Guilherme Massara Rocha

Introdução

A prática da psicanálise em instituição hospitalar é marcada por demandas com caráter de urgência, sobretudo quando se está de plantão num Centro de Terapia Intensiva – CTI. Ao profissional é demandado que "acabe com os problemas", "resolva os conflitos", "restabeleça a tranquilidade perdida", aparentemente sem muitos recursos e de forma absolutamente eficaz. Acerca de tais demandas, Guérin (1982) afirma que: "o médico demanda ao analista que ele conduza à perfeição o poder cuja experiência lhe revela não ser inteiramente de seu saber técnico. O médico lhe demanda um acréscimo de poder, o poder terapêutico justificando as funções médicas" (GUÉRIN, 1982, p.5-6). A "demanda de um acréscimo de poder" citada por Guérin nos faz pensar que o profissional esperado – "ideal" do ponto de vista da instituição – não é outro senão um "especialista da subjetividade", capaz de garantir que a execução dos "procedimentos protocolares" não será interrompida devido à irrupção de algo da subjetividade.

Lacan nos adverte, em seu ensino, que esta posição fixada de responder às demandas do Outro, neste caso, a posição de "mais de poder" da medicina, é avessa à posição do psicanalista. No seminário 11, para iniciar sua fala sobre transferência e pulsão, ele utilizou o termo "presença do analista", extensamente trabalhado por Sacha Nacht e igualmente criticado por Lacan: ele aponta que, no texto de Nacht, há uma redução desse termo a uma "espécie de pregação lacrimejante", uma "intumescência cerosa", uma "carícia um pouco viscosa" (LACAN, 1985 [1964], p.125).

Segundo Nacht, a presença do analista se define por uma atitude por meio da qual este propõe ao sujeito uma forma "captável", "não dissipável" e "não ambígua" de sua existência e seu interesse pelo enfermo. Ele afirma que "o analista atua menos pelo que diz que pelo que é" (NACHT, 1967, p.72), assemelhando-se à posição adotada pela corrente surgida nos anos 1940 na América do Norte, chamada "psicologia psicanalítica do ego", na qual esta individualidade idealizada do analista é muito importante. Lacan sustenta uma presença do analista avessa à definição proposta por Nacht e, em todo o seu ensino, contesta claramente essa ideia, propondo a dissolução dessa "presença consistente". Para Lacan, ao contrário, o analista "faria melhor situando-se em sua falta-a-ser do que eu seu ser" (LACAN, 1998[1958], p.596). Fica marcada, portanto, uma diferença radical, um ponto de impossível entre o que é demandado pela instituição e a resposta emitida pelo psicanalista.

Além disso, o lugar do psicanalista não está dado de antemão, ele precisa do outro para que, na transferência, possa ocupar esse lugar. No seminário intitulado "O avesso da psicanálise", Lacan nos diz que: "Se o analista trata de ocupar esse lugar no alto e à esquerda que determina seu discurso, é justamente porque de modo algum está lá por si mesmo" (LACAN, 1992 [1969-1970], p.50). Assim, falar de um psicanalista no hospital geral não é dizer de uma simples presença física em qualquer setor da instituição para garantir sua presença enquanto função.

A partir de uma situação clínica, pretende-se precisar o conceito de presença do analista, a noção de urgência subjetiva e as particularidades desse encontro do sujeito em situação de urgência subjetiva com o psicanalista e seus efeitos na subjetividade, visando explicitar o que a psicanálise pode oferecer como subsídio para respostas possíveis diante dos impasses encontrados na práxis em instituição hospitalar. Propomos, agora, a leitura de uma situação clínica que fomentou muitas das questões teóricas abordadas neste trabalho:

Durante um plantão no Centro de Terapia Intensiva – CTI, a equipe de enfermagem solicita um atendimento de urgência para Maria (nome fictício), que havia chegado à Unidade há cerca de uma hora devido a uma emergência e esperava os resultados de exames feitos previamente para que a equipe médica pudesse definir sobre a realização de uma cirurgia de alta complexidade. A queixa da enfermeira era de que Maria "não estava entendendo" o que era explicado, ela chamava a enfermagem "o tempo todo" e perguntava "a mesma coisa mil vezes", mesmo já tendo sido orientada.

O psicanalista faz a entrevista de admissão, uma rotina da psicologia no CTI, na qual fornecidas orientações sobre o funcionamento do setor, os horários e presença dos psicólogos da Clínica de Psicologia e Psicanálise, além do registro dos telefones de contato de familiares para a equipe multiprofissional. Este momento é uma oportunidade de um primeiro encontro com o psicanalista e uma escuta do paciente e sua família. Logo após a entrevista, Maria diz não ter ficado claro uma coisa, "mesmo com as explicações", alegando não ter compreendido bem o que o psicólogo faz no CTI. E prossegue, perguntando: "Quando eu preciso fazer xixi, eu chamo a enfermeira, quando eu sinto dor, chamo o médico... E você? Quando é pra chamar?" Diante da pergunta "repetitiva", de quem "não entendeu" e também da dificuldade estrutural de "explicar de forma objetiva" e "inequívoca" sua prática, o psicanalista responde: "Vamos fazer assim: quando você não souber a quem chamar pode saber que é comigo mesmo". Maria imediatamente diz que já tem "uma coisa" pra pedir, mas precisa pensar melhor, porque "não sabe ao certo o que quer". É agendado outro horário para uma nova conversa, no mesmo dia. Após o atendimento, a enfermeira procura novamente o psicanalista e pergunta o que foi feito, porque Maria "parou de reclamar". Mais tarde, no horário agendado, Maria pergunta se no CTI "pode usar o telefone". Diz que recebeu os resultados dos exames e no dia seguinte passaria por uma cirurgia delicada – com risco iminente de vida – e tinha "umas coisas" pra falar com seus filhos antes.

A presença do analista

No seminário 11, encontramos a célebre e enigmática sentença de Lacan: "a presença do analista é ela própria uma manifestação do inconsciente" (LACAN, 1985[1964], p.125). Segundo ele, se a transferência é uma formação do inconsciente, situada no campo da necessidade para o estabelecimento de uma análise, a presença do analista seria um efeito da manifestação do inconsciente, colocado do lado da invenção, da contingência. A contingência é uma noção central da teoria lacaniana, e sua relação de necessidade colocada por Lacan com a presença do analista aponta a direção que devemos seguir. "Aceitar a tese da necessidade da contingência é eticamente importante para recusar a redução da psicanálise a uma técnica terapêutica que serve apenas a interesses ideológicos que visam o impossível controle da causa do desejo" (PINTO, s/d).

A presença do analista seria da ordem de uma "presença súbita", irrupção, sendo que o simples fato de estar ali assentado na sua "poltrona de psicanalista" não garantiria a presença do analista como função, como manifestação do inconsciente. Por outro lado, o fato de estar lá com o seu corpo é também uma condição para esta presença. Isso torna a questão da presença do analista – que, conforme a fala de Lacan, articula-se com o próprio conceito de inconsciente – não somente ambígua, mas também complexa.

O fato de a presença do analista ser colocada como uma "manifestação do inconsciente" nos força a realizar uma breve pausa para pensar este conceito na teoria psicanalítica.

Em *A Interpretação dos Sonhos*, Freud (2006 [1899/1900]) formula daí as leis do inconsciente. Pela análise dos sonhos dos pacientes, a conclusão a que ele chega é a de que os sonhos seguem uma lei própria, uma lógica que não é a lógica cotidiana. É desse modo

– como relembra Lacan[1] – forçado a demonstrar que nosso aparato mental é formado pela consciência, cujas regras reconhecemos, e pelo inconsciente, cujos efeitos nos surpreendem por seguir uma lógica diferente e desconhecida (ainda que sempre familiar). Trata-se de uma obra inaugural, que traça o limite entre os artigos pré-psicanalíticos de Freud e o próprio surgimento da psicanálise.

Dez anos mais tarde, em *Formulações Sobre os Dois Princípios do Funcionamento Mental"*, Freud (2006 [1911]) avança em sua formulação sobre o funcionamento do aparelho psíquico. Apontando para uma direção na qual devemos levar em conta a existência do inconsciente, ele nos diz:

> Mas nunca nos devemos permitir ser levados erradamente a aplicar os padrões da realidade a estruturas psíquicas reprimidas e, talvez por causa disso, a menosprezar a importância das fantasias na formação dos sintomas, sob o pretexto de elas não serem realidades, ou a remontar um sentimento neurótico de culpa a alguma outra fonte, por não haver provas de que qualquer crime real tenha sido cometido. Somos obrigados a empregar a moeda-corrente do país que estamos explorando; em nosso caso, uma moeda neurótica (FREUD, 2006[1911], p. 243).

Desde o início de sua obra, Freud deixa como marca que o inconsciente em seu caráter de não-reconhecido inscreve o limite de toda decifração. Alguns anos mais tarde, no texto "O estranho", Freud (2006 [1919]) aponta para o caráter das coisas que são ao sujeito estranhas e familiares ao mesmo tempo. A partir do conto "O Homem da Areia", de E.T.A. Hoffman, ele explora a vinculação da noção de "estranho", remetendo a algo conhecido, familiar (ain-

---

[1] Lacan nos diz que "Freud afirma ter sido forçado por seu objeto" (LACAN, 1998[1958], p.626).

da que assustador) aos processos psíquicos que o originam. Após um percurso com os termos *heimlich* e *unheimlich*, Freud conclui que "*heimlich* é uma palavra cujo significado se desenvolve na direção da ambivalência, até que finalmente coincide com seu oposto, *unheimlich*. *Unheimlich* é, de um modo ou de outro, uma subespécie de *heimlich*" (Idem, p. 244). Segundo ele, os termos *heimlich* e *unheimlich* não são antônimos, podendo até mesmo coincidir em alguns momentos. O estranho seria um material conhecido do sujeito que fora recalcado, por isso, quando retorna, apresenta um aspecto "estranhamente familiar". Mais adiante, ele afirma que "a qualidade de estranheza só pode advir do fato de o "duplo" ser uma criação que data de um estádio mental muito primitivo, há muito superado – incidentalmente, um estádio em que o duplo tinha um aspecto mais amistoso. O duplo converteu-se num objeto de terror, tal como, após o colapso da religião, os deuses se transformam em demônios" (Idem, p.254). Ele diz também que o estranho é de fato "algo que deveria ter ficado oculto, mas veio à luz" (Idem, p.258).

Retomando a leitura do Seminário 11, Lacan nos traz um inconsciente que não é mais somente um saber "oculto" que se propõe atingir na análise, como na obra de Freud e no início de seu ensino. Ele diz:

> Vocês têm aí acesso rápido à formulação que coloquei em primeiro plano, de um movimento do sujeito que só se abre para tornar a se fechar, numa certa pulsação temporal – pulsação que marco como mais radical do que a inserção do significante que sem dúvida a motiva, mas não lhe é primária ao nível da essência, pois que de essência me provocaram a falar (LACAN, 1985[1964], p.125).

O caráter de impossibilidade de se dizer tudo ou de se alcançar toda a experiência traumática do sujeito via associação livre coloca o inconsciente com um acontecimento marcado pelo tempo e não mais por um saber a ser desvendado.

Há, no inconsciente, algo de sempre faltoso, um impossível de se realizar, algo que é da ordem do "não-realizado", "não-nascido" (Idem, p.30). Lacan vai sustentar que a interpretação "que não pode faltar" é justamente aquela que aponta para este lugar, aquela que faz despontar o significante que "não é", que toca um ponto irredutível a qualquer tradução. Embora haja um sentido a ser lido na repetição, é justamente o sem sentido que vai interessar a Freud e, especialmente, a Lacan.

Interessante pensar que, a partir daí, a psicanálise não só localiza que há algo além da representação, um impossível já trazido por Freud, mas marca o caráter fundante e ordenador disso que "não tem tradução" como elemento fora do discurso, um ponto de hiância e de acaso a partir do qual o sujeito se constitui e se orienta, mesmo não sabendo muito a respeito disso.

Retomando a fala da Lacan sobre a presença do analista, ele aponta desde seu primeiro seminário a dificuldade de viver se o sentimento da presença fosse constante: "É um sentimento que tendemos incessantemente a apagar da vida [...] É um mistério que mantemos a distância e ao qual, por assim dizê-lo, nos temos acostumado" (LACAN, 1986[1953-54], p.3). No seminário 17, ele vai retomar essa ideia, dizendo que a posição de analista "é feita *substancialmente* do objeto a" (LACAN, 1992 [1969-1970], p.40 – grifos nossos), apontando para uma direção que não supõe uma rigidez ou fixação num determinado lugar: o analista não ocupa este lugar específico "todo o tempo".

Embora a presença do analista esteja localizada para além da presença física, desde Freud é também sabido que mesmo que possamos realizar alguma leitura do saber inconsciente a partir de escritos literários ou – em tempos "digitais" – a partir de conteúdos postados em redes sociais, blogs etc., não se provocam efeitos analíticos a não ser "arriscando a própria pele". Não sem presença, sem pôr o corpo, como nos aponta o próprio Freud: "Não se pode vencer um inimigo ausente ou fora de alcance" (FREUD, 2006 [1914], p.199). Está colocada aí a ambiguidade desta "presença que não é".

O analista presente "em corpo" convida o sujeito a falar, sustentando a aposta de que pela via da palavra algum saber sobre o inconsciente poderá ser elaborado e então algo de sua verdade poderá ser atingida. Contudo, a própria presença do analista comporta algo de uma impossibilidade: de tudo dizer, de tudo saber, uma presença que carrega a insígnia do semblante. Apontando que a causa do inconsciente deve ser tomada como "causa perdida", pois "só existe causa para o que manca", claudica (LACAN, 1985 [1964], p.29), Lacan afirma: "é aqui que a presença do psicanalista é irredutível, como testemunho dessa perda" (Idem, p.127).

Este breve recorte sobre o conceito de inconsciente apresentado por Freud e os avanços propostos por Lacan, neste momento de seu ensino com sua articulação à noção de presença do analista, serão fundamentais para que possamos avançar na formalização acerca da presença do analista em situação de urgência subjetiva no hospital geral.

Emergências médicas e urgência subjetiva

Na resolução 1451 de 1995 do Conselho Federal de Medicina, temos as seguintes definições:

> Define-se por *emergência* a constatação médica de condições de agravo à saúde que impliquem risco iminente de vida ou sofrimento intenso, exigindo, portanto, tratamento médico imediato. Define-se por *urgência* a ocorrência imprevista de agravo à saúde com ou sem risco potencial de vida, cujo portador necessita de assistência médica imediata. (RESOLUÇÃO CFM n° 1451/95)

Importante pensar que a emergência médica é definida a partir do princípio da utilidade e do bem-estar, em que o profissional de saúde tem um papel ativo de apoio para restituir algo de ordem básica, de sobrevivência. São realizadas intervenções visando definir os comportamentos do paciente a partir de um ideal, sendo que é o profissional que "constata" o agravo e emite a mesma resposta protocolar para todos os casos. Essa posição – embora não só bem--vinda, mas fundamental para o progresso das ciências – vai eliminar a dessimetria necessária para o surgimento do sujeito enquanto singularidade. Há algo da ordem do particular, do contingente, que não está contemplado no discurso da ciência (BOTTO, 2007).

Conforme apontamos em trabalhos anteriores, a medicina, por seu turno, é exercida por meio de um apelo à Norma e exige do sujeito em tratamento que ele se aliene de suas escolhas. É-lhe exigido sacrificar aquilo que deseja, em benefício daquilo que lhe é devido fazer, em benefício de sua "recuperação" (ROCHA, 2007).

Por outro lado, a noção de urgência subjetiva nos remete a um momento de quebra do discurso, com o encontro do sujeito com algo da ordem do insuportável e sem mediação simbólica. Neste momento "claudicante", quando faltam palavras que possam nomear esse encontro com o real, o sujeito coloca sua realidade psíquica em ato. Diversos autores apontam o momento em que a urgência subjetiva rompe com um "equilíbrio" prévio e os pontos de referência simbólica onde o sujeito se sustentava, revelando a precariedade do estado anterior, até então de "equilíbrio" (SOTELO, 2009; CALAZANS *et al*, 2008; BELAGA, 2006; DECAT DE MOURA, 2000).

Em seu trabalho sobre a urgência subjetiva, Calazans (2008) nos aponta em torno do que há urgência para o sujeito. Sustentado pela abertura do primeiro seminário de Lacan, sobre "Os escritos técnicos de Freud" (LACAN, 1986 [1953-1954], p.10), ele nos diz:

> Mas o que é uma urgência? É preciso saber, em primeiro lugar, em torno de que há urgência. Em torno de que questões podemos dizer que uma resposta urge? A urgência advém em torno das questões colocadas por Lacan na abertura do Seminário sobre os escritos técnicos de Freud - o pai, a sexualidade e a morte -, ou seja: em torno de

três maneiras distintas de pensar a alteridade e contingência (CALAZANS *et al.*, 2008, p.643).

Ele afirma que, no caso das questões levantadas por Lacan, são aquelas que não se pode adiar e, principalmente, para as quais não se tem uma resposta determinada – protocolar – para dar. É em torno dessa resposta que um dispositivo que se propõe a acolher o sujeito em situação de urgência deve se ater.

Importante pensar que a urgência subjetiva, avesso da urgência/emergência médica tem a ver com certa dissolução do universo simbólico do sujeito, e o analista não pretende, assim como o profissional de saúde, dar conta de urgência social ou econômica. Nesse momento, como nos aponta Caroli, o aparecimento de um "distúrbio agudo" não é sinônimo de agravação (CAROLI, 1989, p. 59), como acontece no caso de uma urgência médica, e a urgência é "mais de situação do que de diagnóstico" (idem).

Interessante pensar que, além de nem toda urgência ser subjetiva, nem todo momento de crise pode ser nomeado dessa forma. Valendo-se da noção de "generalização do trauma" proposta por Éric Laurent, Guilhermo Belaga nos diz que a "urgência generalizada" fala de um traumatismo, tanto no nível do coletivo como no do singular, em que se encontra uma impotência do discurso na hora de ler o acontecimento (BELAGA, 2005, p. 13). Encontramos também que "a noção de urgência generalizada pode ser tomada em dois sentidos que não são excludentes, mas de níveis distintos: é generalizada por não destacar a singularidade do sujeito e partir do Outro; e é generalizada por partir da ideia de que ó transtorno é geral" (CALAZANS *et al.*, 2008, p. 646). A urgência generalizada só pode ser considerada urgência subjetiva pelo acolhimento do psicanalista, quando, por meio da oferta de uma escuta, é possível localizar a urgência em torno de alguns significantes trazidos pelo sujeito.

Como foi trabalhado anteriormente (BATISTA, 2010), um tema central na clínica da urgência é a dimensão do tempo. No encontro com o analista, introduzir a dimensão de que "há tempo" abre o espaço para o movimento dos tempos lógicos propostos por Lacan.

Diante da demanda de concluir, instalada na urgência, o analista introduz uma pausa, oferece um tempo para compreender o que se passa com aquele sujeito, sustentando, entretanto, o espaço para o sem sentido.

A urgência subjetiva é um dispositivo clínico por meio do qual o analista convida o sujeito a localizar o que foi transformado em ato ou encontra-se em intenso embaraço pela subtração da palavra e, por meio de uma operação analítica, situa-se em torno de alguns significantes que posteriormente se enlaçarão na transferência. Tal operação consiste em ocupar uma "posição específica" – posição de analista – com uma "escuta diferenciada": escutar "para que o outro se escute" (DECAT DE MOURA, 2002, p. 54). A aposta aqui é a de que pelo recurso à palavra, o sujeito possa prescindir da colocação em ato de sua realidade psíquica e recriar novas saídas. Cabe ao analista sustentar esse espaço de criação (MOHALLEM, 2002) para o sujeito onde ele será convidado a (re)inventar, por meio da palavra, um modo próprio de se haver com o insuportável, construir algum saber sobre si próprio a partir de algo que aponta para um enigma.

Interrogando acerca das intervenções do analista e seus efeitos, Inés Sotelo (2009) afirma que, nesse momento da urgência, sustentar certa objetividade abre o espaço necessário para que o sujeito possa trazer alguns dos significantes que posteriormente se enlaçarão na transferência. Mas o que seria essa "certa objetividade" de que fala a autora?

Em um de seus célebres artigos sobre a técnica, Freud vai concluir que a contrapartida da associação livre no paciente corresponde à atenção flutuante no analista (FREUD, 2006 [1912]). Ele alerta que o analista deve evitar toda a influência consciente sobre a capacidade de escuta e abandonar-se por completo à sua memória inconsciente. No entanto, para que ele possa servir-se de seu próprio inconsciente como instrumento na análise, é preciso não tolerar qualquer resistência que afaste de sua consciência o que seu inconsciente percebeu; caso contrário, induziria na análise uma forma de seleção e distorção que seria muito mais prejudicial que aquela oriunda do esforço de concentração calcado na atenção consciente. O analista deve ser opaco aos seus pacientes e, diz Freud (idem, p. 131) funcionar como um espelho, mostrando ao paciente apenas aquilo que ele próprio – paciente – mostrou ao analista. Assim, é função do analista, por excelência, escutar e pontuar a vertente do desejo no discurso do analisando, tendo como desafio driblar a resistência que, por parte do analista, imporia em seleções, logicizações e racionalizações. O analista só consegue escutar alguém se ele também tiver sido escutado anteriormente, só assim ele pode evitar que os pontos inconscientes não solucionados nele funcionem como um "ponto cego" em sua percepção analítica (idem, p. 130).

Em seu seminário sobre a Transferência, Lacan (1995) já aponta que o analista deve ocupar um lugar vazio de significação a fim de provocar e sustentar um trabalho do sujeito via transferência. A interpretação deve se dirigir ao que resta como ininterpretável para cada um, localizando um vazio de significação, um encontro com um significante que produza enigma para o sujeito. A interpretação não visa emergir algum elemento que completará o sentido, mas algum significante irredutível ao sentido, um S_1 que não se articula com um S_2 e não dá, portanto, lugar a um efeito de significação. Nesse S_1 opaco ao sentido, nós reconhecemos o signo que a língua traça sobre o corpo do ser falante, signo de gozo, sinais do trauma que deixa o encontro com o gozo, singular para cada um, que o sentido não resolve.

Sabendo disso, o analista poderia então dispor de "certa objetividade" que possibilite, como na situação clínica, "criar condições de escutabilidade", sabendo, no entanto, que sua objetividade é verdadeiramente outra. Com efeito, a "objetividade" de um analista consiste, principalmente, em uma determinada posição ética, em face da sua própria subjetividade: pelo efeito de sua própria experiência analítica, ele pode agir com seu não saber.

Na situação clínica, a intervenção do analista parece ter produzido algum efeito de apaziguamento no sujeito justamente por apontar para esse lugar do contingente, fora de sentido, para que o sujeito possa se localizar no que se refere ao horizonte de sua demanda. A presença do analista se faz pela via da sustentação de um enigma para o sujeito, apontando para este há algo de inominável, fora do discurso – você pode não saber o que está se passando que vai ter alguém aqui para escutá-la – indo a uma direção avessa à do discurso médico, no qual tudo precisa necessariamente ser nomeado, e o real precisa ser literalizado sem resto. Instaura-se uma presença com um certo horizonte de endereçamento ao analista como efeito de um espaço de criação para o sujeito.

REFERÊNCIAS BIBLIOGRÁFICAS

BATISTA, G. "Fora do Protocolo" Intervenção Psicanalítica em Situação de Urgência. In: BATISTA, G.; DECAT DE MOURA, M.; CARVALHO, S. B. (orgs.). *Psicanálise e Hospital* 5 – a responsabilidade da psicanálise diante da ciência médica. Rio de Janeiro: WAK, 2010, p.133-141.

BELAGA, G. (org.) *La urgencia generalizada:* la practica en el hospital. Buenos Aires: Grama, 2006.

___. La urgencia generalizada – ciencia, política y clínica del trauma. In: BELAGA, G. *La urgencia generalizada* 2: ciencia, política y clínica del trauma. Buenos Aires: Grama, 2005, p.09-29.

BOTTO, S. *et al.* La variedad de la práctica: del tipo clínico al caso único en psicoanálisis. *III Encontro Americano do Campo Freudiano.* 2007.

CALAZANS, R.; BASTOS, A. Urgência subjetiva e clínica psicanalítica. *Rev. latinoam. psicopatol. fundam.*, São Paulo, v.11. n.4., , p. 640-652, dez. 2008

CAROLI, François. Repetição e urgência psiquiátrica. In: LACAN, J. et al. *A querela dos diagnósticos*. Rio de Janeiro: Jorge Zahar, 1989.

DECAT DE MOURA, M. A prática do psicanalista em instituição hospitalar no Brasil. *Rev. Psicol. Plural*, Belo Horizonte, ano XI. n.17 p.53-60, 2002.

___. Psicanálise e urgência subjetiva. In: DECAT DE MOURA, M. *Psicanálise e hospital*. 2. ed. Rio de Janeiro: Revinter, 2000. p. 3-15.

FREUD, S. (1899/1900) A Interpretação dos Sonhos. V. Rio de Janeiro: Imago, 2006. (ESB, 4, 5)

____. (1911) Formulações Sobre os Dois Princípios do Funcionamento Mental. Rio de Janeiro: Imago, 2006. p. 232-244. (ESB, 8)

____. O estranho [1919]. Rio de Janeiro: Imago, 2006. p.237-269. (ESB, 17)

____. Recomendações aos médicos que exercem a psicanálise [1912]. Rio de Janeiro: Imago, 2006. p.121-133. (ESB, 12)

____. (1914) Recordar, repetir e elaborar (Novas recomendações sobre a técnica da psicanálise II). Rio de Janeiro: Imago, 2006. p.161-174. (ESB, 12)

GUÉRIN, Guite. Prefácio. In: RAIMBAULT, Ginette. *Clinique du réel*. Paris: Éditions du Seuil, 1982. p. 5-17.

LACAN, J. *O Seminário, livro* 11: os quatro conceitos fundamentais da psicanálise [1964]. Rio de Janeiro: Jorge Zahar, 1985.

____. A direção do tratamento e os princípios de seu poder [1958]. *in:* LACAN, J. A. *Escritos*. Rio de Janeiro: Jorge Zahar, 1998. p.591-652.

____. *O Seminário, livro* 1: os escritos técnicos de Freud [1953-1954]. Rio de Janeiro: Jorge Zahar, 1986.

____. *O Seminário, livro* 17: o avesso da psicanálise [1969-1970]. Rio de Janeiro: Jorge Zahar, 1992.

____. *O seminário, livro* 8: a transferência. Rio de Janeiro: Jorge Zahar, 1995.

MOHALLEM, L. N. Psicanálise e hospital: um espaço de criação. In: DECAT DE MOURA, M. *Psicanálise e hospital* 3 - *tempo e morte:* da urgência ao ato analítico. Revinter: Rio de Janeiro, 2002. p. 23-34.

NACHT, S. *La presencia del psicoanalista*. Buenos Aires: Proteo, 1967.

PINTO, J. M. A necessidade da contingência. Inédito.

RESOLUÇÃO CFM nº 1451/95 do Conselho Federal de Medicina de 10 de março de 1995 [publicada no *Diário Oficial da União* em 17.03.95 - Seção I - Página 3666].

ROCHA, G. M. Biopolítica e contemporaneidade: ato médico e ato analítico. *Epistemo-somática*, Belo Horizonte, v. 4, n. 2, p.109-117, 2007.

SOTELO, I. (Org.) *Perspectivas de la clínica de la urgencia*. Buenos Aires: Grama, 2009.

PRETENSA ESCUTA PSICANALÍTICA NA CLÍNICA ONCOLÓGICA: PRÁTICA DOS INICIANTES

Lúcia Efigênia Gonçalves Nunes

Introdução

Este trabalho busca analisar, a partir de fragmentos de algumas experiências de supervisões clínicas, nos Estágios Supervisionados em Hospitais da PUC-Minas, situações com que os alunos se deparam e se angustiam em situações limites, no início de suas atividades.

Inicialmente, apresenta-se um breve fragmento clínico, que bem retrata o sofrimento do paciente oncológico e o significante que se repete. A partir disso, são apontadas algumas dificuldades na escuta clínica do aluno iniciante e a importância do embasamento teórico, prático e pessoal.

Fragmentos da fala de uma "embaixadora"

Lembro-me das supervisões do caso de uma menina de dez anos que tratava de leucemia no ambulatório de um hospital de Belo Horizonte. Era uma recidiva da doença iniciada há seis anos, com grandes limites terapêuticos.

Havia uma demanda da criança de falar se si, mas longe da presença da mãe. Quando a estagiária de psicologia se aproximava da criança, esta solicitava que sua mãe se afastasse. "Mãe, pode ir tomar café lá fora? Ela fica comigo". A mãe, algo desconfiada, atendia a solicitação da filha, mas após o café ficava de longe olhando para dentro da grande sala de quimioterapia na direção da filha acompanhada pela estagiária.

A criança falava sobre a separação dos pais, acontecida logo após o surgimento do diagnóstico de leucemia. Os pais, na época, mal se falavam, e ela dizia do quanto gostava deles, do pai e da mãe, com grande expressividade de seu afeto. Porém, sabia perfeitamente a dificuldade de eles se entenderem e "escondia", de ambos, o amor que sentia por cada um, silenciando-se e dividindo a sua atenção e carinho entre eles, "sem desagradar ninguém", dizia ela. Atenta e muito inteligente, manejava sua relação com os pais separados, com habilidade de uma "embaixadora", conforme uma tia havia lhe nomeado.

A criança sabia do limite terapêutico do seu corpo frente à clínica oncológica, apesar de ninguém ter lhe dito sobre isso abertamente. A intensidade do sofrimento dos familiares era percebida por ela, e seu pequeno corpo dava sinais de grande desgaste a cada semana. Os médicos anunciavam novas tentativas, mais agressivas quimicamente, mas ela sabia "do que estava por vir".

Uma cena muito marcante foi quando a estagiária de psicologia escutou da criança o tema da morte:

> Eu sei que vou morrer, minha mãe diz que vou sarar, mas eu sei que ela fica chorando, escondida, para eu não ver. Ninguém tem coragem de dizer a verdade, nem meu pai, nem o médico, mas eu já sei o que vai acontecer... E acabo ficando sem poder conversar com ninguém sobre isso, fico sozinha.

Esse atendimento foi muito difícil para a aluna, ainda iniciante, mas que buscou dar suporte à criança, que dividia seu saber sobre a proximidade da morte com quem poderia escutá-la.

O que sustentou o breve tempo de escuta na prática da aluna iniciante?

O que possibilitou à criança falar e não se sentir tão sozinha?

Pode-se generalizar, teoricamente, que o conceito de transferência responderia a essas primeiras perguntas. Sem dúvida, o conceito de transferência em um ambiente hospitalar, que possibilite a escuta diferenciada, supõe uma transferência de saber a alguém que escuta e que também está transferido com essa clínica tão específica.

O amor vela a falta constitutiva, sendo, ao mesmo tempo, a única possibilidade de expressividade do desejo. A criança, ao falar de si com a estagiária, estava transferida amorosamente, acreditando em um saber sobre a vida e também sobre a morte. Pode-se dizer que o sujeito- suposto- saber (SsS) é o lugar ocupado pelo significante de transferência. Miragem do objeto causa do desejo contido no Outro, suposto detê-lo, sabê-lo.

Em "Função e campo da fala e da linguagem em psicanálise" (1953), Lacan diz: "Mostraremos que não há fala sem respostas, mesmo que depare apenas com o silêncio, desde que ela tenha um ouvinte, e que é esse o cerne de sua função na transferência".

Vale lembrar que a primeira demanda do paciente enfermo, em um hospital ou ambulatório, é dirigida ao saber médico, que o tratará no contexto universalizado dos exames, CIDs, protocolos, intervenções etc.

Porém, para a psicanálise, o que interessa é o que permanece escondido, o que não está manifesto, o que não pode ser dito, para assim aceder à dimensão subjetiva.

> Toda palavra tem sempre um mais além, sustenta muitas funções, envolve muitos sentidos. Atrás do que diz um discurso, há o que ele quer dizer e, atrás do que quer dizer, há ainda um outro querer dizer, e nada será nunca esgotado (Lacan, 1953, p. 276).

Estar enfermo, e ainda gravemente, fisga a possibilidade de identificação dos humanos frente ao Real, que não cessa de não se inscrever, exigindo dos profissionais, e principalmente dos iniciantes, um preparo teórico e pessoal imprescindíveis para o trabalho de escuta.

Estar frente ao Real da morte é não saber o que dizer, pois sobre a morte nada podemos dizer. Todavia, sobre tal iminência, é importante ressaltar que o que se repete é a falta.

Surge o medo, medo do impensável, do incalculável, do inesperado, da surpresa, da morte. Aquilo que Lacan (1964) diria depois, a tiquê, ou seja, aquilo que vem como que acaso, o tropeço do acaso que rompe com a continuidade das coisas.

Escutar o sujeito que está com o corpo submetido necessariamente às intervenções da clínica oncológica implica também suportar a incerteza da cura médica, as mudanças no corpo do paciente, que o próprio tratamento provoca iatrogenicamente. É estar presente, acompanhando o sujeito que porta um corpo enfermo sobre o qual deseja falar, assim como poder falar de outros conteúdos para além do adoecimento.

Como nos diz Lacan

> [...] surge a função decisiva de minha própria resposta, e que não é apenas, como se diz, a de ser aceita pelo sujeito como aprovação ou rejeição de seu discurso, mas realmente a de reconhecê-lo ou aboli-lo como sujeito. É essa a *responsabilidade* do analista, toda vez que ele intervém pela fala (1953, p. 301).

A criança também falou sobre umas fotos dela com o pai, que estavam escondidas no fundo da gaveta, *embaixo* de algumas roupas. Nunca pôde colocá-las no porta-retratos, pois a mãe não aceitaria as fotos dela com o pai em sua casa. Receava o encontro da mãe com as fotos e preocupava-se com sua reação. Dor e solidão da criança ao contar seus segredos, sobre a proximidade de sua própria morte e sobre as fotos que revelariam o amor, também pelo pai.

Sobre a nomeação de "em-baixa-dor-a", assumida pela criança e repetida como uma forma de lidar com conflitos, a estagiária escutou a mesma posição subjetiva que se repetia em outras cenas: Deixar *em baixo a dor*, esconder o afeto, as fotos, a fala, o amor...

Além das questões subjetivas e dos significantes que se repetem, o sintoma aparece como resultado de um conflito, como novo método de satisfação e pode ser entendido como tentativa de criar uma "harmonia".

A criança até mesmo pediu que a estagiária atendesse a mãe assim que ela "se fosse... morresse... não estivesse mais aqui". O pedido de atendimento psicológico para a mãe envolvia a certeza de sua finitude dita, dividida com a estagiária, que suportou com sua presença a dor de quem sabe dos limites do corpo, um pequeno corpo tão marcado por tentativas da cura médica, que infelizmente não foi possível.

A mãe, falada pela criança, carregava a posição subjetiva de esconder, *de deixar por baixo*, as dificuldades da vida, repetidamente, como tentativa sintomática de "harmonização".

O lugar do Real vai do trauma à fantasia, na medida em que a fantasia nunca é mais do que a tela que dissimula algo do absolutamente primeiro, de determinante da repetição.

E qual seria a fantasia do aluno do curso de psicologia ao escolher fazer sua prática no hospital? O que busca enfrentar? E quais os efeitos dessa prática na subjetividade do iniciante?

Cita-se uma avaliação formal registrada no Sistema de Gestão Acadêmica (SGA) da PUC-Minas por aluna do Estágio em Hospitais:

> Algumas dificuldades foram surgindo ao longo dos atendimentos realizados. O fato de os atendimentos acontecerem predominantemente fora de um consultório traz algumas dificuldades em relação à privacidade e ao barulho excessivo que, muitas vezes, impedem ou dificultam a compreensão da fala do paciente. Porém, esses atravessamentos, tal qual ruídos, falta de privacidade e interrupções freqüentes, não impossibilitam a realização dos atendimentos. A grande dificuldade realmente enfrentada por mim foram as deficiências teóricas, o que fez com que eu recorresse à

teoria várias vezes ao longo do período e principalmente a inexperiência e os limites pessoais que, muitas vezes, se apresentaram ao longo dos atendimentos.

O que eu chamo de limites pessoais são os atravessamentos da minha própria subjetividade durante a escuta aos pacientes. A dificuldade de me manter na posição de escuta analítica o tempo inteiro fez com que muitas das intervenções não tivessem sentido, ou provocassem outros efeitos. No meu caso, o manejo da transferência foi o principal desafio encontrado durante o estágio.

Considerando a diversidade de situações vividas no cotidiano hospitalar e as dificuldades enfrentadas em alguns atendimentos, a supervisão do estágio foi fundamental, pois foi um espaço possível para se discutir e pensar a respeito dessa prática e seus desafios. Os relatos dos colegas em supervisões e as orientações da professora ajudaram a desenvolver um olhar crítico acerca do nosso trabalho e a pensar de forma crítica a nossa atuação enquanto futuros profissionais, refletindo sobre as questões que atravessam nossos atendimentos e reafirmando a necessidade de analise pessoal (MENDONÇA, H., 2011- 2012).

Em "Sobre o ensino da psicanálise nas universidades" (1918), Freud afirmou que o analista pode prescindir completamente da universidade, sem nenhum prejuízo para si mesmo. Tal afirmativa é ainda atual e compactuada entre os psicanalistas.

O curso de psicologia não tem como escopo a formação de psicanalistas. Logo, não oferece todo o conhecimento necessário para a escuta psicanalítica, cabendo ao aluno buscar outros meios de aprofundamento teórico, clínico e pessoal.

A tentativa de articular a escuta clínica no hospital (psicanálise aplicada) com os conhecimentos introdutórios da psicanálise pura, aliada às supervisões semanais, constitui uma tarefa árdua, além de não se saber qual aluno faz acompanhamento psicanalítico ou psicoterápico.

Despertar os alunos ou "contaminá-los", no interesse pela psicanálise com articulações teóricas e de trocas com os colegas em supervisões, traz efeitos importantes naqueles que se oferecem, de corpo e ouvido, às angústias dos pacientes hospitalizados.

Trata-se de uma arte, a arte do impossível que, juntamente com educar e governar, configura-se como o impossível proposto por Freud.

A clínica, em razão das provocações e surpresas, leva alguns alunos a buscar análise pessoal. Considerando que esse é o grande diferencial da formação do psicanalista, a ausência de qualquer trabalho psíquico por parte de parcela dos alunos de psicologia, durante todo o percurso da graduação, torna-se preocupante. Isso porque a referida lacuna poderá, por vezes, promover uma clínica pela via da identificação, divergente da clínica psicanalítica.

Para concluir

A responsabilidade em psicanálise está ligada ao desejo, que implica falta. Falta que move, faz mudança, desde que o sujeito consinta com sua ignorância e desejo de saber.

Além do que, a psicanálise, desde muito cedo, ensina que a felicidade é uma quimera humana e que todo ser vivo possui uma dívida com a natureza que, obrigatoriamente, terá de ser paga.

REFERÊNCIAS BIBLIOGRÁFICAS

FREUD, S. (1918) *Sobre o ensino da psicanálise nas universidades*. Rio de Janeiro: Imago, 1976. (ESB, 17)

LACAN, J. (1964) *O Seminário*. Livro 11. Os quatro conceitos fundamentais da psicanálise. Rio de Janeiro: Jorge Zahar Editor, 1988.

___. (1953). *Função e campo da fala e da linguagem em psicanálise*. In:___. Escritos. Rio de Janeiro: Jorge Zahar Editor, 1998.

MENDONÇA, H. V. M. Aluna de Psicologia da PUC- Minas, Coreu. *Relatório SGA Sobre avaliação dos Estágios Supervisionado VII e X*, no 2º semestre de 2011 e 1º semestre de 2012, sob supervisão da Prof. Lúcia Efigênia G. Nunes, com transcrição autorizada.

MILLER, J.-A. (1981) A Psicanálise na Universidade. In: ___, J.-A. *Lacan elucidado*. Rio de Janeiro: Jorge Zahar Editor, 1997.

ENTRE O LUTO E A LUTA: SOBRE A NOÇÃO DE SOFRIMENTO PSÍQUICO DO PACIENTE COM CÂNCER E O TRABALHO DO PSICANALISTA EM SITUAÇÕES-LIMITE NA INSTITUIÇÃO HOSPITALAR

Maria Lívia Tourinho Moretto

Introdução

Este trabalho aborda a noção do sofrimento psíquico de pacientes com câncer e apresenta notas a respeito do trabalho do psicanalista em situações-limite na instituição hospitalar, o que, por sua vez, o coloca diante de desafios que evidenciam a importância de pôr em prática o conceito de interdisciplinaridade.

Inicio o texto apresentando uma situação clínico-institucional com a intenção de alcançar dois objetivos: o primeiro é promover a discussão a respeito da noção de sofrimento psíquico na mais absoluta singularidade de cada caso; o segundo é promover uma reflexão crítica a respeito do trabalho do psicanalista em situações limites, especialmente no que tange às demandas a ele dirigidas e ao modo pelo qual as respondemos.

Sempre articulando o texto com a situação apresentada, no ponto seguinte apresento uma discussão teórica a respeito da noção de sofrimento psíquico, articulando-a com o manejo clínico da angústia, o que torna possível localizar o paciente que, atravessado pelo adoecimento do corpo, encontra-se dividido entre o trabalho de luto por uma condição perdida (às vezes, idealizada) e o desafio à luta pela vida, sem nenhuma garantia de vitória.

Na sequência, passo imediatamente ao trabalho do psicanalista na interdisciplinaridade. Se, de modo geral, a equipe de saúde convoca o psicanalista frente a dificuldades que emergem do manejo (ou da dificuldade de manejo) com a subjetividade dos pacientes, o desenvolvimento desses argumentos me permite concluir o texto elencando o que chamei de "fatores de risco" que, se presentes em determinadas situações, justificam que o psicanalista seja chamado.

Estas são situações que constituem para ele – o psicanalista – "indicadores" de que o sujeito está em risco, uma vez que o risco maior para o psicanalista é o risco do apagamento do sujeito.

A Situação Clínico-Institucional

Em particular, refiro-me a uma paciente que aqui chamo de Dona W. – a fim de preservar sua identidade – que, na ocasião do atendimento, tinha quase 60 anos. Ela tinha o diagnóstico de câncer de fígado e também recebera indicação para se submeter ao transplante de fígado. Estava internada em um Hospital Geral na cidade de São Paulo e era assistida por uma equipe multiprofissional, composta por médicos, enfermeiros, fisioterapeutas, assistente social e por um psicólogo (um *expert* – termo usado pelo médico solicitante – em Psico-Oncologia).

Fui chamada para "ver o caso" (*sic*), como consultora externa, ou seja, eu não fazia parte da equipe. Fui chamada pelo médico responsável pela enfermaria onde estava a paciente, um cirurgião, porque este último entendeu que seria "interessante para a equipe, consultar uma psicanalista" (*sic*).

A situação é a seguinte: Dona W. vinha se internando frequentemente, devido às complicações de sua doença, e também da necessidade de realização de procedimentos prévios ao transplante de fígado. Desta vez, ela estava internada para fazer a cirurgia, sem previsão de alta.

Funcionária pública aposentada, dona de sua própria casa, Dona W. é mãe solteira de um único filho (28 anos), que mora com ela, e dela depende financeiramente, também. Dedica sua vida ao filho, e com ele tem uma relação bastante ambivalente: "eu o amo e também o odeio" (*sic*).

Em momento anterior, para agilizar a cirurgia, a equipe oferecera a possibilidade de transplante inter vivos, e nessa situação seu filho seria o doador, uma vez que ele poderia ser compatível. Ela não aceitou, não permitiu sequer que a equipe conversasse com o filho, que até aquele momento, jamais havia comparecido ao hospital para visitar a mãe.

Ele não conseguiu concluir os estudos, não tem relação estável com ninguém, não consegue se estabelecer em emprego algum. É dependente químico e está envolvido em situações de risco. No último ano, tentou se matar duas vezes, e foi sempre socorrido pela mãe, a tempo. Faz tratamento em uma instituição hospitalar reconhecida nessa especialidade, mas não adere a tratamento algum.

Dona W. vive ocupada e preocupada com o tratamento do filho. E, agora, com o seu também.

Nesta situação, vale ressaltar que até antes de minha chegada para atender a paciente, a equipe não conhecia esses elementos de sua vida, embora não fosse uma paciente nova. Como afirmou um dos profissionais, Dona W. nunca tivera oportunidade de dividir suas "agonias pessoais" (*sic*) com ninguém da equipe.

Neste período de internação, imediatamente após o transplante, Dona W. está evidentemente inquieta. Dorme mal, quando dorme. Nos dois dias anteriores ao chamado ao psicanalista, segundo o médico residente de plantão, Dona W. "não se continha, muito agitada, chamava a equipe o tempo todo, dizendo, repetidas vezes, que precisava falar com alguém..." (*sic*).

Naturalmente a equipe se inquieta, muito, e busca tomar providências, imediatamente. A primeira delas foi medicar a paciente. Segundo me disse o mesmo médico residente de plantão, o psicólogo já havia explicado à equipe sobre esse tipo de "reação" (*sic*), quando, no dia anterior, logo após a primeira manifestação de "agitação psicomotora" (*sic*), após a reunião com o psiquiatra interconsultor, informou que a paciente estava "estressada e deprimida" (*sic*), em função das "peculiaridades da doença, da contingência da situação de pós-operatório e das especificidades da idade" (*sic*). O residente acrescenta, ainda, que, "por sorte, o psiquiatra já havia deixado prescrita a medicação, caso fosse necessário" (*sic*).

A segunda providência foi, obviamente, comunicar a situação ao psicólogo responsável pelo caso, para que ele passe para "ver o caso" (*sic*), o mais brevemente possível, para evitar um "agravamento da situação de estresse pós-traumático, o que poderia pôr em risco o sucesso da cirurgia" (*sic*).

Ao tomar conhecimento dessa situação foi que o médico cirurgião responsável pela enfermaria, ao concordar com todas as providências anteriores, sugeriu mais uma: chamar também uma psicanalista para "ver o caso" (*sic*) (ao telefone, ele me relata que lembrou de mim – tínhamos trabalhado juntos em outro contexto - ao saber que a paciente dizia, insistentemente, que precisava falar com alguém).

Ao abordar Dona W., pedi que ela falasse, e disse a ela que ali eu estava porque "queria saber sobre ela" (*sic*). Ela, então, me relata a situação que já expus acima, com muito sofrimento.

Além disso, posso perceber que Dona W. tem profunda angústia quando não consegue resposta para uma pergunta que se faz, insistentemente: *por que alguém que ela pôs no mundo quereria morrer?* Nunca conseguira perguntar isso ao filho.

Percebo também que dedicar-se ao seu tratamento tem para ela um sentido ambíguo: dedicar-se ao seu tratamento poderia significar deixar o filho morrer. E se ele não morresse? Essa ambivalência não é vivenciada sem angústia.

Nos dias anteriores, no auge de sua angústia – aquela que contagia a equipe – me parece que, ao mesmo tempo em o transplante lhe proporciona a experiência inédita do "outro em si", o que aconteceu foi que ela decidiu "parir o seu filho", cortar o cordão umbilical... deixar que ele viva (ou morra? – ela se enche de pavor), mas, sobretudo, Dona W. decidia se concentrar em si mesma para tentar se salvar.

É nesse contexto que Dona W. chama, aflita, insistentemente, as pessoas, e dizia que precisava muito falar com alguém, mas medicada...dorme, dorme muito, e ao acordar, fazendo um esforço para demonstrar sua satisfação diante de alguém que diz querer saber dela, ela me diz: "eu não estou estressada, nem estou deprimida, doutora, a senhora acredita em mim?" (*sic*). Respondo segura: "Sim, claro! Sempre. Fale, fale comigo..." (*sic*).

Quanto à equipe, curiosamente, as providências já tomadas tinham sido bastante resolutas. Um diagnóstico de "estresse e depressão" e uma medicação que contenha a agitação da paciente, e tudo se acalmou...

Digo "curiosamente" porque, ao sair do atendimento com a paciente, deparo-me com uma equipe que, embora tivesse passado por momentos importantes de inquietação, naquele momento já se encontrava aliviada, e embora, educadamente, manifestasse algum interesse pelo que eu tinha a dizer, em verdade não apresentava nenhuma questão sobre a situação da paciente. Nada. Entendi rapidamente que as respostas à sua inquietação já estavam lá, já tinham sido dadas: "a paciente está estressada e deprimida", "ela tem estresse pós-traumático", "a paciente está sob os efeitos psicológicos da quimioterapia", "a paciente sofre pelos efeitos do corticoide", "a paciente sofre por causa do impacto do transplante", "a medicação é fundamental porque dormir é fundamental para a recuperação do sistema imunológico" etc.

E essas mesmas "respostas" foram dadas à Dona W. no auge de sua inquietação, em formato de explicação causal – *experts* – , ainda que ela não perguntasse nada, insistindo "apenas" que queria falar.

De todo modo, ela passaria a se agitar menos nos próximos dias, "ficaria mais bem-adaptada", embora naquela equipe ninguém soubesse ao certo quem era aquela paciente, digo, Dona W., na sua mais absoluta singularidade.

E isso não faria diferença?

Sobre a noção de sofrimento psíquico do paciente com câncer e o manejo da angústia

Neste ponto, é desejável que fique claro para o leitor a importância que o psicanalista (e também o cirurgião do caso de Dona W.) confere à oferta de um dispositivo de fala para o paciente angustiado.

Desde o início, vale ressaltar que a clínica psicanalítica com esses pacientes se caracteriza, em um primeiro momento, pelo acolhimento às suas demandas, que não estão desarticuladas do duplo impacto – surpresa – das notícias tão ambivalentes quanto esclarecedoras, vindas da equipe de saúde: o diagnóstico de câncer, estabelecendo uma situação limite, e a indicação para transplante de fígado, quase sempre colocada como a única possibilidade terapêutica para o caso em questão.

Partimos, então, da primeira constatação: estamos no campo dos acontecimentos que produzem surpresa na clínica do limite terapêutico.

O adoecimento é, portanto, um acontecimento que pode produzir nos pacientes, familiares e equipe uma série de consequências, entre elas a experiência da impotência, e parte-se dela para a luta pelo que é possível.

Ressalto, no parágrafo acima, a diferença, aqui colocada de modo simples e já por mim abordada em trabalho anterior (Moretto, 2006), entre as noções de "acontecimento" e "experiência". Entenda-se por "acontecimento" aquilo que se refere ao fato. O adoecimento propriamente dito. Por "experiência", proponho que se entenda a dimensão subjetiva do fato.

Assim, afirmamos acima que o câncer, como acontecimento, pode produzir nos pacientes, familiares e equipe (incluindo aí o psicanalista) a experiência da impotência, mas não só. Basta que se considere o caso de Dona W., ora em discussão.

Como psicanalistas, estamos norteados por uma proposição: o câncer é um acontecimento do corpo (não apenas do organismo), levando-se em conta que, para a Psicanálise, o corpo é o suporte da singularidade, no campo da alteridade (Fernandes, 2003).

O acontecimento em si – a doença – é alvo direto da Medicina, a princípio, com todo o seu aparato teórico-clínico para lidar com os fatos. Nós, psicanalistas, somos profissionais da experiência – é enfaticamente o que nos interessa. Trabalhamos com pessoas a partir dos acontecimentos e de suas consequências em vários sentidos.

Nosso método clínico nos possibilita tratar do sofrimento psíquico de uma pessoa, o que não é a mesma coisa do que tratar do câncer de uma pessoa. O modo pelo qual cada um vai lidar com o acontecimento não está apenas associado à natureza do acontecimento em si, mas às condições subjetivas dessa pessoa, na relação com o acontecimento. É na relação com o analista que o paciente vai poder tratar do câncer como um acontecimento de um corpo que é o dele e que, portanto, só por ele pode ser falado.

A clínica psicanalítica, então, é essa que proporciona a passagem do acontecimento para a experiência: isso não se faz sem um interlocutor, ou seja, essa passagem se faz por meio da construção de uma narrativa, na relação com o interlocutor – o analista.

Dito de outro modo, nosso trabalho é "escutar" esse corpo, e se não conseguimos "escutar" esse corpo, muitas vezes fazemos com que um paciente abandone a tentativa sofrida de falar sobre ele (Fernandes, 2003).

O adoecimento é, então, uma experiência que exige um esforço psíquico extraordinário do paciente, para "acomodar" esse fato em sua vida psíquica, muitas vezes tentando dar sentido ao que, sabemos, é, a princípio, sem sentido algum.

É frequente que, diante de uma situação de sofrimento "inédito" (aquilo que nunca foi dito), o paciente se apresente "sem palavras" para se referir ao que acontece com ele próprio – angustiado, portanto.

Para Lacan (1962-1963), a experiência da angústia está aí onde o sujeito se depara, ele próprio, com o Real, num intervalo esvaziado de saber e de sentido. É justamente aí onde o sujeito não encontra, de imediato, significantes que circunscrevem esse Real, que irrompe esse excesso pulsional que transborda em seu corpo, produzindo nele a experiência da angústia, a experiência de estranhamento (Freud, 1919).

Ainda a respeito dessa irrupção do Real, pode-se entender que a experiência do adoecimento evoca no paciente (e na equipe) a lembrança da condição humana em sua finitude (Siqueira-Batista; Schramm, 2004), habitualmente recalcada (não sem razão) (Freud, 1915), e isso traz consequências que se não forem tratadas, se tornam prejudiciais ao manejo de cada caso.

O impacto dessa lembrança se faz notar em uma pergunta frequente, que quase sempre é uma das primeiras associações do paciente em atendimento: "Por que comigo?". Pergunta importantíssima especialmente porque, a rigor, é uma pergunta sem resposta imediata. A resposta, se houver, terá de ser construída.

Entendemos que, diante da angústia da condição inédita, é fundamental que o psicanalista possibilite ao paciente a construção de uma narrativa na condição de autor de sua história, e não como coadjuvante de um cenário identificado com o objeto de cuidados médicos.

Assim, também dizemos que, no auge da angústia (a agitação de Dona W.), falta ao sujeito um saber que organize o campo de incertezas que se abre para ele, e então está posta a importância de fazer falar (ou de atender ao pedido de Dona W. para se fazer escutada).

O que é bem diferente de o profissional de saúde responder ao chamado do paciente, falando para/por ele.

Entre o luto e a luta

A tomada do câncer – acontecimento de corpo – como experiência singular no caso a caso não nos impede de tornar claras algumas generalizações que se tornam evidentes, à medida que é possível sistematizar esse trabalho.

A experiência é, geralmente, de perda: entrar em contato com a finitude, no Real do corpo, é uma experiência que deixa marcas, e a principal delas parece ser a constatação de que "morrer é possível". O que se perde é a ilusão de imortalidade, e muito provavelmente não se é o mesmo depois de um câncer.

A clínica psicanalítica nos ensina, portanto, que aí se dá uma experiência na qual a morte passa para o campo do possível, no psiquismo do sujeito. É possível (é preciso?), então, lutar pela vida. Outro paciente, ainda impactado pelo diagnóstico, dizia em seu primeiro atendimento: "Doutora, agora eu quero viver". A questão que fica é: o que fizera ele, até então?

A luta pela vida, do nosso ponto de vista, não se faz desvinculada do processo de elaboração do luto dessa condição perdida (idealizada?), que cada sujeito teria de atravessar para encontrar recursos para a luta em condições inéditas, por uma condição de vida, nem nenhuma garantia de vitória.

Essa diferenciação entre o luto e a luta é importante para nós na medida em que o psicanalista sabe que o que é impossível no Real é muitas vezes experienciado pelo paciente como impotência, no lado do Imaginário.

Em tese, frente ao impossível, cabe o luto; frente ao possível, cabe a luta. Mas o fato é que, em franco sofrimento psíquico, os pacientes, em situações-limite, ficam entre o luto e a luta, muitas vezes sem saber que direção tomar, na tentativa de resolução de seus conflitos.

Frente ao possível da cura, cabe o luto pela perda de uma condição desejada, idealizada, o luto de um projeto futuro, e desse processo de luto emerge a decisão de lutar pela vida possível.

Aqui vale ressaltar que independente do prognóstico, a condição de lutar pela vida decorre, por vezes, de lutos elaborados.

É no auge do processo de elaboração do luto de um projeto de vida (seu filho) que Dona W. decide lutar pela sua própria vida. Eis o risco da medicalização dos lutos. Convém que o sujeito esteja acordado para enfrentar o que for necessário.

Sobre o trabalho do psicanalista em situações-limite na instituição hospitalar e a interdisciplinaridade

No campo epistêmico, o câncer, como acontecimento de corpo, produz experiências singulares, ao mesmo tempo que conecta diversos campos de saber, convocando a equipe ao discurso interdisciplinar, marcado pelas diferentes ancoragens éticas, campo este ao qual o psicanalista, que está na Instituição de Saúde, responde, participando do campo das decisões, sustentado pela ética da Psicanálise.

Na Oncologia, não diferente do que ocorre em outras áreas médicas, o psicanalista é, habitualmente, convocado a atender em situações em que a equipe se encontra com dificuldades frente às manifestações de sofrimento psíquico do paciente, este que, no discurso médico, pertence a um determinado conjunto de pacientes, mas, no discurso psicanalítico, é tomado como um sujeito regido por leis particulares.

Ninguém precisa saber exatamente por que chama um psicanalista. Mas nós devemos ter uma noção das razões pelas quais somos chamados: tem sempre a ver com "algo" da subjetividade, no que diz respeito ao sofrimento psíquico (ou sua ausência), algo que não vai (ou que não cai) bem na cena em questão. É o que basta para um chamado.

É dessa forma que o psicanalista, respondendo ao chamado, introduz o particular no campo epistêmico, não apenas do lado do paciente.

Apesar da particularidade do caso de Dona W., o que acontece com a equipe de saúde naquele contexto nos possibilita uma série de questionamentos que apresentamos neste trabalho: frente ao sofrimento daquela paciente, a equipe se inquieta, e no intervalo entre a inquietação e as providências – quando faltam significantes para nomear o que se passa com paciente e equipe –, sem dúvida, os profissionais da equipe também se angustiam e, frente ao campo de incertezas se perguntam, insistentemente: "o que ela tem?".

Note-se, no entanto, o quanto os significantes "estresse", "depressão", "agitação psicomotora" e outros funcionam para a equipe como um elemento organizador e capaz de "tratar" de sua própria angústia (mas não da angústia da paciente), na medida em que possibilitam à equipe uma espécie de suspensão das incertezas, devolvendo-lhe a condição de agir com assertividade, sem vacilos nem questionamentos.

Observa-se aí a eficácia do significante nessa passagem do campo das incertezas (angústia) para o campo do saber: os significantes, antes mesmo de ter um significado, vêm para dar conta de um Real avassalador (Castilho, 2007).

Mas isso é, justamente, o que nos preocupa: o que é eficaz para tratar da angústia da equipe – os termos de um discurso de saber – pode também contribuir para o apagamento do sujeito. Nota-se que os significantes, antes mesmo de ter um significado, um sentido, têm uma função.

É aqui que devemos nos deter com todo o cuidado a respeito do uso que se faz desses termos nestes contextos, especialmente em situações-limite. O que chama atenção não é propriamente o uso dos significantes específicos de um certo discurso de saber, mas a certeza com que eles são empregados, na maior parte das vezes funcionando como tratamento para a angústia dos profissionais desencadeada pela angústia do paciente.

No caso de Dona W., os termos tiveram função instantânea, antes mesmo de ser clinicamente discutidos, de tal modo que não havia espaço para informação a respeito do que se passava na vida pessoal da paciente. As informações do psicanalista chegaram para a equipe como "vindas de um outro mundo". Sem dúvida, um mundo onde importa menos "o que o paciente tem" e mais "quem ele é".

Conclusões: Sobre Fatores de Risco e a Soberania da Clínica

Na instituição hospitalar, ao que tudo indica, o sofrimento psíquico é inevitável. Em todo o planejamento de trabalho, cabe considerar o inevitável. Dito de outro modo: é importante não trabalhar na contramão do inevitável. Ou seja, diante do sofrimento psíquico, não há razão alguma para que o profissional da saúde acredite que encontrou um problema, que faz parte da situação, e é assim que deve ser abordado. Não é uma intercorrência, é um elemento que faz parte do conjunto.

Em função disso, e à guisa de conclusão, vale elencar situações que envolvem o que chamamos aqui de "fatores de risco", nas quais sugerimos aos profissionais de saúde que façam mesmo o chamado aos psicanalistas, ainda que a situação não aparente iminente perigo de angústia, à primeira vista. São elas:

a) quando a equipe percebe que o paciente está se identificando com a doença, ou seja, não faz a diferença entre "ter uma doença" e "ser uma doença";

b) quando a equipe percebe que o paciente utiliza modos de enfrentamento contrários ou contraditórios à direção do tratamento, ou seja, há chances de cura, e ele se coloca como vencido pela doença, ou vice-versa; não há chances de cura, e ele se coloca como curado de sua doença;

c) quando a equipe percebe três tipos de atitude dos familiares: a exigência feita ao paciente para "dar sentido" ao adoecimento, numa tentativa de tentar explicar os motivos do adoecimento; a exigência de adaptação do paciente a uma realidade que ele ainda não assimilou; ou, ainda, uma atitude de negação da doença, agindo com o paciente como se ele nada tivesse;

d) quando a equipe percebe a reação de "estranhamento" do paciente com relação à sua doença, e percebe que ele se refere a sua doença como se esta não fosse sua, sem dela se apropriar;

e) quando a equipe percebe a "racionalização" do paciente com relação à sua doença e ao seu esquema de tratamento, tratando-a como se ele não fosse o doente;

f) quando a equipe encontra dificuldades para lidar com a "livre associação" do paciente a respeito de seus afetos, e se foca na doença, dificultando a expressão do doente, destituindo sua condição de sujeito, colocando-o como objeto de seus cuidados;

g) quando, diante da angústia do paciente, a equipe frequentemente se utiliza de uma atitude "explicativa-causal" sem sucesso, buscando fazer uso do diagnóstico psicológico para tentar entender o sofrimento psíquico do paciente;

h) quando a equipe percebe que o paciente se coloca como co-adjuvante e não como autor de sua historia.

Isso posto, proponho, por fim, uma reflexão profunda a respeito do risco do mau uso de termos diagnósticos neste contexto, lembrando, por meio da soberania da clínica, que é a forma pela qual um psicanalista responde às demandas que lhe são dirigidas que vai possibilitar (ou não) a sustentação da clínica psicanalítica na instituição hospitalar.

REFERÊNCIAS BIBLIOGRÁFICAS

CASTILHO, P. T. Uma discussão sobre a angústia em Jacques Lacan: um contraponto com Freud. *Rev. Dep. Psicol.,UFF*, Niterói, v. 19, n. 2, 2007.

FERNANDES, M. H. *Corpo*. São Paulo: Casa do Psicólogo, 2003.

FREUD, S. (1915) *Sobre a transitoriedade*. In: Rio de Janeiro: Imago, 1974. (ESB, 14)

_____. (1919) *O estranho*. Rio de Janeiro: Imago, 1974. (ESB, 17)

LACAN, J. [1962-1963] *O Seminário, livro 10, a angústia*. Rio de Janeiro: Jorge Zahar Editor, 2005.

MORETTO, M. L. T *O psicanalista num programa de transplante de fígado: a experiência do "outro em si"*. Tese de Doutorado. Instituto de Psicologia, Universidade de São Paulo. São Paulo, 2006.

SIQUEIRA-BATISTA, R.; SCHRAMM, F. R. Eutanásia: pelas veredas da morte e da autonomia. *Ciênc. saúde coletiva*, Rio de Janeiro, v. 9, n. 1, 2004.

DO CONTEXTO AO TEXTO: PSICANÁLISE APLICADA AO SEU CASO

Sheyna Cruz Vasconcellos

Não quero ter a terrível limitação de quem vive apenas do que é passível de fazer sentido. Eu não: quero uma verdade inventada.
Clarice Lispector (1998)

Introdução

O câncer é uma doença muito familiar. Acompanhei aos nove anos de idade o adoecimento e tratamento de uma irmã com câncer, e esta experiência foi reeditada já adulta quando minha mãe é acometida por um câncer de mama. Minha irmã faleceu. Minha mãe se curou. Neste intervalo, cursei psicologia e decidi trabalhar no contexto hospitalar. Poderia ter feito várias construções desta experiência: escolhido a medicina, para "salvar vidas" e me compensar dessa perda, ou escolher dissecar os cadáveres para entender anatomicamente como o corpo se ressente da doença. Poderia também escolher a enfermagem e me prestar a cuidar dos que padecem, ou, como farmacêutica, manipular as substâncias que "matam" o câncer.

Obviamente um enigma se instalou e animou meu desejo de saber. Muitas linguagens recortavam esse acontecimento. Mas havia outra língua, dentre todas aquelas, de difícil acesso pelo discurso corrente, e que não pretendia nada curar, nada reparar... um saber sobre o inconsciente se destacava naquelas duras vivências e que só descobriria na posteridade. Um longo processo de análise me permitiu descompletar o texto do contexto e avançar confeccionando meu próprio texto.

Pretendo discutir então os efeitos do trabalho de análise, enfocando as construções e equívocos subjacentes a esse processo na perspectiva de uma psicanalista que experienciou um processo de adoecimento familiar. Discuto também a psicanálise aplicada em um hospital e as variações solicitadas deste método em função das conjunturas subjetivas que lhe são peculiares.

Psicanálise Aplicada em um hospital

A psicanálise nasce no hospital, mas a inserção de psicanalistas neste contexto ainda provoca questionamentos. Freud (1893, 1894) descobre o inconsciente ao constatar a insuficiência do saber médico para dar conta dos fenômenos histéricos. Era a linguagem do sintoma histérico recortando o corpo sem justificativa anatômica. Paralisias sem correspondentes anatômicos, síncopes, convulsões, enigmas que estabelecerão toda a construção conceitual da psicanálise. Freud rompe com o modelo cientificista e constrói outro trilhamento de investigação a partir dos efeitos da fala, propondo o método que se chamava *talking cure*, ou seja, a cura pela palavra.

A histérica interrogou a medicina da época de Freud (1893), e hoje a não adesão ao tratamento é o novo paradigma, o novo furo neste saber. Os recursos tecnológicos e químicos estão cada vez mais arrojados, entretanto, o sujeito, que não se move pela lógica do bem-estar, insiste em não seguir as orientações que lhes prescrevem os médicos para sua melhora, consciente das repercussões de seus atos, mas submetido a uma força que, na fala de um deles, "eu sei de tudo, queria me tratar, mas tem algo em mim que não me deixa", aponta para a realidade psíquica que se organiza em um saber diferente do produzido pelo discurso do Mestre.

O discurso da ciência apresenta-se onipotente e oferece respostas para tudo, e a humanidade se curva quando escuta as palavras de ordem desta ciência: as evidências. Quando se argumenta, em nome da ciência, o poder se destaca e quem não comunga daquele discurso ou se seu saber não está baseado em evidências, um deslocamento é inevitável. O psicanalista não fica imune a tudo isso, pois, diante das soluções e da garantia que esse discurso propaga, todos querem pegar o atalho para a "felicidade". Conforme Serge Cottet (2005) "o sujeito, submetido ao discurso da ciência, aprofunda sua rejeição ao Inconsciente". Este discurso produz um ordenamento do Real que faz parecer que o sujeito se organiza diante dele. A ciência parece ter resposta para tudo e normalmente é lá que todos buscam respostas para o mal-estar. Se você engorda, há remédios, cirurgia, plástica. Se seus órgãos não funcionam, eles trocam, consertam. Se você deseja ser um atleta, há tecnologia para isso. Quer ter filhos e achava que não podia, agora pode. Tem medo, pânico, insônia, tem remédio. Diante dessa conjuntura, a psicanálise precisou rever sua forma de intervir sem comprometer sua ética.

Adaptações e remanejamentos teóricos se fizeram necessários para que a psicanálise se estendesse a outros campos da experiência. O conceito e manejo da transferência, por exemplo, foi revisto por Lacan em seu escrito (1957- 8a/1998) *De uma questão preliminar a todo tratamento possível da psicose"*, para permitir o alcance do dispositivo para outras inserções da psicanálise, pois, afirma ele, "usar a técnica instituída por Freud fora da experiência à qual ela se aplica é tão estúpido quanto se esfalfar remando quando o barco está encalhado na areia" (p. 590).

Os novos sintomas introduzem a problemática dos limites do tratamento psicanalítico para estas novas configurações. Cottet (2005, p. 32) afirma que "se alguns parâmetros da prática *standard* estão excluídos em razão das novas condições da experiência, essa é também a ocasião de táticas inéditas, excluindo-se a estratégia ortodoxa, que visa principalmente ao final de análise". Equívocos se pronunciam ao associar a psicanálise pura ao consultório privado e psicanálise aplicada à psicanálise desenvolvida nas instituições. E o que é então psicanálise pura e psicanálise aplicada?

- PSICANÁLISE PURA: é a psicanálise em intensão (intensidade) porque tem como meta a formação do analista e o final de análise;

- PSICANÁLISE APLICADA: considera que o que não visa à formação didática do analista é psicanálise aplicada, até mesmo a psicanálise do consultório é psicanálise aplicada.

Posso resumir assim: não há psicanálise sem analista. A psicanálise aplicada implica necessariamente a passagem do analista pela psicanálise pura, que deve estar sustentada pelo tripé análise pessoal, supervisão e estudo teórico. O psicanalista é uma pessoa sem dúvida, mas o seu fazer se sustenta em uma posição discursiva, no lugar por ele ocupado no laço social e nos discursos instituídos por Lacan em seu Seminário 17.

A psicanálise aplicada à terapêutica, a partir de um ponto de vista ético divergente, promoverá a mobilidade do sujeito sem-texto, pois este, a princípio, irá sustentar-se nos sentidos previamente enviados pelo Outro, para um sujeito com texto próprio. A produção do texto descola o sujeito do contexto, provocando efeitos terapêuticos. Na literatura psicológica, é comum dizer que existe o sujeito que tem uma doença e o sujeito que é a doença. Descolar o sujeito da doença é possibilitar um remanejamento do gozo. Sem dúvida, a doença pode conferir sentido à vida de muitos pacientes, mas isso acontece às custas de um alto preço que uma escuta analítica permite retificar.

Acontecimento e experiência

O termo **experiência** remete a várias acepções filosóficas e a uma variedade de significados construídos que não pretendo explorar, mas que é interessante pontuar. É derivado do latim *experire*, cuja raiz europeia *per* remete à ideia de travessia, de sofrimento e de risco (GALLANO, 2012). De um modo geral, a palavra experiência remete ao conhecimento adquirido com a prática ou vivência de alguma situação. Está relacionada também à trajetória de vida e o que dela se tira proveito ao se incorporarem comportamentos a partir da experimentação de situações vividas. Revela que alguém já passou por um determinado contexto que lhe permitiu certa experiência ou que pelo menos aquelas circunstâncias não lhe são estranhas. No âmbito do trabalho, a ideia de experiência remete à repetição de sucessivas vivências em uma mesma situação, o que pode conferir maturidade referente a habilidades adquiridas para lidar com aquela configuração de problemas. A ideia de aprendizado também está muito associada à ideia de experiência.

Na pesquisa de Rocha (2008) sobre os diversos sentidos do termo em questão, recupero a etimologia alemã *Erfahrung* que diferencia experiência *(Erlebnis)* de vivência *(Erfahrung)*. Neste caso, detenho-me nesta acepção. Experienciar é mais do que vivenciar. O vivenciar pode significar passar pelos eventos na superficialidade sem que eles provoquem uma reestruturação interior. A experiência estaria do lado de uma marca interior que repercutiria em nossa forma de subjetivação e na relação que se estabeleceria com o mundo. Nossas experiências modificam nossas crenças e expectativas em relação à vida.

Moretto (2006) estabelece também uma diferença importante entre o acontecimento e a experiência. O acontecimento pode ser discutido, estudado, seria algo da ordem do que pode ser apreendido de um evento. Os estudos na psico-oncologia tratam do que se pode antecipar frente às vivências do diagnóstico, tratamento e prognóstico nas mais diversas etapas do processo de adoecimento do câncer. Esta especialidade dentro da Oncologia estuda as dimensões psicológicas quanto ao funcionamento emocional do paciente, sua família e equipe (CARVALHO, 2002). Sem dúvida, são contribuições preciosas porque promovem a inserção de questões subjetivas no âmbito do discurso médico, favorecendo uma assistência mais humanizada e integral ao paciente. A questão dessas melhorias é que elas repercutem de forma mais geral e sem incidência sobre o sujeito, cujo sofrimento não pode se servir desse saber para ancorá-lo.

Para a psicanálise interessa, acima de tudo, como também enfatizou Moretto (2006), a narrativa que o sujeito constrói de sua própria experiência. Para que haja uma passagem do acontecimento para experiência, o sujeito deverá apropriar-se de sua história, utilizando os significantes que sustentaram essa trama narrativa. É preciso que algo seja "inventado", que o sujeito se sirva de sua história e formas de nomeá-la, não se colando às explicações prontamente encontradas nesta conjuntura, como a religião ou as vivências solidariamente compartilhadas.

A psicanálise enfatiza a dimensão psíquica da linguagem e os efeitos desta sobre o sujeito. Assim, o contexto produz significantes e arranjos em torno dele que sempre vão esbarrar numa precariedade do sentido. A palavra é sempre insuficiente para contornar as vivências que o sujeito estrutura inconscientemente, à sua revelia. Não é da ordem dos significados do senso comum atribuídos a um sofrimento. Algo singular se destaca no que parece geral. Da experiência não se fala como um todo. Penso na experiência como um filme onde se misturam falas, imagens e sons. Desses elementos misturados, recombinações são feitas e algo fragmentado desse mosaico nos impregna. As dimensões do tempo e do espaço confundem nossa sistematização dos fatos, posto que o inconsciente, sendo atemporal, embaralha tudo ao sabor de um enredo que só conseguimos descortinar em um dispositivo que lide com essa lógica. Neste caso, o dispositivo psicanalítico. Uma colega psicanalista utilizava uma metáfora para nomear essas marcas ,que considero muito esclarecedora. Ela remete ao cimento fresco, cuja capacidade de colar os detritos que sobrevoam seu manuseio é formatada de maneira análoga aos significantes que rondam a experiência. Esses significantes se colam à nossa existência e configuram nossa forma de se posicionar frente ao Outro.

Ao recapitular a experiência e privilegiar não mais os fatos, mas os significantes que tomaram relevo, relembro a sonoridade assídua das palavras quimio-*terapia* e radio-*terapia*. Talvez a *terapia* como melodia afetasse minha relação com o Outro. Esses eram os nomes do tratamento e possibilidade de cura do câncer. Fui fazer psico-*terapia* de onde migrei para a psico-*análise* e privilegiei outra dimensão do problema do adoecer. Vieira (2008, p. 31), afirma que "nem tudo o que se vive fica marcado, mas os que se tornam traços, produzem uma grade de leitura, que filtra e define nossa atenção e sentimentos em relação aos objetos que o mundo nos oferece".

A experiência do ser falante é muito intrigante e nunca óbvia demais. Mais interessante ainda é poder avançar em um processo analítico, construindo retroativamente não a sucessão dos fatos, mas os efeitos da linguagem na sua relação com o Real. Depois de esvaziar as identificações imaginárias e elaborar lutos de afetos intensos restam os significantes. Pontos de ancoragem que criam desvios variados na história de cada um. Parece tão banal e ao mesmo tempo tão complexo e é preciso que nossa história se organize em torno de uma "palavrinha". Que loucura este inconsciente, esta língua! O sujeito é subversivo mesmo!

Tudo se passa no âmbito da linguagem, nada disso pode ser pensado fora da língua. É na palavra e pela palavra que tudo se organiza, ganha nome, categoria, diagnóstico, remédio e tratamento. No contexto do adoecimento e hospitalização é costumeiro o convívio com o discurso médico que classifica tudo que avista, mas ninguém pode com o Real, ele é implacável, resiste em ser nomeado, o que deixa o sujeito em um sentimento de desamparo. Esse é o verdadeiro desamparo do sujeito. Há quem confunda o abandono com o desamparo. O desamparo de que fala a psicanálise, de acordo com Gerbase (2011), é que existem situações nas quais o sujeito não consegue se comunicar imediata e precisamente, fazendo uso das palavras; na falta delas, do significante, o que advém é a angústia. Então, determinados eventos serão traumáticos pela ausência simbólica que contorne o Real. O simbólico fica em suspenso, e funcionam apenas os registros do imaginário e do Real. A clínica da urgência subjetiva remete à destituição significante do sujeito diante de um evento inesperado. A morte e o adoecer são sempre eventos inesperados e indesejados, não sei em que ordem, mas provocam, no sujeito, retificações subjetivas importantes em função de solicitar respostas em meio ao turbilhão de demandas de tratamento e perdas relacionadas.

Questiono. Todos que aí se ofertam à escuta estão de fato instrumentalizados, para usar um termo mais médico, para esta tarefa? Temo aqueles cujo caminho que os levaram ao contexto tenha sido o desvio, quase óbvio, de caminhos não satisfeitos, de sofrimento relacionado ao contexto do adoecimento, mas que não fora submetido a um processo de análise. É preciso colocar a vivência no divã. Não vejo outra saída.

Morte/Norte/Sorte

Nascemos condenados à morte e negligenciamos este fato ao longo da vida. Argumentos comuns e chavões são convocados para tentar, em vão, nomeá-la, mas o fato é que a experiência com a morte tem como característica sua irrepresentatividade.

O câncer é uma doença que convoca de forma imediata a ideia de morte e perdas. Inevitavelmente a pessoa acredita que não passará por ela incólume. Sucessões de rupturas acompanham o enredo dessa doença. Presenciei o processo fúnebre que envolvia o desfecho da morte muito de perto, talvez perto demais. No final da doença, minha irmã já estava fora de possibilidade terapêutica e foi orientado pelos médicos que a levassem para casa e esperassem sua morte. É uma espera angustiante para todos, um tempo morto onde nada acontece.

Quando Freud (1915) falou da transitoriedade e a iminência da perda, ele pensou em três reações possíveis: a desolação, a revolta e o relançamento do desejo. Acometida da terceira reação, fui tomada de uma inquietação onde o desejo em fazer, inventar, construir, mudar, acompanha-me em um ritmo intenso. Claro que são reações que visam à proteção do sentimento de aniquilamento que a ideia da morte provoca. Tudo precisa ser rápido, a disposição dos móveis em casa deve me permitir agilidade, o sapato deve ser fácil de colocar e tirar. Portas em casa? Para que? Demora ter de abri-las. Afinal de contas, ELA vem aí.

Lembro-me a esse respeito de uma intervenção de minha analista "você sabe que a vida é curta", e essa frase soava como uma amarração que fazia uma arrumação de sentidos em minha posição frente à vida. Justificava minha pressa e voracidade; sempre queria tudo para ontem. A frase contrária a essa "você tem a vida toda pela frente" soava sempre como uma mentira, uma aposta que ninguém deveria fazer. Então, eu proponho um elogio à morte e sua afinidade com o desejo. A constatação e confrontação em relação à nossa condição mortal ativa soluções que podem fazer o sujeito avançar em direção à vida ou petrificar-se diante dela.

Que ela seja trabalhada não como o fim da vida orgânica, mas como um problema existencial e filosófico. Posso assegurar que, em função de a sombra da morte me acompanhar em meus dias, vivi tudo com muita intensidade. Tive problemas com intensidade também, foi o preço. Mas como diz Alves (*apud* CASSAROLA,1984, p. 17):

> Da morte nada sabemos.
> Só sabemos as histórias contadas do lado de cá,
> palavras que sobre elas colocamos, a fim de torná-la uma presença (...)
> Quem não fala sobre a morte acaba por esquecer da vida.
> Morre antes, sem perceber [...]

CORPO/COM-POR/COM-POSIÇÃO/DE-COM-POSIÇÃO

As imagens das mutilações e modificações que o câncer imprimia naqueles corpos não passavam despercebidas. Costumava acompanhar as sessões de quimioterapia de minha irmã juntamente com minha mãe, e era a ocasião em que me intrigava e me horrorizava com o corpo carne. Esse corpo que normalmente tentamos mascarar, pintando, perfumando, maquiando. A doença revela aquilo que do corpo não fala. Uma foto sem nome e sem imagem.

A linguagem possibilita ao sujeito humano se apropriar de seu corpo, "eu tenho um corpo" seria um efeito de linguagem. O corpo perderia sua dimensão de organismo pela dimensão significante. O Real inauguraria o registro do inacessível, do indizível, refletindo um campo marcado pela ausência de significante e imagem. Almeida (2000) coloca o corpo como um problema porque ele goza, e isso se coloca como um problema para o ser falante: "Ele pode se tornar doente desse corpo, visto que não existe para o corpo uma equação precisa que possa quantificá-lo. O corpo se apresenta como um lugar enigmático para o sujeito, pois o gozo do corpo funciona apesar da palavra" (p. 188-189). O Real é aquilo do corpo que se apresenta mudo, aspecto não capturável pelo significante, lugar de gozo.

Preciso destacar a impregnação das imagens, o poder da pulsão escópica que faria com que me interessasse mais tarde por doenças que marcavam o corpo. Minha ideia de *corpo\beleza\horror* se misturavam e solicitavam de mim a construção de um entendimento sobre isso. Eram gravuras de um surrealismo da doença. Cada forma tinha sua própria arte de sofrimento e singularidade. O nome osteossar-coma (nome do tipo de CA de que minha irmã fora acometida) parecia aglutinar trilhamentos que me levaram a trabalhar na UTI (Coma) e obesidade (Coma). Mais tarde, acabei passando por clínicas e enfermarias que tratavam das desfigurações do corpo, pacientes oncológicos, pacientes queimados, obesidade mórbida, anorexia, AIDS, dermatologia, paciente renal crônico, diabético. Tentava repetir as cenas por aproximação e, na repetição, tentar uma construção do novo. Escalava-me para atender às solicitações de amputação de perna, e eu reeditava a cena me ofertando à escuta, tentando fazer o sujeito produzir algo em torno do que também se fazia enigma para mim. Minha irmã amputou a perna, e eu lhe perguntava na ocasião "cresce de novo?".

Acompanhei um cirurgião que realizou a amputação de uma perna. Eu queria entender o que se inscrevia no corpo doente para além da disfunção morfofuncional. Não estava, na carne, a resposta que procurava. Entendi, então, que o corpo, enquanto sistema de peças em funcionamento, era diferente da anatomia recortada pela libido. O Real sem palavras solicitava o tempo todo um texto. Perguntas sem respostas. Um acontecimento que geralmente prescinde da palavra está desarticulado do sentido e do saber, um "real sem lei" (Lacan, 2007, p. 133).

Depois de metabolizar e descartar tantos sentidos em análise, o dispositivo analítico te coloca frente a frente com o Real. O inconsciente é isso, foi o que concluí, essa coisa sem noção, como dizem os adolescentes, mas que movimenta tudo que escapa ao sentido convencional. Tentar definir o inconsciente é uma tarefa árdua, portanto falo no que construí sobre o tema do corpo. Então, ao falar do meu caso neste contexto, pensei no deslizamento metonímico corpo/com-por/com-posição/de-com-posição. Tudo começou em uma inquietação sobre o corpo que parecia carne, mas não era, não era o organismo que me inquietava, era o Real do corpo.

Jairo Gerbase (2011) diz que é difícil aplicar o conceito de real ao corpo, e concordo com ele, mas vamos lá. Na rotina médica de tratamento do corpo doente presenciava a busca do sujeito de uma significação para a metamorfose do corpo e da vida. A ideia de *com-por* seria mesmo de construir pelo significante aquilo que parecia destruído organicamente, mas que o significante podia suturar. "Para que preciso de pernas se tenho asas para voar", dizia Frida Kahlo (?). Um texto que subvertesse a ideia de deficiência que a doença pode trazer. Alguém que está despido, desarrumado ou fora da norma pode ser solicitado pelo Outro, "com-ponha-se", acho que a escuta aí permite esse com-por. Reordenamento da pulsão. Uma vez com--posto, a com-posição soa como uma melodia, algo harmônico que evidencia a posição do sujeito diante de sua composição, diante de seu texto quando ele se dá conta de que tem de se produzir a partir de si mesmo. A de-com-posição remete à morte, não real, visto que é irrepresentável, mas a relação do sujeito com sua castração, com seu lindo limite, digo lindo porque se confrontar com o limite é perceber sua cartela de possibilidades a partir da metamorfose de lugares. A de-com-posição também me remete à pulsão de morte, entregar-se à doença, aliar-se com ela em direção à morte.

Do com-texto para o texto

> Criamos uma língua na medida em que a todo ins-
> tante damos um sentido, uma mãozinha, sem isso
> a língua não serviria. Ela é viva porque a criamos a
> cada instante (LACAN, 1975, p. 129).

O Contexto virou um significante de destaque. Foi a partir do contexto de adoecimento e morte familiar que empreendi o percurso na produção de um texto. Deitada no divã, respostas foram se esboçando e distinguindo aquilo que vai do impessoal ao pessoal. Da alienação à separação. Palavras e mais palavras desfilavam, combinavam-se para descobrir a peça que faltava. Por que a falta nos faz falar, e é na fala que nos instituímos. Era marcante o peso que o contexto tinha em induzir respostas. Elas eram descartadas uma a uma porque não serviam, essas respostas tinham de ser fabricadas pelo sujeito. Mas o sujeito fica desancorado de sua cadeia significante quando um evento rompe drasticamente com suas formas de se representar diante da vida. O sujeito da urgência está em estado de suspensão quanto ao tempo e espaço. Há certa petrificação diante dessa falta de bordejamento significante. O sujeito também pode se alienar aos significantes prontos da religião ou ciência como forma de tamponar sua angústia de castração. Mas a análise leva o sujeito a reconhecer algo de si no sofrimento que, a princípio, é experimentado como algo que o vitima. O texto confeccionado permite a invenção de uma narrativa própria na qual o sujeito se localiza.

A produção de um texto permite reordenar o sofrimento do contexto. O sujeito, em um primeiro momento, aliena-se aos signos do contexto: doença, tratamento, morte, mutilação e tudo o que evoca um real inominável. A psicanálise se serve disso, permite ao sujeito produzir algo singular que o aparte do evento, sem um texto próprio, que o marcou e sob o qual nada foi possível dizer. Para produzir um texto, é necessário alguém que não tenha um texto pronto te escutando, neste caso, alguém submetido ao dispositivo analítico para receber o inédito.

Soler (2012) afirma, a partir das leituras de Freud e Lacan, que a linguagem é a condição do inconsciente. O inconsciente não é o baú trancado, cuja chave encontra-se nas profundezas do mar, impedindo o acesso a seu conteúdo. O inconsciente está no dizer, na língua, na superfície da fala, na cadência das palavras. Ele está aí, mas tem de saber ouvir. O mundo existe pela linguagem, e a psicanálise trata da linguagem, dos discursos e efeitos destes na subjetividade. Qualquer experiência é vivida no âmbito linguageiro. Isso na psicanálise redimensiona a subjetividade humana e a técnica da escuta. Não se espera que o inconsciente surja a partir da revelação de um evento traumático, como pensava Freud inicialmente na teoria da sedução (?); ele está localizado a partir de quem fala, de onde fala e como fala. Mais do que o sentido conferido às vivências, procuram-se as marcas significantes. Marcas que, muitas vezes, a palavra é pobre em traduzir. Um contexto cheio de afetos, angústias, situações para as quais não se tem o mínimo repertório de vivências podem marcar o sujeito e sua forma de existir no mundo.

Hoje compreendo que o meu interesse não era a multiplicação celular descontrolada que resume o que é o câncer do ponto de vista orgânico. Creio que o câncer das significações era o que me instigava. O processo de significação é algo sem fim, multiplica-se e pode perturbar a vida subjetiva e orgânica.

O texto é o único recurso possível para se libertar do contexto. Quando rememoramos as hipóteses traumáticas ligadas aos acontecimentos que marcaram nossa trajetória de vida, sempre nos remetemos a um **contexto** de sofrimento. A título de exemplo me remeto a um dizer muito reincidente na clínica: "*eu sou assim porque não fui desejado...*". Na narrativa que oportuniza uma reordenação dessa ideia, o sujeito vai, pouco a pouco, descolando-se da construção de que é o desejo do Outro em relação a ele que assegura o que ele é. Um saber se edifica amparado na seguinte questão: o que posso ser para além daquilo que suponho que o Outro espera de mim? Neste caso não negamos a virtude dos fatos, entretanto é uma posição que te liberta do destino aparente do contexto "ser um filho indesejado" para "ser um filho desejante". Em termos lacanianos, seria consentir a falta de significante no Outro. A posição subjetiva do sujeito se modifica do lugar de alguém que recebe o sentido e se cola a ele para alguém que inventa um novo sentido daquele que, aparentemente, fora a ele conferido. Se tem um limão, então faça uma limonada.

REFERÊNCIAS BIBLIOGRÁFICAS

ALMEIDA, A. R. B. O corpo na toxicomania: tomar o corpo em sua função fálica ou usar a droga como eclipse do corpo? In: CABEDA, S. T. L.; CARNEIRO, N. V. B.

LARANJEIRA, D. H. P (Orgs.). *O corpo ainda é pouco*: II Seminário sobre a contemporaneidade. Feira de Santana: NUC/UEFS, 2000.

CARVALHO, M. M. Psico-oncologia: História, características e desafios. *Psicologia*, São Paulo, 13 (1), 151-166, 2002.

CASSAROLA, R. M. S. Como lidamos com o morrer – Reflexões suscitadas no apresentar este livro. In: ___.(Org.). *Da Morte*: *estudos brasileiros*. Campinas: Papirus, 1998.

CRUZ, Alexandre Dutra Gomes da; FERRARI, Ilka Franco. *A psicanálise aplicada ao sintoma*: uma resposta ética aos impasses enfrentados pelos psicanalistas na atualidade. Psicol. clin.[online]. 2011, vol.23, n.1 [cited 2012-09-21], p. 157-169. Disponível em: <http://www.scielo.br/scielo.php?script=sci_arttext&pid=S0103-56652011000100010&lng =en&nrm=iso>. ISSN 0103-5665. http://dx.doi.org/10.1590/S0103 Acesso em 16/12/2012

FREIRE, Ana Beatriz *et al*. (Orgs.). *Efeitos terapêuticos na psicanálise aplicada*. Rio de Janeiro: Contracapa, 2005.

FREUD, S. (1914-1916) Sobre a Transitoriedade. *Obras Completas de Sigmund Freud*. Rio de Janeiro: Imago, 1969. (ESB, 14)

GERBASE, Jairo. *A hipótese lacaniana*. Salvador: Associação Científica do Campo Psicanalítico, 2011.

LABAKI, Maria Elisa Pessoa. *Morte*: clínica psicanalítica. São Paulo: Casa do Psicólogo, 2001.

LACAN, Jacques. *O Seminário*, livro 23 [1975-1976]. O sinthoma. Rio de Janeiro: Zahar, 2007.

_____. [1957 – 8ª/1998]. De uma questão preliminar a todo tratamento possível da psicose. *Escritos*. Rio de Janeiro: Zahar, 1998.

LISPECTOR. C. *Água viva*. Rio de Janeiro: Rocco, 1998.

MACHADO, M. R .M.; GROVA, T. *Psicanálise na favela* – Projeto Digaí-Maré: a clínica dos grupos. Rio de Janeiro: Associação Digaí-Maré, 2008.

MILLER, Jacques-Alain. *Psicoanálisis puro, psicoanálisis aplicado y psicoterapia*. 2001. Disponível em: <http://www.ilimit.com/cdcelp/freudiana/J.A_Miller_1.PDF>. Acesso em: jun. 2005.

MORETTO, M. L. T. *O psicanalista num programa de transplante de fígado: a experiência do "outro em si"*. Tese de Doutorado. Instituto de Psicologia Universidade de São Paulo. São Paulo, 2006.

NAVEAU, P. A psicanálise aplicada ao sintoma: o que está em jogo e problemas. In: _____ *et al. Pertinências da psicanálise aplicada* - trabalhos da Escola da Causa Freudiana reunidos pela Associação do Campo Freudiano. Rio de Janeiro: Forense Universitária, 2007. p. 9-16.

PSICANÁLISE NA FAVELA. Projeto Digaí-Maré: a clínica dos grupos. HOLCK, A. L. L. VIEIRA, M. (Ed.); MACHADO, O. M. R. GOVA, T. (Org.). Rio de Janeiro: Associação Digaí-Maré, 2008.

ROCHA, Zeferino. A experiência psicanalítica: vicissitudes seus desafios e, hoje e Amanhã. Rio de Janeiro: *Ágora* v 11, n. 1, junho de 2008. Disponível a partir do <http://www.scielo.br/scielo.php?script=sci_arttext&pid=S1516--14982008000100007&lng=en&nrm=iso>. Acesso em: 21 set. de 2012.

SOLER, Colette. *Lacan, o inconsciente reinventado.* Rio de janeiro: Cia. de Freud, 2012.

_____. *O inconsciente*: que é isso? São Paulo: Annablume, 2012.

WUNSCH. *Boletim Internacional da Escola de Psicanálise dos Fóruns do Campo Lacaniano*, n. 12. Rio de Janeiro, jun. 2012.

PSICANÁLISE X MEDICINA
A EXPERIÊNCIA DE INTERSEÇÃO
DA PSICANÁLISE COM A PEDIATRIA:
COMO SE ESCREVE?

Silvia Grebler Myssior

Tudo o que não invento é falso.
Manoel de Barros, "A infância"

Escolher como projeto de pesquisa a questão das doenças e manifestações psicossomáticas na infância surge da experiência da psicanálise com a criança, pois esta coloca em pauta, de forma clara e frequente, a incidência da realidade psíquica no corpo. Constatamos, na clínica, que a criança exprime grande parte de seus conflitos, simultaneamente, de forma psíquica e somática, sendo que, em certos casos, a questão psíquica só encontra a via somática para se expressar.

Na tentativa de construir uma interseção da psicanálise com a pediatria, eis que me encontro em face do discurso da ciência. A pesquisa médica, quanto mais progride, mais propaga suas ideias de validação e, ao contemplar o enfoque epidemiológico, prioriza as demonstrações estatísticas como prova de sólido saber. Um saber "verdadeiramente científico", que, como tal, tem sido reconhecido nas neurociências. Para a psicanálise, essa questão tão complexa nos incita a tomar posição em algum dizer, já que, para nós, o discurso analítico sustenta a cura. O desejo do analista causa, ou seja, convoca o desejo do sujeito ao trabalho da análise. Isso que não é demonstrável estatisticamente e do qual não se pode prever o destino. Melhor se abrir *aos* destinos, já que o trabalho é com o particular de cada um. – Como sustentar, nessa experiência de interseção da psicanálise com a pediatria, um discurso agenciado pelo real que comporta um impossível?

Por outro lado, produzir uma interseção relança e atualiza o debate entre a psicanálise e os outros saberes... e isso é interessante e fecundo. O fato inovador é que o Departamento de Pediatria da Faculdade de Medicina da UFMG decide abrir suas portas a outros saberes que lidam com a clínica da Criança e do Adolescente. Vejamos o que seria aí possível ao analista, numa posição distinta daquela onde se tomam os saberes para colocá-los numa *equipe multidisciplinar* que complemente a medicina.

Lacan já havia nos prevenido que o lugar da psicanálise junto à medicina é extraterritorial[1]. Para fazer circular o discurso analítico nessa estrutura universitária, parece fundamental não produzir um fechamento no saber, poder contar com o equívoco, poder fazer do resto causa. Assim, não é o lugar onde se está que vai determinar o discurso, mas o lugar *de onde* se fala. – Não é esse o corte ético que o discurso analítico opera, fazendo desse *de onde* sua escrita, seu *tópos*, seu lugar?[2]

A questão mais complexa com a qual nos deparamos é que a relação da medicina com o corpo exclui do saber médico a dimensão do gozo. *A vida,* diz Bichat,. é um conjunto de forças que resistem à morte[3]. Esta já tão conhecida afirmação aborda o aspecto reparador do organismo, que estaria na concepção médica de restabelecimento, ou mesmo da cura de uma doença. No campo da psicanálise, cuja questão fundamental da vida é a incidência da linguagem sobre o vivente, ex-tende sua dimensão ética em direção ao gozo. "O corpo é feito para gozar de si mesmo". O sujeito, efeito(é-feito) de lingua-

---

[1] LACAN, J., 1985.
[2] LACAN, 1982, p. 40.
[3] Lacan cita Bichat no Seminário XVII.

gem, – o que reafirma a linguagem como algo da exterioridade do corpo, que aí incide para marcar e constituir o ser-falante (*parlêtre*) como tal.

Um ponto essencial ao discurso do analista é que, estando o corpo imerso na linguagem, é possível diferenciar a demanda e o desejo. Isso se mostra particularmente evidente quando se aborda a manifestação psicossomática, uma espécie de curto-circuito entre um e outro, cuja diferença está para ser resgatada na análise.

Desde Freud, a psicanálise se pergunta pelas resistências ao progresso do tratamento. Lacan afirma no Seminário II que... *"a vida não quer sarar"*, fazendo possivelmente uma referência não ao organismo, mas ao vivente. Há que se considerar aí a aderência do corpo ao gozo.

A função da estrutura é escrever, e a psicanálise marca uma direção à escrita, como resposta desse *lugar do qual* o analista fala. Uma escrita que provém de que "não há relação sexual", e que, portanto, não é a mesma escrita da ciência.

Com o que a psicanálise pode contar? Lacan nos diz que é com a verdade que se conta, fazendo o liame da vida com a verdade. O sintoma, retorno do recalcado, porta algo da verdade, no sentido de "Eu, a verdade, falo."[4] Uma escrita que se diz, porque, por meio da palavra, o inconsciente escreve; tece o texto, operando com a equivocidade do significante. Contamos com pedaços de verdade que cifram o gozo e, portanto, constituem uma escrita. Isso requer uma leitura do que se ouve e não uma eliminação do sintoma.

Estranha montagem essa que se faz escrita! O significante, antes de buscar uma combinatória, um sentido, faz furo. A partir de um buraco cavado no real pelo simbólico, em torno do vazio, uma borda é traçada; traço a traço, letra a letra, escrevendo isso que sempre se remarcará como um vazio, como um encontro faltoso com o Outro primordial.

---

[4]LACAN, J., 1971, p. 51.

Quando Lacan marca, no grafo do desejo[5], um ponto de captura na história do sujeito que se inicia através do Outro, tenta cernir algo da estrutura, e não da origem. Faz também função de litoral entre a fala e a escrita, causa um corte à dimensão psicologizante que se dava na época ao texto freudiano, como uma espécie de gênese. Se a origem é tomada como história, recobre a perda original, ao passo que sustentar o que foi perdido institui a causa como faltante. O grafo indica também um momento em que Lacan marca que a linguagem não é feita para a compreensão, mas para instituir o sujeito. Ele se referencia na lógica para dizer o que a faz funcionar: a partida simultânea, sincrônica, que é disparada pelo mínimo da palavra que se escreve no *infans*, pelo Outro. A pulsão se articula no ato de falar, e isso se escreve fora da cronologia ou do desenvolvimento gramatical do léxico. A formalização do objeto "a", objeto perdido da pulsão, o determina como produto que resta do fracasso do significante sobre o corpo. Isso que toca o real, o impossível de tudo dizer, é o que faz passagem à escrita.[6]

No discurso da ciência, o real fica fora. Na Medicina, a gênese da moléstia já se sabe *a priori,* assim como a maior parte de seu desenvolvimento. Se quisermos sustentar a verdade freudiana, não há como pretender amoldar o discurso analítico ao discurso médico. Articulá-los poderá produzir, *a posteriori*, sua possibilidade, como um resto de saber que se escreve. Se isso não ocorrer, não haverá passagem de um saber a outro, já que são discursos distintos, que não se complementam.

Uma perspectiva muito difundida na área médica e nomeada de psicossomática parece acreditar que a instauração de uma relação da medicina com a psicanálise bastaria para introduzir, na medicina, os fundamentos freudianos. A tentativa de duplicar o sintoma médico em correspondência com o sintoma analítico leva a conceber a psicossomática quase como uma nova ciência. De fato, a coisa

---

[5] Grafo do desejo – O Seminário, livro 20: "O desejo e suas interpretações". Inédito.
[6] BALMÈS, F., 2005.

não é tão simples, pois existe um aparato conceitual que provém da psicanálise, do qual não é possível ceder, sob pena de nada restar do descobrimento de Freud. Uma ruptura textual entre os dois discursos, o do médico e o do analista, é uma referência clara aos limites que vamos encontrando. No entanto, alguma interlocução tem sido possível e profícua, e ali onde não há relação algum efeito é esperado. A intervenção do analista no campo médico, mais do que causar impasses, pode abrir possibilidades quando evoca o não-saber e, a partir daí, suas derivações criativas. É preciso dizer também que nesse fator de corte que a psicanálise instaura é que repousa sua **função política.** Em face do impossível da conjunção, produzir espaços e momentos precisos para a intervenção do analista é o que vai estabelecer o lugar da psicanálise fora das interpretações hermenêuticas. Lacan parece tocar aí quando aborda o fenômeno psicossomático na vertente da falha *epistemo-somática*[7], onde o saber da ciência não incide. Nisso ele é particularmente feliz, pois força a aproximação do campo médico com o campo psicanalítico, fora do registro de um corpo radiografado, escaneado, calibrado, colocando a dimensão de pesquisa nos achados clínicos (*recherche*).

> Referir-se à função política da psicanálise implica resistir à questões tais como: adaptação social, integração do eu, e a todas as formas filosóficas de subjetivismo operante na psicologia clássica, na antropologia, na fenomenologia.e seus derivados mais ou menos sentimentalistas. (NANCY, J-L.; LABARTHE, P-L., 1973).

Solal Rabinovitch, retomando em Lacan a referência ao FPS, diz que aí não há separação entre o Real e o Imaginário. O objeto "a", estando como + de gozar, e não como causa, faz funcionar o corpo que goza, numa mostração de algo impresso sobre o corpo. Uma escrita hieroglífica, exilada da linguagem, proveniente do gozo do

---

[7]NANCY, J-L.; LABARTHE, P-L., 1973.

Outro, do qual nada é dito nem evocado por um significante relativo à lesão. Gozo que se torna presente numa parte do corpo, tornando-se uma palavra-coisa. O FPS estaria ocupando o lugar do sintoma. Na direção da cura, fazê-lo passar a sintoma, para que o sujeito não seja, ele mesmo, o sintoma, por exemplo:o *asmático*. A localização do gozo do Outro permite aparecer, por meio dos fragmentos significantes, um pouco de gozo. É preciso um significante para articular o Real e, colocando-se em jogo a palavra e a coisa, institui-se um lugar a decifrar desse gozo específico. Se isso não se revela, acaba por dizer-se com palavras.[8]

Por exemplo,

> A psoríase, "a vergonha que aparece"... são palavras do sexual, não recalcadas, mas recortadas, desviadas, recusadas: algo do sexual a ser decifrado sobre a pele. Sobre a pele se escreve o sexual, não de forma inconsciente, mas desconhecida. Sexual que é uma das bordas desse corpo que é colocado em pauta pelo FPS: o I do corpo, o R da marca somática e o S, escrevem um cartucho de nome-próprio. Esse cartucho inscrito de forma particular, tomado ao mesmo tempo no Real da letra e no fenômeno." *Semblant* do sexual, O FPS é Imaginário e Real, junção para fazer um *semblant* de pai, que faça pai. O corpo do pai é o corpo do Simbólico. (RABINOVITCH, 2000, p. 56)

Como uma inscrição muda, a asma "chia" e incorpora, ao mesmo tempo, um apelo ao pai e à crise que o faz calar. É surpreendente e coloca questões à clínica pediátrica a frequência de casos em que a criança manifesta, ao mesmo tempo, o sintoma da asma e o de eczema atópico. Este último, uma erupção na superfície corporal, que *se dá a ver*, de forma por vezes exacerbada, até o ponto de colo-

---

[8]RABINOVITCH, S., 2000, p. 56.

car em risco as defesas do corpo da criança. Uma menina de 10 anos, que desde muito nova sofre de um eczema grave, diz: "Isso coça; *sempre começa pelo rosto, em volta dos olhos*", manifestando-se quando a menina vê o rosto materno "se crispar", ao dirigir o olhar à filha. "Ela vai chorar", diz a menina, referindo-se à mãe - evocando isso que da ordem da separação não se efetivou entre o corpo materno e o corpo do sujeito. Provavelmente evoca uma alienação constituída no espelho, cujo sentido está ligado ao olhar materno, ao gozo do Outro. Uma mãe que se diz tão necessária "para vigiá-la, para que ela não se coce".

Na análise de algumas crianças, podemos constatar como as palavras e o corpo avançam lado a lado e, entre eles, o objeto "a" separador[9]. O objeto participa de cada um dos dois, borda a borda, sentido e sexo. Localizando o gozo do Outro, alguma coisa que possa se esboçar, escrevendo do Imaginário e do Real como possibilidade de uma continuidade com o Simbólico para enodar os três registros. É no encontro com as palavras, sob transferência, que se pensa o corpo próprio. Fazer borda ao excesso de sentido é reinterrogar o campo do Outro; é não encontrar aí uma resposta toda, deparar-se com o impossível do sexual.

O inconsciente tece o texto pelo qual ele cifra o gozo. Escreve.

REFERÊNCIAS BIBLIOGRÁFICAS

BALMÈS, F. Entre perte et surgissement. Notas do Seminário, EPSF, Fev., Paris, 2005.

BALMÈS, J.; GUERISON, E. T. Verité. Carnets 29, EPSF, Paris, mars/avril, 2002, p. 38-48.

LACAN, J. *O Seminário, livro* 18. De um discurso que não seria do semblante. Rio de Janeiro, Jorge Zahar, 1971.

____. Psicoanálisis y Medicina. In: ___. *Intervenciones y textos*. Buenos Aires: Manantial, 1985.

---

[9]Idem.

____. A função do escrito. In: ____. *O Seminário, livro* 20. Mais Ainda. Rio de Janeiro, Jorge Zahar, 1982.p. 40.

____. Grafo do desejo – Seminário "O desejo e suas interpretações". Inédito.

NANCY, J-L.; LABARTHE, P-L. *El título de la letra* – Una lectura de Lacan. Buenos Aires: *Eba* 1973.

RABINOVITCH, S. Côte à côte. *Carnets* 29, *EPSF*, Paris, mars/avril, p. 56. 2000.

DO USO DA TRANSFERÊNCIA ÀS IMPLICAÇÕES NO CORPO: COMO PODE A PSICANÁLISE AINDA SER TERAPÊUTICA NA CLÍNICA DA PSICOSE?

Tulíola Almeida de Souza Lima

Sobre as primeiras formulações a respeito do tratamento psicanalítico da psicose

Na obra de Freud, é possível encontrar diversas elaborações sobre os mecanismos psíquicos específicos nas psicoses. À medida que ele desenvolveu a teoria sobre o narcisismo, sobre o modo de investimento libidinal dirigido ao próprio eu e aos objetos, *realizado* por um determinado sujeito, o autor foi formulando hipóteses sobre os sintomas da psicose e as consequências destes para o tratamento.

Assim, a megalomania, o isolamento afetivo, a produção delirante, entre outros fenômenos, passaram a ser considerados como indícios de um modo de defesa bem específico, pelo qual o eu na psicose responde a uma irrupção libidinal incompatível com ele próprio, provocando uma radical desorganização psíquica. Por isso, Freud defendia a ideia de que o estudo dos estados psicopatológicos permitiria uma compreensão sobre as formações normais do eu, tal como afirmado em 1916:

> Porque nos aventuramos a trabalhar com o conceito de libido do ego, as neuroses narcísicas se nos tornaram acessíveis; a tarefa que nos espera é chegar a uma elucidação dinâmica desses distúrbios e,

ao mesmo tempo, completar nosso conhecimento da vida mental, conseguindo compreender o ego. (...) As neuroses narcísicas dificilmente podem ser acometidas mediante a técnica que nos foi de utilidade nas neuroses de transferência (p.423)[1].

De fato, o diagnóstico freudiano diferencial entre a neurose e a psicose poderia ser entendido no efeito da relação do sujeito com a realidade que o cerca. Diante de um conflito, é preciso ver como cada um responde a ele, mantendo ou não sua integridade e organização identificatória; adaptando-se, mais ou menos, a uma exigência feita pelo mundo externo. Para Freud, o eu seria responsável ou por se permanecer fiel a tal exigência, ou por se deixar ser levado por uma exigência pulsional, sendo, dessa forma, arrastado para longe da realidade[2]. A dificuldade de condução do quadro psicótico, do ponto de vista clínico, relacionava-se à dificuldade de influência terapêutica por parte do analista, como se a fixação da libido no próprio eu impedisse, em alguma medida, essa consideração de um saber externo ao sujeito[3].

Avançamos nas formulações sobre a psicose com o que Lacan desenvolveu, seguindo os passos de Freud. De importância capital nesse assunto, há a leitura estrutural realizada por Lacan, que utilizou a psicose paranoica como paradigmática da estruturação do inconsciente como linguagem[4].

No começo de seu ensino, particularmente, Lacan formalizou a psicose como decorrência de uma falta ao nível simbólico, ao que se seguem as proliferações imaginárias abundantes. Mais adiante, voltarei a este ponto, ressaltando como o aspecto do registro do

---

[1] FREUD, S. Conferência XXVI – *A teoria da libido e o narcisismo*. Rio de Janeiro: Imago, 1996. (ESB, 16) Nesta passagem, o autor cogita ter que se substituírem os métodos técnicos por outros, nos casos de psicose – o que não será desenvolvido aqui, apesar de não ser um aspecto sem importância.

[2] FREUD, S., 1996.

[3] Desenvolvi este tema em outro trabalho (LIMA, 2011).

[4] LACAN, J., 1995.

real pode ser acrescentado a esta leitura, a partir da consideração de alteridade relacionada ao corpo.

Sobre a transferência, o laço psicanalítico

Tendo feito esta introdução sobre a psicose, passarei a tratar da transferência, conceito crucial na teoria psicanalítica.

O investimento libidinal dirigido ao analista é o fator essencial da transferência. Esta "possui importância extraordinária e, para o tratamento, importância positivamente central". Segundo Freud (1916-1996), não há como duvidarmos "da natureza dos impulsos suprimidos que encontram expressão nos sintomas"[5], tampouco do caráter libidinal destes, após testemunharmos o desenvolvimento de uma análise.

Como um investimento feito no analista, a transferência envolve a manifestação de afetos inconscientes, o que requer o manejo não só quanto a interpretações, mas também quanto à presença física desse Outro no setting analítico. O analista passa a ser amado devido à suposição de saber que o paciente atribui a ele, de onde se estabelece o próprio pacto entre ambos.

O fenômeno em questão revela a realidade sexual, que é a realidade do inconsciente, sendo uma de suas provas a situação de paixão amorosa que, por vezes, manifesta-se na clínica. Por causa dessa realidade sexual, a natureza do laço requer que um significante primordial – representante da lei que interdita o incesto – seja o regulador do funcionamento psíquico, sendo necessária essa mediação simbólica para o sujeito lidar com o registro do real.

A análise da transferência neurótica conduz à constatação de que não há um sujeito suposto saber, afinal; e a postura favorável a esta destituição, passível de ocorrer depois de um tempo de elaboração, é o que permite que o analista se atenha à individualidade de cada paciente. Lembremos, aqui, que a transferência pode ser

---

[5] FREUD, S. , 1996, p. 446.

considerada um fenômeno universal, mas que será justamente o seu manejo, em cada caso, que fará desta operação algo singular em cada tratamento.

Por isso, posso evocar a prudência que se faz necessária também no tratamento da neurose; no entanto, com a condição de que um erro de manobra, aqui, tal como mencionado por Broca (1985)[6], acarretará provavelmente "consequências menos graves", se comparadas à psicose. A dificuldade do manejo na neurose relaciona-se à resposta que o analista procura dar a partir de um lugar outro que não aquele de onde é esperado pelo paciente.

Se a transferência neurótica pressupõe o vínculo libidinal com o Outro, na psicose, porém, o próprio delírio produz uma elaboração do sujeito em relação à sua realidade, sua relação com o Outro – o que se evidencia ainda mais após um surto.

O problema da transferência na psicose é decorrente da não extração do objeto a por parte do sujeito, o que significa que, em sua experiência, a substância libidinal não foi transferida ao campo do Outro (Zenoni, 2000)[7]. Tendo mantido em si tal objeto, o sujeito vive como se fosse, ele mesmo, a causa do interesse do Outro. Na transferência psicótica, trata-se, portanto, desta inversão libidinal, na qual o sujeito possui algo que interessa ao analista, àquele que ocupa o lugar do Outro.

A partir das formulações de Lacan (2003)[8] sobre a erotomania mortificante, podemos pensar nesta particularidade da situação clínica em que o sujeito responde ao amor que o Outro lhe apresenta, em sua certeza delirante. Esta erotomania indica, portanto, a inversão dos lugares dos dois sujeitos envolvidos na análise. O analista pode passar a ser visto como possuidor de uma vontade de gozo que diz respeito ao paciente, e por isso, ele corre o risco de ser tomado como perseguidor desse último. Isso ocorre porque o lugar ofereci-

---

[6] BROCA, R., 1985, p.129.
[7] ZENONI, A., 2000, p. 12-31.
[8] LACAN, J., 2003.

do ao analista por um paciente psicótico é o lugar de quem sabe, e por isso goza do paciente; lugar que facilmente se converte no do perseguidor.

Este problema nos remete à posição do analista no tratamento, determinada pela estrutura do paciente e, logo, pelo tipo de transferência que ele desenvolve. Está em questão o estatuto do Outro – simbólico – que acaba sendo tomado como outro, semelhante, com a predominância do registro imaginário.

Podemos pensar ainda na transferência que vem do Outro, direcionada ao sujeito, mesmo que ele não esteja produzindo uma atividade delirante. Assim, Zenoni (2007)[9] nos lembra que essa transferência pode se manifestar, de modo fenomênico e perceptível para o clínico, como um gesto da parte do sujeito, como algo que se aparenta a uma iniciativa tomada por ele mesmo. Localizamos aqui o risco da passagem ao ato, que pode, no fundo, ser motivada por uma resposta do sujeito a uma iniciativa, evidente para ele, que o Outro teria tido anteriormente a seu respeito. Uma declaração de amor do sujeito para alguém, por exemplo, pode estar motivada pela certeza que ele tem de ser o objeto que interessa a esta pessoa. Zenoni afirma, sobre isso, que a transferência erotomaníaca pode se mostrar por passagens ao ato, mesmo que sejam discretas, e não só por interpretações delirantes mais extravagantes.

A conclusão a que chegamos sobre essa transferência que vem do Outro é sua decorrência da foraclusão do Nome-do-Pai, a qual deixa este Outro simbólico invasivo e às vezes persecutório, conforme destacado na paranoia. A função do psicanalista, como um novo e possível aporte simbólico, seria então uma espécie de prótese para o que não se tornou bem operativo no momento de constituição psíquica.

O objetivo do tratamento pode ser definido, portanto, como uma delimitação de uma marca externa, à qual o sujeito pode se en-

---

[9] ZENONI, A., 2007.

dereçar de um modo particular, no momento de sua reorganização subjetiva, visando a efeitos de apaziguamento. É esse efeito de apaziguamento – ou limitação da dimensão do gozo – que caracteriza o período de estabilização, um objetivo terapêutico evidente.

Sabemos que, mesmo que seja por meio da produção delirante, cada sujeito pode construir para si um significante de seu delírio que funcione como um polo para suas conclusões. A partir dessa construção, o sujeito se torna capaz de restaurar seus laços sociais. A nova transferência possível de ser criada pelo tratamento, chamada por Zenoni (2007) de "transferência anerótica", representa um laço desprovido de ensejo de gozo, laço este em que "os vetores, simbólico e imaginário, são colocados em jogo sem estarem polarizados pelo real do sujeito" (p. 19).

Desse modo, podemos afirmar que o delírio, como tentativa de cura, revela a correspondência entre a falta simbólica e a invenção muitas vezes baseada no imaginário nos casos de psicose. É a esta solução, que funciona como suplência do significante primordial, portanto, que devemos dar atenção em cada caso clínico, observando o uso que o sujeito pode fazer dessa solução.

O conceito que nos esclarece a respeito do laço possível na estrutura psicótica é a não extração do objeto, ou a ausência da castração na psicose. O laço social comum, no qual há referência implícita ao terceiro – ao simbólico, o lugar da lei – se baseia justamente no fato de que o sujeito abdica de algo de seu gozo original, para assim fazer um pacto com a normatização cultural. Por isso, Patris (2007)[10] propõe considerarmos a possibilidade de laço social a partir da divisão subjetiva, "sob o ângulo da Spaltung" freudiana. Pois as posições no discurso são influenciadas – se não determinadas – pela clivagem subjetiva.

Com isso, justifica-se a assertiva de que o laço que se pode estabelecer entre um paciente psicótico e o analista é de uma outra

---

[10] FREYMANN, J-R.; PATRIS, M., 2007, p. 32.

modalidade, se comparado à neurose. A especificidade é dessa localização do gozo que o sujeito faz no campo do Outro, de onde constatamos a necessidade fundamental do manejo, de acordo com a estrutura de cada paciente.

Uma manobra consiste em localizar o Outro como um novo lugar de endereçamento das produções do psicótico, de modo a não encarnar o semelhante, mas permitir alguma distância do objeto que não foi extraído, considerando que ele pode ser localizado e possivelmente circunscrito; evitando-se assim transbordamentos pulsionais manifestos em uma crise.

Da necessidade de uma reflexão sobre a clínica na contemporaneidade

A clínica da psicose, por sua especial dificuldade em lidar com o estatuto do corpo, remete-nos à necessidade categórica de discutirmos o papel do analista no contexto atual, considerando a invasão do discurso médico-científico nas práticas de saúde em geral, com consequente aumento de medicações e aparelhos tecnológicos diversos. Atualmente, seguindo, de fato, sua vocação social, a medicina assume uma função normativa que não se restringe a obter finalidades terapêuticas. Assim, muitas vezes o tratamento farmacológico nos casos de psicose tende a seguir uma lógica de eliminação dos sintomas psicóticos graves, com a intenção de se controlar níveis fisiológicos do próprio corpo – como se o fato decisivo fosse a desregulação das funções orgânicas.

Acreditamos, porém, que os sintomas, sejam eles de qual ordem forem – psíquicos, somáticos, mesmos os típicos encontrados em quadros neuróticos – são um modo de resposta do sujeito àquilo que a ordem cultural impõe. O corpo humano se apresenta como um organismo estranho àquilo que imaginamos que ele seja - até que possamos criá-lo a partir de nosso uso do registro significante. Aquilo que é mais humano é algo desadaptado, desajustado por excelência. O sofrimento refere-se à dificuldade de encontrarmos uma espécie de existência em que caiba o que nos é mais caro, individualmente, ao mesmo tempo em que suportamos nos relacionar com outros: afinal, como bem demonstrado por André (1998), o significante ao mesmo tempo cria o corpo, mas interditando-o em seu aspecto real, para que o ser falante possa utilizar-se de um corpo que lhe pertence, não se confundindo com a fusão identificatória em ser o próprio corpo.

O corpo humano, porém, no contexto contemporâneo, torna-se, nesse contexto, um palco para experimentações e investigações biológicas, exposto a exames cada vez mais complexos, na busca por uma explicação sobre a verdadeira causa de um determinado mal-estar. Ocorre que, sem um raciocínio clínico, buscando se estar atento às particularidades do paciente, essas experimentações não conduzem a um lugar seguro; não permitem uma cura mínima ou com possibilidade de se conviver com determinado sintoma.

O estranhamento que temos quanto ao nosso corpo, assim como as dificuldades com a linguagem para exprimi-lo, revelam um mal-estar que afeta diretamente os laços. De acordo com o que Freud (1930)[11] estipulou, temos três fontes de sofrimento: os relacionamentos com outras pessoas – o que "talvez nos seja mais penoso que qualquer outro" – nosso próprio corpo e o mundo externo. Na psicanálise, bem como em outras práticas que se querem terapêuticas, lidamos sempre com o desconforto atribuído à própria existência – o que se faz ainda mais evidente a partir do momento em que estamos referenciados ao discurso científico que inventa objetos de todo tipo, os quais supostamente resolveriam tal mal-estar – discurso esse embasado também pelo nosso sistema econômico de produção.

A reflexão sobre a transferência, que condiciona o tratamento terapêutico, se faz necessária tanto na psicanálise tradicional – segundo o modelo inaugurado por Freud – quanto na psicanálise apli-

---

[11] FREUD, S., 1996, p. 85.

396 - Oncologia: Clínica do Limite Terapêutico?

cada em novos formatos e contextos de atendimento, tais como as práticas feitas por equipes em instituições. Seja em qual tipo de clínica for, constata-se a diferença entre aquilo que um determinado sujeito demanda e aquilo que ele deseja, inconscientemente. É desse aspecto que surge um problema até mesmo ético para nós, já que nem sempre podemos simplesmente acatar algo que nos é pedido, explicitamente, por um paciente. Há de se investigar sua demanda a partir de um olhar ampliado sobre sua condição.

Lembremo-nos de que, na clínica, lidamos com a sexualidade, em sua relação com o funcionamento inconsciente. Justamente devido ao que Lacan (1974/2001)[12] designou de real – aquilo que não funciona, que demonstra sempre um desarranjo - notamos uma produção de sintomas tão abundantes, tal como percebido em contextos clínicos diversos. A psicanálise, como "um laço a dois", encontra-se aí precisamente "no lugar da falta de relação sexual"[13]. A posição do analista lhe permite transitar entre lugares diferentes, determinados a partir de diferentes discursos, a partir dos quais ele responde a uma manifestação inconsciente. Isso só é possível por causa da referência ao Outro, sustentada pelo próprio analista; ou seja, que ele próprio esteja submetido ao Outro, necessariamente barrado na nossa organização cultural. Isso significa que a nossa ética clínica sustenta a castração, a incompletude; e não tenta tamponar a falta, apesar do discurso social vigente que procura mascará-la por meio de artefatos materiais, mesmo quando esses são usados para a manutenção de um semblante que recobria a falta subjetiva.

A psicanálise reforça assim sua oposição a uma prática cultural que desconsidera as singularidades; ela vai contra a tentativa de homogeneização dos sujeitos, já que a constituição subjetiva tem repercussões diretas sobre os laços sociais estabelecidos. A posição

---

[12] Entrevista à imprensa do Dr. Lacan. Recuperada em 03 de agosto de 2011, de http://www.freudlacan.com/Champs_specialises/Langues_etrangeres/Entrevista_a_imprensa_do_Dr_Lacan.

[13] LACAN, 2001.

ética que embasa a prática analítica relaciona-se ainda ao que Frey-mann (2007) assim definiu: "o que especifica o laço psicanalítico é que o laço do analista ao Outro faz com que ele seja capaz de su-portar ser deixado"[14]. O analista suporta passar como um objeto de investimento, para ser depois deixado. Trata-se de uma orientação técnica que considera a própria lógica de investimento libidinal in-consciente.

O fato de o psicanalista ser chamado, em um determinado con-texto de tratamento, quando não se sabe mais o que fazer com um determinado sintoma e com uma resposta de um certo sujeito para as diferentes práticas terapêuticas que lhe são ofertadas, é algo que nos indica a função mesma da análise – a qual se refere a um apazi-guamento provocado pela instauração do laço com o analista, que passa a mediar a relação do sujeito com o Outro. Então, vemos um desafio para os analistas no modo de responder a essas diferentes produções, na perspectiva de que cada sujeito se apropria dos sig-nificantes de uma determinada maneira, revelando, na clínica, as modalidades particulares de se inserirem no tecido social.

REFERÊNCIAS BIBLIOGRÁFICAS

ANDRÉ, S. *O que quer uma mulher?* Rio de Janeiro: Jorge Zahar Ed., 1998.

BROCA, R. Sobre la erotomania de transferencia. In: BROCA, R. *et al. Psico-sis y psicoanalisis*. Buenos Aires: Ediciones Manantial, 1985.

FREUD, S. (1924/1996) *A perda da realidade na neurose e na psicose*. Rio de Janeiro: Imago, 1996. (ESB, 29)

_____. *O mal-estar na Civilização* – Transferência. Rio de Janeiro: Imago, 1996. (ESB, 21)

_____. (1916-7). Conferência XXVII – Transferência. *Op. cit.*,1996.

FREYMANN, J.-R.; PATRIS, M. *Les cliniques du lien* – nouvelles pathologies? Strasbourg: Éditions Arcanes, 2007.

---

[14] FREYMANN, J-R.; PATRIS, M., 2007, p. 37.

LACAN, J. (1955-56). *O Seminário, livro* 3. As psicoses. Rio de Janeiro: Jorge Zahar Editor, 1995.

____. Terceira. *Cadernos Lacan II*, Porto Alegre: Edições da APPOA, 2001.

____. (2003) Apresentação das Memórias de um doente dos nervos. In: ____. *Outros escritos*. Rio de Janeiro: Jorge Zahar Ed., 2003.

LIMA, T. (2011). *O laço possível: considerações sobre a transferência na clínica da paranoia*. Dissertação de mestrado. Belo Horizonte: Universidade Federal de Minas Gerais / Faculdade de Filosofia e Ciências Humanas.

ZENONI, A. Qual Instituição Para o Sujeito Psicótico? *Abrecampos* – Revista da Saúde Mental do Instituto Raul Soares, 2000, Ano 1, n. 0.

____. (2007). Comment s'orienter dans le transfert. *Revista Digital Clinicaps*. (1). Recuperado em 08 de julho de 2011, de http://www.clinicaps.com.br/clinicaps_revista_01_edit.html.

PSICANÁLISE E MEDICINA:
UMA CLÍNICA DO SEMPRE
NO LIMITE TERAPÊUTICO

Marisa Decat de Moura

A operatividade da psicanálise se baseia em
um modo especial de lidar com a contingência
Jeferson Machado Pinto

INTRODUÇÃO

Procuro desenvolver, nestas reflexões, questões sobre o diálogo da psicanálise com a medicina, a partir de uma práxis e de sua implicação no campo social, e da ressonância na própria psicanálise.

Pensar sobre trabalhar com a psicanálise, sabendo-se de sua complexidade, já que seu objeto é impossível de ser totalmente apreendido e sua formalização teórica é realizada a partir desse *limite*, implica tanto na abertura de questões quanto na escrita como proposta de transmissão.

Como sabemos, estamos vivendo e "trabalhando" em um mundo sustentado pelo Discurso da Ciência e pelo Capitalismo e seus efeitos universalizantes. Estamos submetidos a sistemas de regulação e eficácia, instituídos e baseados em evidências que eliminam o singular.

Em se tratando de uma instituição hospitalar, temos dois fatores que revelam os efeitos dessa universalização: os avanços tecnológicos e científicos, submetidos aos protocolos e estatísticas da medicina baseada em evidências, aliados aos programas de avaliação de qualidade, e os avanços da indústria farmacológica.

Já no campo da psicanálise, constatamos que, na cultura, temos o declínio da hipótese do inconsciente e a crescente presença de psicoterapias cognitivas e comportamentais e de técnicas de avaliação psicológica, que também precisam eliminar o sujeito para que sua resposta seja objetiva. Visam, dessa forma, oferecer soluções rápidas para os impasses e problemas que surgem no campo social em detrimento de uma ética do sujeito.

Mas, do encontro da medicina e da psicanálise em uma instituição hospitalar, encontro impossível e revelador dos *limites* no saber, "algo" insiste e resiste às repetidas tentativas de recobrir o real para que seja possível a existência do sujeito do inconsciente.

As relações da psicanálise com a medicina, neste contexto histórico, estão submetidas a um constante debate entre o universal e o singular, exigindo até mesmo o avanço da teoria psicanalítica.

Registro uma cena interessante:

Uma criança de três anos diante de um profissional que procurava algo *alhures*, demanda seu olhar e diz:

– "Olha 'eu' aqui!"

É a resposta a este chamado um "Outro", que pode ser acolhido por um psicanalista também em uma instituição hospitalar, o que direciona minhas reflexões, sustentadas na "paixão da ignorância" e seu efeito de criatividade, revelador da presença do desejo e da dignidade do sujeito, lutando pelo direito ao inconsciente.

A clínica *do limite*

Retomando o tema proposto pelo V Fórum Internacional Psicanálise e Medicina sobre a Clínica do Limite Terapêutico[1], gostaria de começar indagando:

– Qual clínica não implica a questão do limite?

---

[1] Trabalho apresentado no V Fórum Internacional Psicanálise e Medicina, realizado em Belo Horizonte, em agosto de 2011.

– Ao ser uma clínica nomeada como a do limite de recursos terapêuticos, não estaria sendo também nomeada a possível existência de uma clínica sem limites?

Desde o final do século XX, estamos diante da evidência da "falta de limite", presente nas mais diversas áreas da vida humana. Com relação à medicina, nossa parceira no hospital, estamos diante da "falta de limites" que se apresenta com relação à cura: com resultados surpreendentes, "verdadeiros milagres", somos testemunhas de exames e aparelhos de última geração, procedimentos e cirurgias inéditas como as da reprodução assistida e cirurgias plásticas etc. Os benefícios dos avanços no campo das ciências são inegáveis e importantes, mas o que é o nosso objeto de atenção é a ideologia que se transmite subjacente a eles: "a de que o *limite* não existe e tudo é possível". Ao contrário da política da modernidade, que sustentava a ideia da existência de *limites*, transmite-se na contemporaneidade que o impossível de hoje será possível amanhã, portanto o impossível não existe.

Não é surpresa, portanto, que, mesmo sendo toda clínica uma clínica que inclui o limite, falar sobre a clínica do limite terapêutico no campo da medicina é se referir à clínica na qual a ciência já não tem recursos para a cura do paciente, restando a ela os tais "cuidados paliativos", para o nomeado "paciente terminal".[2]

Interessante pensar que, quando acontece o *limite* dos procedimentos que curam, resta a relação médico/paciente. Só quando a ciência revela seu *limite,* o sujeito é convocado. São os impasses do dia-a-dia que revelam os *limites* de um saber prévio ao sujeito. E é interessante também registrar que não é sem razão que nesta clínica, por lei, é obrigatória a presença do psicólogo compondo a equipe multidisciplinar de tratamento. Diante do *limite* imposto pela presença da constatação da finitude humana, instala-se o espaço

---

[2] Nomeação que "engessa" o paciente num determinismo de morte em vida, porque o ser humano não termina, ou está vivo ou morto.

possível para a subjetividade, desde que este espaço seja sustentado por "alguém".

Na instituição hospitalar, o psicanalista sustenta uma relação particular com o saber, saber tão caro à ciência. Como exemplo, cito uma situação que foi discutida em nossa reunião clínica: criança de oito anos, impedida pelos protocolos de entrar no Centro de Terapia Intensiva, CTI, para visitar o pai internado, repete insistentemente que a "moça" furou seu olho com o lápis que lhe tinha sido oferecido para desenhar. A "moça", preocupada com as palavras da criança, que poderia comprometer negativamente seu trabalho na instituição, convoca o psicanalista a esclarecer os fatos e convencer a criança que o que ela dizia não era verdade.

Este fato levanta questões:

– O que pode um psicanalista no hospital? Interpretar a queixa da "moça"?

O psicanalista não é analista dos profissionais, tampouco é seu lugar o de esclarecimento da veracidade dos fatos. Mas um psicanalista pode agenciar um discurso que sustenta um "saber que não sabe de si".

Por exemplo:

– *Interessante, se ele repete tanto é porque está querendo dizer algo que não estamos compreendendo...*

– *Tem algumas falas que parecem um quebra-cabeça...*

– *Está parecendo que ele quer dizer uma "outra coisa"...*

Surpreende sempre ao psicanalista que uma demanda com força de objetividade seja o veículo para outro pedido, do qual só sabemos *a posteriori*, pelo efeito de uma escuta, isto é, por um "certo" apaziguamento da demanda, agora sustentada por perplexidade e indagações.

Somente ao testemunhar a existência da divisão do sujeito, e consequentemente de um "espaço subjetivo", é que se torna autorizada a existência do sujeito, embora o sujeito só apareça como resposta do real. São formas de "insinuar", sustentar que o analista ouve o que não está sendo dito na própria frase. E autoriza um lugar outro, subjetivo, onde é possível uma "outra cena": o não saber, o errar, o não corresponder às estatísticas e níveis de qualidade total, incluir a morte como parte da vida, que o acaso aconteça...

O Discurso da Psicanálise permite mostrar o deslocamento dos ideais de uma instituição em favor do particular, sem negar os ideais. Ele pode sustentar a existência dos dois campos, o da instituição e suas regras e também a presença do sujeito do inconsciente, "presente" nas demandas advindas dos impasses e acontecimentos. Esta é uma forma de trabalho do psicanalista na instituição que, além dos atendimentos a pacientes e familiares, inclui "uma presença" e seus efeitos na instituição. Trata-se de uma abordagem diferente de uma atividade conhecida como análise institucional porque esta propõe que há transformação de uma instituição e de suas ações a partir da emergência de dispositivos que venham a provocar os sujeitos que a constituem.

Com a presença do analista, a chance do advir do sujeito do inconsciente acontece da e na circulação dos discursos, na ruptura e fragmentação nesta circulação, e está aí o seu lugar e o que permitirá a sua ação. Para o exercício da função de analista, torna-se fundamental à sua formação e é a especificidade dessa formação, o que o sustenta em sua função. E, em qualquer lugar em que "o sujeito" se encontre na instituição, ele se "encarrega" de revelar que o *limite* existe. Assim ele só existe ou aparece quando há limite no saber, em resposta ao real.

O analista sustenta uma relação particular com o saber. Não lhe é possível trabalhar com um saber prévio ao que funciona como Saber para o sujeito, porque a utilização do saber prévio é o que caracteriza exatamente o uso da técnica.

Pensamos que, baseados na experiência de alguns anos, esta vertente de trabalho é interessante porque sustenta a construção sempre principiante de um espaço "outro", ao sermos convocados para a solução do que não tem lugar no discurso da ciência. E esta construção com os efeitos de sujeito na instituição pode autorizar a presença do analista no dia-a-dia e a possibilidade de sua convocação ao trabalho.

A clínica *no limite* terapêutico

– Por que a medicina precisa da psicanálise e a psicanálise da medicina? Qual é a relação entre a psicanálise e a medicina?

A ciência caminha sempre em sua lógica que elimina o *limite;* ela não pensa, somente avança em seus conhecimentos, construindo cada vez mais parâmetros estatísticos que eliminam a singularidade. Ela progride em sua estrutura de controle do real e não há nada que impeça seu progresso. E por isso a necessidade da constituição dos comitês de ética para colocar *limite* no seu avançar.

A interlocução da psicanálise com a medicina, iniciada por Freud, continuou diante da necessidade da psicanálise e de sua presença, sustentando a existência do sujeito excluído nos outros discursos como o da ciência.

Perelson (2011) destaca uma questão que faz eco à minha experiência com relação ao trabalho da Clínica de Psicologia e Psicanálise no hospital. Ela cita Zizek que descreve três maneiras com que a psicanálise reage à mudança da demanda que hoje impera na cultura e na subjetividade: a primeira maneira citada por ela reage à mudança, permanecendo como se nada estivesse acontecendo; uma segunda reconhece a mudança e tenta "desesperadamente" acompanhar os tempos" (2011, p.168), e a terceira maneira reconhece a mudança, porém ao preço de uma "perda das coordenadas éticas fundamentais da psicanálise". Zizek propõe uma quarta posição diante das mudanças contemporâneas, que é nem lutar contra, nem adaptar a teoria à prática. Mas sim que "só hoje encontramos na vida cotidiana o impasse libidinal básico em torno do qual gira a psicanálise". Em outras palavras, o avanço tecnológico e científico está exigindo caminharmos do mitema ao matema e à lógica estrutural, e como consequência, teoricamente, termos mais clareza dos fundamentos da psicanálise.

Essa posição me agrada pela resposta possível à clínica hoje, e podemos citar, como exemplo paradigmático desta posição, Lacan, ao comentar sobre um procedimento da clínica da reprodução assistida, que, exatamente por seus extraordinários avanços científicos e tecnológicos, exigiam, da psicanálise, ver-se diante de novidades e de novos problemas.

Lacan fala sobre uma "novidadezinha"[3], que jornais noticiaram, sobre uma mulher que estaria tendo um filho a cada ano, após a morte do marido, por inseminação artificial. Lacan diz então sobre esta notícia "ser a ilustração mais fascinante que podemos dar daquilo a que se chama o x da paternidade". E acrescenta, perguntando "sobre os problemas introduzidos por semelhante possibilidade" e o que esta novidade problematiza "nessas condições o complexo de Édipo?"

Lacan não vai negar os avanços nem colocá-los "perigosamente contra " os preceitos freudianos. A inseminação artificial, invenção da ciência, ilustra a função paterna e, ao mesmo tempo, problematiza o que leva Lacan a afirmar que "o Édipo não pode manter-se indefinidamente em cartaz em formas de sociedade nas quais se perde cada vez mais o sentido da tragédia" (J. Lacan em *Escritos*: subversão do sujeito e dialética do desejo. 1998, p. 827. Citado por Perelson, p. 171).

Não é nosso objetivo caminharmos por essa questão da reprodução assistida e seus efeitos, e sim o de ressaltar que estamos em um momento histórico regido pelo discurso da ciência e seus avanços, o que permite que a psicanálise encontre seu lugar no mundo contemporâneo, na medida em que, na operação da ciência, o real não está presente como impossível e este não é dado de imediato para o sujeito.

Isso reafirma nossa posição de que quanto mais se exclui o sujeito mais a psicanálise se faz necessária.

---

[3] SEMINÁRIO 4, Sobre a relação de objeto, p. 385.

Podemos pensar que a ciência não tem dispositivo para lidar com o *limite* instaurado pelo real, sendo que a psicanálise depende exatamente do real, pois o real determina o sujeito.

O trabalho do psicanalista em instituição e, no meu caso, hospitalar, levanta questões sobre como sustentar a clínica *no limite* do real e do simbólico. Sustentando a impossibilidade, ela caminha na direção contrária à impotência porque o psicanalista, *no limite,* demarca um real que, por definição, considera impossível de dominar. Caso contrário, seria a morte do sujeito. Por isso, Lacan diz que o sucesso da religião se dá onde a psicanálise fracassa; se ela tivesse sucesso, seria o desastre.

Este aspecto importante remete à formação do analista porque o impossível de suportar de sua práxis diz respeito ao sujeitar-se ao real que o sujeito lhe apresenta sem pretender eliminá-lo ou tratá-lo.

Os psicanalistas procuram inserir neste espaço o dispositivo analítico com sua ética própria, mediante uma clínica que visa ao sujeito. Meu posicionamento com relação a essas questões é de entusiasmo diante do desafio desta clínica que exige criatividade e que se sustenta na formação do profissional, o que já localiza o aspecto ético em questão.

E a clínica psicanalítica na clínica *do limite* terapêutico?

No hospital, lidamos todo o tempo com doenças e com a tentativa de eliminá-las, sempre o mais rápido possível. E o paciente sofre do sofrimento padronizado que se instala a partir das falas e olhares do Outro.

Diante de um veredicto muitas vezes aterrorizante e subjugante, haveria espaço para a construção de saídas para o alívio do sofrimento subjetivo? Estamos falando em algo diferente da antecipação do sofrimento que podemos observar nos comentários citados na reunião clínica da equipe.

O psicanalista está inserido na cultura como todas as pessoas.

No hospital, a ordem normativa é curar rápido enquanto há tempo. O tempo urge... E a importância da posição do sujeito diante da doença e do adoecer pode ficar desconsiderada e somente são observados os problemas emocionais e/ou psicológicos.

O horror às doenças e ao adoecer pode estar também no analista. Inserido na cultura e no hospital, e "mergulhado" no discurso da ciência e em sua forma de resolver os fenômenos típicos contemporâneos como os diagnósticos, até mesmo os preventivos de doenças futuras que poderão acontecer um dia... o analista pode escutar a doença e sua urgência de tratamento, e não o sujeito que adoeceu e sua urgência subjetiva. Estamos em um momento histórico em que "eliminar a doença antes mesmo de existir" é a direção dos avanços da ciência

Nessas reflexões, ressaltamos que não se trata de nostalgia por uma época supostamente melhor ou a apologia do adoecer, mas se a doença é algo que acontece com o sujeito, como qualquer contingência, torna-se fundamental escutar o que ele tem a dizer. Afinal, trata-se de sua vida!

Por exemplo, o momento do diagnóstico é sempre visto como surpresa, como um acidente. Escutamos neste momento:

– "Como? Eu não tinha nada!"

Escutar um sujeito que tem uma doença grave é diferente de escutar um diagnóstico e suas consequências para a vida de um sujeito.

E já que os outros discursos oferecem também recursos, a psicanálise pode oferecer a possibilidade para o sujeito encontrar saídas criativas e singulares para o seu sofrimento, qualquer que seja o diagnóstico e o prognóstico. E, nessa posição, ele se responsabilizar pelas consequências.

A doença faz parte da vida.

E então como pensar a direção do tratamento também nesta clínica?

Como agente do discurso em um lugar específico, o analista dirige o tratamento, e não o paciente. Nisso, o tratamento como guia moral está fora de questão. Por essa posição específica, o analista paga um preço: paga com suas palavras, com sua pessoa, pois ele a empresta como suporte da transferência, e com seu julgamento mais íntimo, porque deve ficar de fora do já determinado pelos discursos.

No texto "A direção do tratamento e os princípios de seu poder", Lacan fala sobre o desejo do analista, ponto central da atuação do psicanalista e sua relação com a ética: "cabe formular uma ética que integre as conquistas freudianas sobre o desejo, para colocar em seu vértice a questão do desejo do analista" (1958/1998, p. 621).

Diante das demandas contemporâneas, estamos em um momento da construção de uma possibilidade, não sabemos como, *a priori*, mas sabemos que, com a presença, pode o analista criar... a possibilidade de um trabalho na instituição, na clínica do *limite* terapêutico.

E para terminar falando de ética e uma posição específica do analista, vou recorrer ao poeta Mario Quintana que nos dá a chave do segredo:

> O segredo é não correr atrás das borboletas...
> É cuidar do jardim para que elas venham até você.

REFERÊNCIAS BIBLIOGRÁFICAS

LACAN, J. A direção do tratamento e os princípios de seu poder. In: ____. (1958) *Escritos*. Rio de Janeiro: JZE, 1998.

____. Subversão do sujeito e dialética do desejo no inconsciente freudiano. In: ____. LACAN, J. (1960) *Op. cit.*

PERELSON, S. *et al. Um novo lance de dados* - psicanálise e medicina na contemporaneidade. Rio de Janeiro: Companhia de Freud, 2010.

A NECESSIDADE DA CONTINGÊNCIA: LETRA E FINAL DE ANÁLISE

Jeferson Machado Pinto
Izabel Haddad Massara Rocha

Là ou est l´être, c´est la exigence de la infinitude
(J.Lacan)[1]

I – A importância da contingência na lógica do tratamento analítico

Finalmente o tema da contingência volta a ter prestígio entre acadêmicos e psicanalistas. Essa modalidade lógica ficou relegada a um segundo plano desde que uma concepção estritamente determinista do funcionamento da natureza instalou um rígido modo de pensar nos cientistas e, por extensão, nos psicanalistas. Incluo os psicanalistas na adesão a esse modo de pensar porque, sabemos, desde Lacan e esclarecidos pelo rigoroso pensamento de Milner em *A obra clara* (MILNER, 1995), por exemplo, que a psicanálise está intrinsecamente ligada à Ciência, isto é, a primeira é internamente condicionada pelos procedimentos da segunda. Por isso, ambas submetem sua escrita à prova, de modo a seguir o princípio de que toda formulação teórica deve ser substituída por alguma outra que melhor se adequa ao fenômeno estudado. Também os psicanalistas devem seguir a exigência imposta à ciência, exigência formalizada por Popper, de que os enunciados teóricos podem ser alterados na

---

[1]Lacan, *Sem. XX: Mais, ainda,* p. 17. M. D. Magno optou por "Aonde há o ser, há a exigência de infinitude" na tradução do mesmo seminário para o português, publicado pela Jorge Zahar, 1985, p.19.

medida em que sua formulação possa ser refutada. Assim, em ambos os campos, o que pode ser refutado é a literalização, o modo como uma escrita confere legibilidade a uma prática e a uma concepção da natureza, seja relativa aos fenômenos físicos, seja relativa ao *SER* do sujeito.

Freud subverteu o campo epistêmico ao incluir o sujeito como objeto de estudo, descartando a divisão ciências da natureza-ciências humanas. As coisas- digamos tecnicamente como os filósofos da ciência, incluindo aí as coisas humanas – se manifestam de forma infinitamente contingente, podendo sempre ser de outro modo. O regime de funcionamento da ciência é que impõe ordem ao mundo com as fórmulas reduzidas às letras, mas este universo contingente está sempre a parasitar a literalização, pondo à prova as teses e forçando a reescrita. A contingência demanda sempre uma transposição – voltamos mais tarde a essa expressão- do que já está estabelecido. Todo sujeito em análise, ao se submeter à regra da associação livre, ensina como fazer ciência, revelando em seu percurso os limites de sua forma de pensar em particular e, mais amplamente, os limites do modo de pensar científico porque se trata, em ambos os casos, de formular hipóteses, de alterar interpretações, de verificar condutas e questionar a realidade com a qual se lida. Assim, a formação do analista e sua experiência com os analisantes é que nos ajudam a definir o real. E os analisantes mostram, com seu sofrimento, que o real que nos interessa está mais além daquele que a ciência se propõe a prever e a manipular. Se esta identifica o real ao que se escreve em fórmulas, a psicanálise se interessa pelo excedente pulsional que não se subsume à literalização. Por isso, o discurso do analista se caracteriza pela ética de fazer revirar o apego ao saber e revelar a verdade do sujeito forcluído pela ciência.

Dessa forma, todo analisante acaba desmentindo radicalmente o *slogan* "Freud explica", slogan depreciativo da mente arguta de Freud. Vejam, por exemplo, como ele finaliza sua análise de Leonardo:

O que fez com que o destino de Leonardo viesse a depender de sua origem ilegítima e da esterilidade de sua primeira madrasta? Se considerarmos que o acaso não pode determinar nosso destino, isso será apenas um retorno ao ponto de vista religioso sobre o Universo que o próprio Leonardo estava a ponto de superar quando escreveu que o sol não se move. Sentimo-nos naturalmente decepcionados por ver que um Deus justo e uma providência bondosa não nos protegem melhor contra as influências do acaso durante o período mais vulnerável de nossas vidas. Ao mesmo tempo, estamos sempre demasiados prontos a esquecer que, de fato, o que influi em nossas vidas é sempre o acaso (FREUD, 1910/1970, p.124).

Também Lacan, desde 1936 em "Os complexos familiares", destaca a tese de que os sintomas neuróticos não manifestam nenhuma relação com algum objeto familiar, a não ser uma relação contingente. Se a verdade tem estrutura de ficção e é aliada à contingência da história, os sintomas não dependem de decifração e sim de contingências para que o elemento ficcional possa ser alterado.

A construção da técnica da associação livre foi feita exatamente para atender a essa constatação e, assim, aumentar a chance dentro de uma sessão de análise, da presença do fator contingência. Para tanto, cabe ao analista suspender qualquer saber prévio, um saber sem rosto, diante da produção de cada analisante e deixar emergir a presença de significantes enigmáticos, fora da cadeia de sentido sustentada pelo sintoma em sua função **necessária** ao sujeito. Em seus artigos sobre técnica, Freud já alertava que o jovem psicanalista logo descobre que interpretar não é o mais difícil na condução de uma análise, mas sim o manejo da transferência. Afirmação compreensível dentro do enquadre que estamos tentando ressaltar, porque não se trata de um saber teórico, referencial, estabelecido sobre a égide do regime do necessário, do que não cessa de se escrever.

Trata-se, por outro lado, de sustentar uma presença como lugar de objeto da pulsão para que as produções decorrentes da situação de transferência tenham encaminhamento clínico. A recusa de um saber prévio implica, "necessariamente", uma lógica da contingência. A produção do paciente, ou seja, o saber textual de cada analisante decorre do lugar que o analista ocupa diante do objeto da pulsão que move o inconsciente. É essa forma de presença que possibilitará ao analista a leitura do que lhe é endereçado.

Assim, pode-se dizer que a contingência se refere

> à capacidade do desejo de utilizar uma coincidência para fazer uma invenção significante que coloca em movimento uma experiência pulsional coagulada implica que a realidade seja útil por sua neutralidade (DAVID-MÉNARD, 2011, p. 75)[2].

Mas essa posição ética que privilegia a contingência na situação de transferência para que o discurso do analista possa produzir seus efeitos não nos exime de um compromisso com o rigor epistemológico e com as questões ontológicas envolvidas em um tratamento. Gilson Iannini, em publicação recente (IANNINI, 2012), nos esclarece a questão de maneira límpida:

> a psicanálise nasce no Universo já constituído pela ciência moderna e opera sobre o sujeito produzido nesse Universo, sem, todavia, se submeter à concepção moderna que identifica razão e cientificidade; ela não partilha da fé inabalável no discurso da ciência sobre a exclusividade ou superioridade desta última como estratégia cognitiva.
> E continua, para a psicanálise (..) embora o simbólico possa apreender o real, alguma coisa escapa inexoravelmente a essa redução. (p. 217-218).

---

[2] No original [...] *à la capacite du désir d'utilizer une coïncidence pour en faire une invention signifiante qui remet en mouvement une expérience pulsionelle figée implique que la réalité soit utile par sa neutralité.* (Tradução dos autores.)

Assim, o fato de construirmos uma teoria com pretensões universais, isto é, feita de relações necessárias entre eventos e válida para todos, e eivada de leis que definem a necessidade de os fenômenos se apresentarem como são, como a ideia de um aparelho psíquico dotado de inconsciente, ou de um sujeito dividido, regido pela impossibilidade de fazer uma autorreflexão que o levaria a se encontrar consigo mesmo etc., não nos autoriza a colocar todos os sujeitos singulares como casos ilustrativos da teoria. A singularidade é exatamente o que se apresenta como a exceção que se manifesta como o sintoma residual de uma análise, portanto dentro da ordem do necessário, mas só se sustenta assim de modo contingente, após várias quebras do sentido da cadeia de significantes.

O que estamos tentando enfatizar é que a análise da repetição foi sustentada por Freud como condição necessária para uma atualização do sintoma na transferência, mas sua concepção parece ter sido mal compreendida pelos psicanalistas. Entendia-se que caberia aos analistas decifrar incansavelmente as produções do inconsciente de modo a reintegrá-lo ao sujeito e eliminar sua divisão. A interpretação do analista seria uma tradução do sentido manifesto, visando a esclarecer um sentido latente pretensamente mais eficaz para o sujeito localizar a verdade de seu sintoma.

Ou seja, a partir dessa posição técnica, o ser do sujeito seria estável, previsível e decifrável. O que era apenas uma literalização provisória, como todas, transformou-se em crença que considerava aquela literalização uma cópia fiel da natureza, como se essa fosse absolutamente imutável. O que se acha colocado sob a forma de letras, como em qualquer teoria que se pretenda consistente, sustenta uma ordem e relaciona eventos ao criar o regime do necessário, mas não explica o sujeito pelo simples fato de não eliminar a causa do desejo, essa sim sujeita à contingência. Esquece-se assim que "[...] o inconsciente freudiano enquanto sexual" é o lugar onde "cruzam-se [...] o infinito e o contingente" (Milner citado por IANNINI, 2012, p. 216). Tal pretensão, a de reduzir o universo e o correlato psicanalítico do inconsciente ao necessário, restringe a ética, na melhor das hipóteses, a um sonho obsessivo. Pior do que isso, a repetição (não cessa de se escrever) circunscrita ao regime do necessário sustenta a impossibilidade de verificar o que não cessa de não se escrever como cadeia de sentidos. Como se o real pudesse ser esclarecido pela decifração incessante, sem deixar restos, tática que termina por adquirir efeitos iatrogênicos.

Desde os pensadores gregos há uma tendência a estudar o que se repete. Os fenômenos celestes, por exemplo, eram tidos como manifestação divina pela sua regularidade enquanto as paixões humanas eram manifestações contingentes e, por isso mesmo, terrenas, menores e sujeitas a erros e às interpretações. Foucault, por exemplo, ressaltou que a categorização de doenças e sintomas tornou-se mais importante que o doente. A forma particular de um doente manifestar um sintoma atrapalharia o andamento da ciência e imporia um regime de exceções inconveniente para um tratamento pré-estabelecido. Essa atitude vale não apenas para médicos e psicólogos, mas também para cientistas. Os psicólogos experimentais, por exemplo, eliminam de seus estudos aqueles ratos que funcionam de modo excêntrico ao procedimento, justificativa cientificamente correta, pois sua particularidade poderia ser explicada por alguma variável que escapou ao ambiente rigidamente controlado do laboratório. O foco se coloca apenas no que pode ser descrito sob a forma de letras, de modo a permitir o diálogo e os testes de novas variáveis. O real se torna assim, como mencionamos acima, equivalente ao que pode ser escrito.

Assim, acaso e necessidade são categorias que andam sempre juntas há séculos, permeando a imaginação não apenas dos cientistas, mas também dos filósofos, escritores e artistas. Quantos não afirmam que "viver é assim: o acaso promove os encontros e a necessidade os integra em nossa vida ou não" (GULLAR, 2012).

Mas existem hoje preciosas convocações para se pensar o mundo de outra forma. Quentin Meillassoux, por exemplo, em seu livro *Après la finitude*, de onde foi retirado o título deste artigo, diz que não há nenhuma razão para se pensar que as leis ou as coisas sejam como são (MEILLASSOUX, 2006). Ou, como esclarece Peter Hallward sobre tal proposição, "nada é necessário, exceto a necessidade de que nada seja necessário" (HALLWARD, 2009). Tudo pode mudar, e não há nenhuma lei superior que decida sobre o fim ou o aparecimento das coisas. Ou seja, não há nenhuma ordem transcendental que defina o caráter perene ou transitório das coisas. Elas simplesmente *são* e todo o universo é contingente e muda sempre. Tal proposição questiona intimamente o conceito de verdade. Não há, como até mesmo Freud pensava, uma verdade a ser revelada, oculta sob a ordem da necessidade e identificada ao inconsciente estruturado como linguagem. Trata-se de uma proposta ambiciosa para a ontologia, mas a clínica psicanalítica e o sintoma do final de análise impõem limites se tal perspectiva for rigidamente acolhida. Limites que não justificam, no entanto, que a saída seria o agarrar-se à produção dos sentidos como se esses conduzissem uma psicanálise a seu termo.

II – A leitura psicanalítica da contingência

Na escrita de Freud, o Édipo se tornou a matriz do que se coloca como necessário à constituição do inconsciente a partir do modo como declara sua pertinência na função fálica. Como esclarece Cristina Álvares (ÁLVARES, s.d.), o falo é o significante que garante que a sexualidade humana não existe fora do simbólico, sendo, portanto, o articulador do inconsciente. Interpreta-se o sexual como um efeito de sentido, como o significado produzido contingentemente pela articulação significante. Por isso, Lacan leu Freud e afirmou que há apenas um sexo, o fálico. Consequentemente, a mulher, a partir dessa matriz, restou como o continente negro, ou como o impossível que não se inscreve toda na lógica fálica, e tornou-se a verdade do homem ao se situar além do saber possível.

Foi Lacan, então, quem destacou o feminino como o contingente que parasita a literalização da função fálica e que pode refutar a escrita da teoria. A mulher não existe como possibilidade de escritura a partir da função fálica, mas pode existir de forma contingente.

É importante, portanto, verificarmos o tratamento psicanalítico do tema porque o termo acaso tem um alcance mais amplo que a noção de contingência para Lacan. É importante enfatizar que a lógica modal foi introduzida e subvertida por Lacan na tentativa de esclarecer o campo mais além daquele circunscrito pelo Édipo, campo esse que rege a subjetividade abarcada pela metáfora paterna, pelo que se escreve a partir da ação do falo. O falo é que revela sua natureza contingente por ser da ordem da linguagem, um significante que pode sempre significar outra coisa e que estabelece, a partir da inserção sobre o corpo, um funcionamento que pode se repetir, que pode não cessar de se escrever.

A história das mulheres em análise demonstra, então, uma peculiar posição subjetiva. Elas revelam o estatuto contingente do falo ao se mostrarem arredias à possibilidade de um significante sustentar toda uma amarração simbólica. As mulheres se servem do falo, se não caírem na histeria, de um modo pontual, não se colocando dependentes do valor fálico de um significante que funcionaria organizando toda a posição subjetiva. Por isso Lacan indica que se trata de sexuação, referindo-se à forma de subjetivação da função fálica, ou seja, o modo de gozo com o falo, e não apenas uma identificação sexual ou de gênero. É recorrente, por exemplo, o questionamento do valor fálico de um significante por parte do discurso histérico – não da posição feminina –, revelando, assim, uma forma de saber sobre a incompletude e uma semelhança muito próxima à estrutura questionadora do discurso da ciência.

Lacan, seguindo Freud, destacou o campo que extrapola o campo das pulsões aparelhadas pelo funcionamento da linguagem, mas não o coloca como misterioso ou como continente negro da teoria psicanalítica. Esse viés freudiano decorre da perspectiva de definir o inconsciente como um *Todo* simbolicamente organizado sob a égide do recalque, restando ao feminino o lugar do recalcado. Consequentemente, cria-se a suposição de um saber que dependeria da decifração pelo uso da interpretação. Por esse viés, é lógico que Freud encontraria sempre o continente negro, pois o feminino revela algo não decifrável, já que se refere a uma satisfação pulsional não abarcada pelas representações. Mas esse campo, que Lacan designou como o feminino incessantemente buscado por Freud, mantém uma relação de "conjunção disjuntiva" com o regime fálico. Ou seja, não se trata de qualquer acaso, mas de uma situação que funcione como uma perturbação à estabilidade da função fálica considerada como o todo da subjetividade. Trata-se aqui de algo "ex-timo", para usar mais um neologismo de Lacan, pois tem uma relação íntima com o campo do falo, mas não está submetida inteiramente à sua lógica. Ou melhor, trata-se de um campo que segue uma lógica não-toda fálica.

Assim, podemos dizer que as fórmulas da sexuação apresentadas por Lacan se constituem em uma elegante literalização de todo o campo psicanalítico. O que era indecifrável e que permanecia como enigma para Freud passou a ser a própria impossibilidade de um regime sustentado pela linguagem dominar o real sobre o qual a psicanálise mostrou não haver nenhum interesse científico. E não há outro regime anterior à linguagem ou que prescinda dela na esfera humana. Haverá sempre um real para além das fórmulas científicas que fará efeitos na linguagem e que não se submete a esse regime, pelo menos integralmente. Por isso, podemos afirmar que não há sujeito sem sintoma, pois esse é uma solução de compromisso criada a partir de uma contingência para abarcar um aspecto não redutível ao simbólico. Negligenciar esse aspecto significa a retirada da psicanálise do campo epistêmico e até mesmo do literário. Estaríamos optando, talvez, pelo campo religioso que expressamente pretende ter sucesso em dominar o real e, consequentemente, a causa real do desejo. Seria a eliminação da contingência e a passagem do "Freud explica" para "Deus assim o quis" e o acatamento da inércia sintomática.

III – Conclusão

Assim, levar em conta o além do Édipo – o que significa considerar o que se coloca mais além do inconsciente estruturado como linguagem – faz com que o analista deva levar em conta o inconsciente real. E passa a ter a difícil tarefa de verificar o real, ou o impossível da lógica modal (o que não cessa de não se escrever), pela presença da contingência (o que cessa de não se escrever). Além de instrumento ético na clínica, a contingência é um recurso epistemológico para a sustentação da psicanálise e para o verdadeiro teste de suas formulações.

Porém, se a língua, como a mulher, é também não-toda (MILNER, 1987), já que sempre falta um significante a proporcionar o significado último (S A/), não haveria, então, um desdobramento metonímico infinito? Ou seja, se o Outro é barrado, não haveria necessariamente a contingência e a produção interminável de sentido como sugeriu Freud?

Por isso, consideramos a importância da contingência dentro dos termos colocados pela psicanálise e não apenas pelos termos da ontologia. Os polos da lógica modal – necessário, impossível, contingente, possível – devem estar considerados em suas relações dentro da clínica psicanalítica. O aprisionamento dos analistas ao regime do necessário (o que não cessa de se escrever) e a consequente ênfase no sentido, acaba por sustentar o real do gozo, ou seja, o impossível (o que não cessa de não se escrever). Por isso, falamos no fator iatrogênico da interpretação e no cuidado com o excesso de sentido na análise. É por meio de uma lógica que dê o peso que a contingência merece é que o real, como o ponto impossível de ser simbolizado, poderia se tornar incluído na análise. Somente assim poderia haver mais chance de uma ultrapassagem da barreira do gozo fálico em direção aos significantes sem sentido, aos S1 de *lalangue* que não se ligam ao S2 e que, portanto, não fazem o inconsciente estruturado como linguagem. É pela quebra das associações da cadeia de significantes que letras são sedimentadas e permitem novas leituras pelo analisante e pelo analista. O processo analítico produz, assim, uma redução em torno de pontos de letra que vão se tornando enigmáticos e sedimentando o resíduo a partir do qual emergirá um sintoma com funções diferentes em relação àquelas que proporcionaram o início da análise. Há, então, um direcionamento a um inconsciente real, a pedaços da língua que não se ligam a outros significantes e fazem efeitos enigmáticos. A partir de restos imbricados de significantes e gozo é que cada sujeito poderá escolher, forçadamente, sua singularidade.

Há, então, a vertente finita de uma análise, ou um ponto de término do tratamento que definiria a passagem de analisante a analista. E esse é o ponto sensível de toda a discussão sobre o que é ser um psicanalista. Como parece apontar Badiou:

> Para Lacan, mesmo se o percurso da cura se situa no reino do equívoco, o fim último é, nós o sabemos, um saber transmissível integralmente, transmissível sem resto. O fim é da ordem da simbolização, ou, como ele o diz, de "formalização correta", na qual o equívoco não deixa mais nenhum traço" (BADIOU; CASSIN, 2010, p.104).[3]

Ao enfatizar da literalização dada pelo que Lacan denominou de matema, isto é, uma fórmula sem nenhum efeito de sentido tal como as fórmulas da Física, estaria Badiou prescindindo de outras possibilidades de formalização dadas pela letra tais como a poesia e o estilo? (IANNINI, 2012) Estaria sugerindo a possibilidade de uma subjetivação sem restos, como se a 'elaboração do matema de si mesmo' pudesse ser 'uma transmissão integral de si em silêncio'? (LAURENT, 2010). Mas a clínica demonstra que não há "univocidade que atinja uma universalidade literal" (*ibidem*). Ou seja, nenhuma

---

[3] No original: *Pour Lacan, même si le trajet de la cure est Le royaume de l'équivoque, le but ultime est, nous le savons, un savoir transmissible intégralement, transmissible sans reste. Le but ultime est un ordre de symbolization, ou, comme il le dit, de "formalization correcte", dans lequel l'équivoque ne laisse plus aucune trace.* (Tradução dos autores.)

420 - Oncologia: Clínica do Limite Terapêutico?

pretensão científica, mesmo a da redução transcrita em matema, consegue prescindir do sujeito que a transmita.

Para encerrar, gostaríamos de justificar o porquê da menção, no início deste texto, do termo *transposição,* um termo de Mallarmé (ATTIÉ, 2008). O poeta o utiliza para se referir a um verso de uma poesia sobre o qual não há o que dizer, um verso lógico e autoevidente que não demandaria interpretação, exatamente por abolir o acaso da narrativa e encerrar o infinito metonímico.

O efeito de uma contingência em uma análise não implicaria uma transposição, como tenta esclarecer Monique David-Ménard (DAVID-MÉNARD, 2008), de modo a caracterizar a diferença performativa obtida em uma psicanálise? Ou seria melhor o termo *transliteração,* proposto por Jean Allouch para caracterizar um efeito da letra que se difere daquele da tradução, pois essa privilegia uma identidade imaginária de sentidos entre dois textos, como se pensava ser a natureza da interpretação psicanalítica (ALLOUCH, 1995).

Em outras palavras, precisamos de mais um conceito para definir melhor o que ocorre em uma situação de transferência quando os efeitos da contingência que ali se manifestam produzem uma importante modificação subjetiva?

De qualquer forma, aceitar a tese da necessidade da contingência é eticamente importante para recusar a redução da psicanálise a uma técnica terapêutica que serve apenas a interesses ideológicos que visam ao impossível controle da causa do desejo. Em época de eliminação da subjetividade pelos mais ardilosos artifícios, é crucial fazer valer a implicação do sujeito com a responsabilidade de seus atos. Além disso, afirmar o verdadeiro valor da contingência em psicanálise permite esclarecer os limites de uma análise diante da *necessidade* do sintoma que suporta o real que escapa ao saber.

REFERÊNCIAS BIBLIOGRÁFICAS

ALLOUCH, Jean. *Letra a letra:* traduzir, transcrever, transliterar. Rio de Janeiro: Companhia de Freud, 1995.

ÁLVARES, Cristina. *Vénus et le nom du père:* l'objet et sés vicissitudes chez Lacan. Mimeo, s.d.

ATTIÉ, Joseph. *Mallarmé le livre.* Étude psychanalytique. Nice: Éditions du Losange, 2008.

BADIOU, Alain; CASSIN, Barbara. *Il n'y a pas de rapport sexuel-* deux leçons sur 'L'Étourdit' de Lacan. Paris: Librairie Arthème Fayard, 2010.

DAVID-MÉNARD, Monique. *Éloge des hasards dans la vie sexuelle.* Paris: Hermann Éditeurs, 2011.

FREUD, Sigmund. [1910] *Leonardo da Vinci e uma lembrança de sua infância.* Rio de Janeiro: Imago Editora, 1970. (ESB, 11*)*

GULLAR, Ferreira. *Folha de São Paulo.* São Paulo, 19/02/2012.

HALLWARD, Peter. Tout est possible. *La Révue International des livres et des idées,* Paris, n. 9, 12/01/09.

IANNINI, Gilson. *Estilo e verdade em Jacques Lacan.* Belo Horizonte: Autêntica Editora, 2012.

LAURENT, Eric. *O passe e os restos de identificação.* Intervenção nas Jornadas da ECF, 10 e 11/07, Rennes, 2010.

MEILLASSOUX, Quentin. *Après la finitude.* Essai sur la nécessité de la contingence. Paris: Éditions du Seuil, 2006.

MILNER, Jean Claude. *O amor da língua.* Porto Alegre: Artes Médicas, 1987.

____. *A obra clara* – Lacan, a ciência, a filosofia. Rio de Janeiro: Jorge Zahar Editor, 1996

OS AUTORES

ALEXANDRA DE OLIVEIRA MARTINS (aleclara@ig.com.br)
Psicóloga, Psicanalista. Especialista em Psicologia Clínica e Psicologia da Saúde. Coordenadora do serviço de Psicologia do Biocor Instituto.

ALINE CHAVES ANDRADE (alineandrade@hotmail.com)
Oncologista clínica no Hospital Mater Dei. Membro titular da Sociedade Brasileira de Oncologia Clínica.

ANA AMÉLIA PRATES XAVIER (anaprates01@yahoo.com.br)
Graduada em Ciências Biológicas (bacharelado e licenciatura) (2002). Especialista em Microbiologia (2004). Graduada em Enfermagem (bacharelado e licenciatura, 2008). Experiência como Supervisora de Enfermagem em Terapia Intensiva em Adultos e Unidade de Internação (Hospital Mater Dei). Coordenadora da Unidade de Oncologia do Hospital Mater Dei, a partir de 2009.

BRUNA SIMÕES DE ALBUQUERQUE (bruquerque@gmail.com)
Diretora de Gestão da Medida de Semiliberdade na Subsecretaria de Atendimento às Medidas Socioeducativas (SUASE), responsável pela orientação do atendimento aos adolescentes em conflito com a lei, em cumprimento da medida socioeducativa de semiliberdade. Mestre em psicopatologia e estudos psicanalíticos pela Université de Strasbourg na França. Coordenadora do grupo de estudos da FEDEPSY no Brasil.

CARLOS ROBERTO DRAWIN (carlosdrawin@yahoo.com.br)
Psicólogo, Psicanalista. Professor aposentado do Departamento de Filosofia da UFMG. Atualmente Professor Titular na Faculdade Jesuíta de Filosofia e Teologia.

CRISTIANA GUIMARÃES PAES SAVOI (cristiana.savoi@hotmail.com)
Médica formada pela UFMG, especialista em Clínica Médica pelo MEC. Pós-graduada em cuidados paliativos pela Università degli studi di Milano, Itália. Membro do corpo clínico e preceptora da residência médica do Hospital Mater Dei.

GILDA VAZ RODRIGUES (gildavaz@terra.com.br)
Psicanalista. Além do trabalho clínico, dedica-se à transmissão da psicanálise em seu seminário O ensino de Jacques Lacan, desde 1990, em Belo Horizonte. Autora de muitos artigos publicados em livros e revistas de psicanálise. Destacam-se Fascínio e Servidão, A Escrita do Analista, Destinos da Sexualidade, Entre cartas e recortes, A psicanálise no cotidiano, livros dos quais participa como co-organizadora e coautora. Autora de Percursos na transmissão da psicanálise, primeiro livro da coleção

Obras Incompletas e *A psicanálise pelo Avesso – uma leitura do seminário O avesso da psicanálise de Jacques Lacan.*

GLAUCO BATISTA (glaucobatista@gmail.com)
Psicanalista. Aluno do Curso de Mestrado em Psicologia na Universidade Federal de Minas Gerais – UFMG. Participante da Formação e Transmissão da Clínica de Psicologia e Psicanálise do Hospital Mater Dei. Membro da Diretoria da Sociedade Brasileira de Psicologia Hospitalar – SBPH, gestão 2009-2011 e 2011-2013.

GLÓRIA HELOISE PEREZ (psigloria@incor.usp.br)
Psicóloga chefe do Ambulatório do Serviço de Psicologia InCor HCFMUSP. Doutora em Ciências pelo Departamento de Psiquiatria da UNIFESP. Especialista em Psicologia Hospitalar pelo InCor HCFMUSP e em Psicossomática pelo Instituto Sedes Sapientiae.

GUILHERME MASSARA ROCHA (gmassara@fafich.ufmg.br)
Psicanalista. Professor Adjunto do Departamento de Psicologia da Universidade Federal de Minas Gerais – UFMG. Doutor em Filosofia pela Universidade de São Paulo- -USP.

HÉLDER CASSIANO GONÇALVES MOTA (heldercassiano@bol.com.br)
Fisioterapeuta especialista em reabilitação cardiorrespiratória pela PUC-MG. Fisioterapeuta nos hospitais Mater Dei e Odilon Behrens.

IZABEL HADDAD MASSARA ROCHA (izabelhaddad@hotmail.com)
Psicóloga. Especialista, mestre e doutoranda em psicologia pela UFMG. Área de pesquisa – psicanálise; objeto de estudo – o tema da feminilidade na psicanálise.

JEFERSON MACHADO PINTO (jmachadopinto@gmail.com)
Doutor me Psicologia. Pós-doutorado em Psicanálise. Professor do Programa de Pós-graduação em Psicologia da UFMG.

JOSÉ DE ANCHIETA CORRÊA (anchietabh@terra.com.br)
Professor aposentado de filosofia na UFMG; e Professor Emérito de Ética Médica da Faculdade de Ciências Médicas de Minas Gerais. Autor de Morte, coleção Filosofia frente & verso, Morte, (Globo, 2008). Doutor em filosofia pela Universidade de Louvain, Bélgica.

LAURA DE SOUZA BECHARA SECCHIN (labechara@ig.com.br)
Psicóloga. Coordenadora do Serviço de Psicologia Clínica - Hospital Monte Sinai, Juiz de Fora. Docente na Faculdade de Ciências Médicas e da Saúde de Juiz de Fora (SUPREMA). Mestre em Psicologia pelo Centro de Ensino Superior de Juiz de Fora.

LÚCIA EFIGÊNIA GONÇALVES NUNES (luciaefigenia@yahoo.com.br)
Professora Supervisora da PUC-Minas - Unidades Coração Eucarístico e São Gabriel, Coordenadora do CENTRARE/ Hospital da Baleia.

MARIA DE LOURDES DE MELO BAÊTA (mlourdes_baeta@yahoo.com.br)
Psicanalista, Psicóloga. Mestre e Doutoranda em Ciências da Saúde da Criança e do Adolescente pela Faculdade de Medicina da UFMG. Exerceu a clínica psicanalítica numa UTI neonatal do Grupo Neocenter, em Belo Horizonte.

MARIA LÍVIA TOURINHO MORETTO (liviamoretto@usp.br)
Psicanalista, Professora do Departamento de Psicologia Clínica do Instituto de Psicologia da Universidade de São Paulo (IPUSP), Orientadora do Programa de Pós- -Graduação em Psicologia Clínica do IPUSP, membro do Fórum do Campo Lacaniano de São Paulo, autora do livro O que pode um analista no hospital? (Editora Casa do Psicólogo).

MARISA DECAT DE MOURA (marisadecatm@uol.com.br)
Psicóloga, Psicanalista. Doutora em Ciências pela Universidade Federal do Rio de Janeiro – UFRJ. Coordenadora da Clínica de Psicologia e Psicanálise do Hospital Mater Dei – Belo Horizonte. Vice-presidente no Brasil da Federação Europeia de Psicanálise – FEDEPSY;

MIGUEL TORRES TEIXEIRA LEITE (torresleite.miguel@gmail.com)
Médico radioterapeuta do Hospital Mater Dei e do Hospital São Francisco em Belo Horizonte.

NAZIR FELIPPE GOMES (nazirfelippe@yahoo.com.br)
Graduação em Fisioterapia – 1992. Mestrado em patologia geral pela Faculdade de Medicina, UFMG 2007. Fisioterapeuta da equipe de Mastologia do Hospital Mater Dei. Coordenador do projeto de extensão, Câncer de mama: uma abordagem multidisciplinar. Prof. Pós-graduação UNA - Curso de Oncologia Clínica.

PEDRO BRACCINI PEREIRA (pedrobraccini@gmail.com)
Psiquiatra do CERSAM-Leste da rede de saúde mental de Belo Horizonte. Especialista em psiquiatria pela Université de Strasbourg. Mestre em psicologia pela Université de Strasbourg.

ROGÉRIO VIEIRA CALDEIRA (rocall@uol.com.br)
Doutor em infectologia pela Universidade de Freiburg, Alemanha. Atuação em medicina interna. Em formação psicanalítica.

ROSA CARLA DE MENDONÇA MELO LÔBO
(rosacarla.psicologia@santacasademaceio.com.br)
Psicóloga clínica, pós-graduada em psicologia hospitalar pela Divisão de Psicologia do Instituto Central do Hospital das Clínicas da Faculdade de Medicina da Universidade de São Paulo (ICHC/FMUSP). Psicóloga e coordenadora do Serviço de Psicologia da Santa Casa de Misericórdia de Maceió (SCMM). Psicanalista em formação no Núcleo Psicanalítico de Maceió, Sociedade Psicanalítica do Recife (SPR), filiado à International Psychoanalytical Association (IPA).

ROSELY GAZIRE MELGAÇO (roselygazire@terra.com.br)
Psicóloga, Psicanalista. Membro da Escola Freudiana de Belo Horizonte/ Iepsi. Coordenadora em Minas Gerais da Pesquisa PREAUT.

SANDRO RODRIGUES CHAVES (sandrochaves@materdei.com.br)
Cirurgião geral pelo Hospital das Clínicas da UFMG (1994); Especialista em Gestão de Serviços de Saúde pelo IBMEC-MG (2001).
Diretor Técnico do Hospital Mater Dei.

SHEYNA CRUZ VASCONCELLOS (sheynavasconcellos@yahoo.com.br)
Psicanalista e Psicóloga. Coordenadora do Serviço de Psicologia do Com-HUPES. Coordenadora do Serviço de Psicologia do Hospital Jorge Valente.
Docente da Universidade Jorge Amado (Unijorge).

SILVIA GREBLER MYSSIOR (silvia1@myssior.com.br)
Psicanalista, membro do Aleph- Escola de Psicanálise, BH. Mestre em Ciências da Saúde da Criança e do Adolescente- Faculdade de Medicina, UFMG- 2005/2007- "Doenças e manifestações psicossomáticas na infância e adolescência: construindo uma interseção da Psicanálise com a Pediatria".

SIMONE BORGES DE CARVALHO (siborges@gmail.com)
Psicóloga, Psicanalista. Membro da Clínica de Psicologia e Psicanálise do Hospital Mater Dei. Mestre em Psicologia pela UFMG.

STAEL DE TOLEDO MOURA (staeltoledo@gmail.com)
Psicóloga com especialização em Psicologia Hospitalar e Formação em Psicanálise.

TULÍOLA ALMEIDA DE SOUZA LIMA (tuliolaa@gmail.com)
Psicóloga. Mestre em psicologia pela UFMG. Residente em saúde mental pela ESP-MG e SMSA-Betim.

VALÉRIA DE ARAÚJO ELIAS (valelias@sercomtel.com.br)
Psicóloga, Psicanalista do Serviço de Psicologia do Hospital Universitário e do Ambulatório do Hospital de Clínicas da Universidade Estadual de Londrina. Doutoranda em Psicologia pela UNESP-Assis.

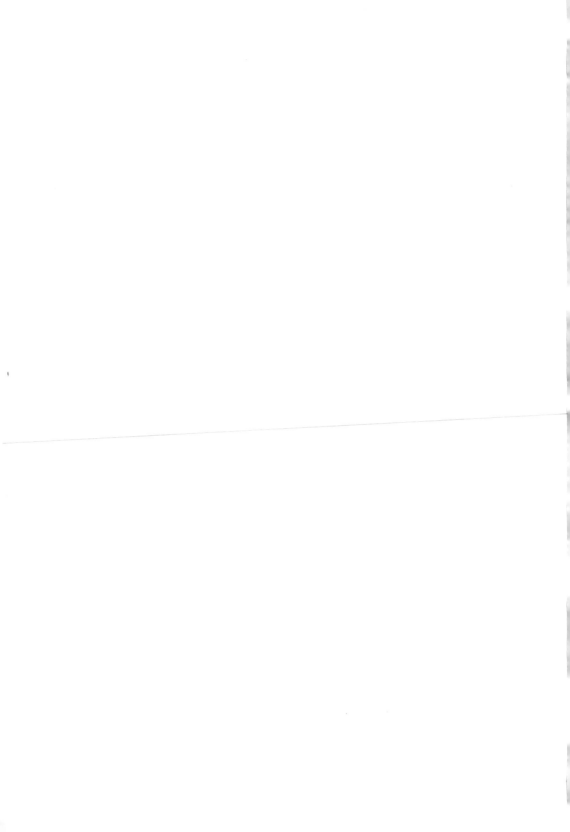